健康怀孕
金点子

兰政文　兰晓雁　著

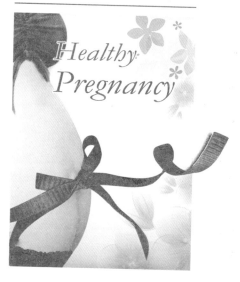

Healthy Pregnancy

科学普及出版社

·北京·

图书在版编目（CIP）数据

健康怀孕金点子／兰政文，兰晓雁著．—北京：
科学普及出版社，2013.4
ISBN 978-7-110-08165-5

Ⅰ.①健… Ⅱ.①兰… ②兰… Ⅲ.①妊娠期－妇
幼保健－基本知识 Ⅳ.① R715.3

中国版本图书馆 CIP 数据核字 (2013) 第 051033 号

策划编辑	张　楠
责任编辑	张　楠　高雪岩
插图作者	丁　翔
装帧设计	中文天地
责任校对	孟华英
责任印制	张建农

出版发行	科学普及出版社
地　　址	北京市海淀区中关村南大街16号
邮　　编	100081
发行电话	010-62173865
传　　真	010-62179148
网　　址	http://www.cspbooks.com.cn

开　　本	787mm×1092mm　1/16
字　　数	309千字
印　　张	23.75
版　　次	2013年6月第1版
印　　次	2013年6月第1次印刷
印　　刷	北京长宁印刷有限公司
书　　号	ISBN 978-7-110-08165-5/R·810
定　　价	39.80元

前　言
Preface

　　大凡女性都要经历一个孕育、分娩的过程，因为生儿育女是上天赋予女性的神圣天职与伟大使命，也是女性完美人生中精彩的组成部分。但孕产终究是一个系统工程，对于只是依靠老一辈言传或同辈"过来人"身教以及网上查阅的现代孕妈妈而言，有太多太多的迷津急待指点，有太多太多的困扰急待化解，有太多太多的误区急待引导，这就是作者苦心打造本书的目的：为80后、90后的小夫妻们分忧解难，生养一个健康聪慧的小宝宝，顺利完成从"二人世界"向"三人世界"的蜕变。

　　全书共8章，主要包括孕前准备、怀胎分娩、坐月子、新生儿养护、准爸爸必修课等内容。作者以深厚的医学功底与丰富的临床实践为基础，结合当代国内外有关孕产领域的新成果、新技术与新知识，从营养、孕期反应与表现、健康防病、分娩方式、试管婴儿到医院建档、宝宝上户口等方面予以阐释，内容详尽、全面且重点突出，几乎涵盖了与孕产相关的所有常见问题。你想知道的、你不知道但应该知道的、你虽然知道但只知其然而不知其所以然的问题，都可从书中找到满意的答案与应对的金点子。可谓一书在手，孕产无忧，让你明明白白怀孕，轻轻松松坐月子，快快乐乐育儿。

　　全书各章节均以一首流行歌曲作为序曲，诙谐活泼，文字严谨简洁，科学而不枯燥，时尚而不浮华，一看就懂，一用就灵，此乃本书的特色之一。

　　对于打算要孩子的夫妻，本书将是你的忠实向导，引领你走好孕产路上的每一步。对于已经怀孕的夫妻，本书将是你的贴身医生，日夜为你的健康孕产保驾护航。即使你已经成了"过来人"，本书也可为你作鉴，让你回顾那难以忘怀的"十个月"，并弄清哪些对而哪些需要改进，以便给同事或亲朋做个好参谋。

兰政文

2013 年 2 月

目录
Contents

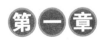
第一章

"好运来"——备个"礼包"迎好孕 / 1

　　"叠个千纸鹤，再系个红丝带，愿善良的人们天天好运来……"一曲《好运来》的旋律回荡在生活的各个角落，抒发着人们的喜悦与欢乐。其实，对于育龄夫妻来说，好运当首推怀个小宝宝，以圆当爸爸妈妈的美梦。为迎接这个好"孕"的到来，不能没有一份与之相称的"礼包"。这个"礼包"至少要包含充分的孕前准备及充足的孕育知识等两件大礼。下面，就将这两件"大礼"细细解读一番，助你成为一位聪明的"好孕"人。

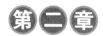

"伤不起"——走进好孕 / **43**

　　"伤不起，真的伤不起……"当你随着磁带里的旋律随口哼唱的时候，可曾想到腹中已有了一个新生命的萌芽，的确"伤不起"啊。所以，从早孕试纸显示出"有了"的那一刻起，就要将自己的生活（包括饮食、作息、活动以及药物使用等）严格地纳入"十月怀胎"的轨道，切不可放纵自己哦。

第三章
"我爱你有几分"——做好孕期护理功课 / 141

"你问我爱你有多深，我爱你有几分？我的情也真，我的爱也真，月亮代表我的心……"当你以孕妈妈的身份来哼这支流行歌曲的时候，不要忘记你身体里的器官比你的先生更需要你的爱。奥秘在于孕期会发生许多生理变化，导致体内诸多器官受到影响，将你月亮般的爱及时地输送到这些器官，便成了你必做的一门孕期保健功课。

第四章

"不经历风雨怎么见彩虹"

——孕期 18 个症状的化解之道 / 177

"把握生命里的每一分钟，全力以赴我心中的梦，不经历风雨怎么见彩虹，没有人能随随便便成功……"的确，全力以赴应对孕期每一个症状，分分秒秒给力于你的希望，定能见到新生命诞生的"彩虹"。何况在孕育大计面前，孕吐、腹胀、抽筋等不适感不过是些"毛毛雨"而已。

第五章

"你总是心太软"——好孕的 13 个"天敌" / 235

"你总是心太软心太软，把所有问题都自己扛……"歌可以这样唱，事不能这样做，何况又是关乎两条生命的孕育大事。及时说出你的不适，让丈夫、家人甚至医生（包括心理医生）一起来扛，你会轻松很多，就是种种"天敌"也奈何不了你，而只能被你所战胜，直到腹中的"希望"呱呱坠地。

第六章

"痛并快乐着"——"临门一脚"话分娩 /　279

"痛并快乐着……爱从苦的最甜里来……"有什么流行曲最能接近孕妈妈分娩时的心情呢？当然得数齐秦演唱的这支歌了！痛与快乐两种完全对立的感受，如此高度完美地统一于此时，不能不说是人生的一大绝唱。足足十个月的期待，进入了"临门一脚"的关键时刻。让我们张开双臂，迎接你那"从苦的最甜里来"的爱吧。

第七章
"更上一层楼"——月子要"坐"更要"做" / 295

一朝分娩，拉开了月子的序幕，"孕妈妈"变成了"月子妈妈"。摆在"月子妈妈"面前的事儿一点也不比"孕妈妈"少，概括起来不外乎"坐"与"做"两件大事。"坐"月子主要指产后休养，如卧床、静养等；"做"月子则包括护理、适时且适度活动、食补食疗等，以促进子宫、气血等快速复原。所以，"月子"实际上就是整个生殖系统恢复的过程，让你的体质比孕前"更上一层楼"。能不能达到目标，全看你自己了。

第八章

"老婆老婆我爱你"——准爸爸必修课 / 337

"老婆老婆我爱你，阿弥陀佛保佑你。家是不富裕，可是我有力气。我会让你笑，让你欢喜……"如果说以往你只是抵挡不住流行曲的诱惑而随意哼哼而已，那么现在该是你将"流行曲"变成生活"进行曲"的时候了。将你的爱落实到备孕、怀孕、分娩以及坐月子的每一个环节与细节中去，让你的老婆尽情地"笑"与"欢喜"吧。

附录 / 349

第一章 "好运来"

——备个"礼包"迎好孕

"叠个千纸鹤，再系个红丝带，愿善良的人们天天好运来……"一曲《好运来》的旋律回荡在生活的各个角落，抒发着人们的喜悦与欢乐。其实，对于育龄夫妻来说，好运当首推怀个小宝宝，以圆当爸爸妈妈的美梦。为迎接这个好"孕"的到来，不能没有一份与之相称的"礼包"。这个"礼包"至少要包含充分的孕前准备及充足的孕育知识等两件大礼。

下面，就将这两件"大礼"细细解读一番，助你成为一位聪明的"好孕"人。

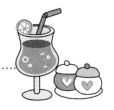

要生育不要"丁克"

你或许已从闺蜜或同事中或多或少地知道了一些"十月怀胎"的麻烦事，如体形变化、晨起呕吐、腿抽筋、疲惫不堪、产床上的呻吟……仿佛除了腹中宝宝可以期待外，其他全都是磨难与痛苦。一想到自己也将"重蹈覆辙"，不免会冒冷汗或打啰嗦，这也正是不少年轻夫妻追求"丁克"的缘由之一。如果这样想，你就是"一叶障目"，大错特错了，因为宝宝绝不是妊娠 10 个月带给你的唯一礼物，你还会享受到更多的"奖品"。

❉ **抗病力增强了** 一次完整孕育可增加整整 10 年的免疫力，这种免疫力主要是针对种种妇科肿瘤的，包括乳腺、卵巢、子宫的良性或恶性肿瘤，如乳腺癌、卵巢囊肿或卵巢癌、子宫癌等。

❉ **一些疾病不治而愈了** 包括偏头痛（一项意大利的调查显示，87% 的女性在怀孕中后期症状减轻，79% 在最后 3 个月症状完全消失）、痛经、子宫内膜异位、多发性硬化症、胃下垂、类风湿性关节炎、皮肤疾病（如痤疮、牛皮癣）等疾病在孕期症状减轻或痊愈。奥妙在于怀孕能改变体内的雌激素与孕激素比例，相当于对激素的一次大调整，从而使与激素有关的疾病得以减轻甚至痊愈。

❉ **感觉更灵敏了** 怀孕能提升你的嗅觉（一些医学研究人员诙谐地喻为"雷达鼻子"），甚至味觉能力，让你"吃嘛嘛香"，更好地享受餐桌上的各种美味。

❉ **头脑更聪明了** 怀孕期间和分娩后释放出来的激素，可以改善记忆和提高学习能力，从而让女性大脑，变得更聪明。

❋ **健康习惯养成** 怀孕 "迫使" 女性抛弃很多不好的生活习惯，并做出各种各样积极的努力。以烟酒为例，孕期就是促成戒烟、戒酒的最佳契机，也是让女性呼吸新鲜空气并进行锻炼的极大动力。患有糖尿病的女性，可以充分利用怀孕这个阶段来学习如何控制自己的病情，这些新养成的健康习惯会让你受益终生。

❋ **更年期推迟了** 如果你曾生育过，更年期的到来就会推迟一些时间；反之，你很可能不到 40 岁就跨入了 "衰老的初级阶段"。因为生育期间排卵会停止，可使你的卵巢延缓了一二十个卵子的排出，更年期随之减慢了步伐而推迟到来。

❋ **预知未来病患** 孕期是女性生命中一个 "窗口期"，能显示多种潜在疾病的发病风险，起到未来健康的报警作用。如先兆子痫与日后心脏病及某些癌症（如乳腺癌、胃癌、卵巢癌、肺癌、喉癌等）、孕吐严重者与日后胃溃疡等，让你对未来的健康问题做到心中有数，并提前予以防范。

备孕倒计时

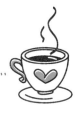

充分做好孕前准备是迎接好孕的首件 "大礼"，因为 "造人" 是一个很长的过程，绝不仅仅是从受孕那一刻才开始的，得有一个充分的提前准备期。这个提前准备期不妨称为准孕期，大约需要整整一年的光阴。那么，在这长达 12 个月的准孕期间，该做哪些准备呢？

孕前 12 个月

备孕计划正式启动，做好以下几点，争取一个良好的开局：

● 开始记录体温变化，掌握好生理周期，并据此推算出你的排卵期。

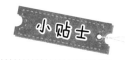

排卵期的推算与判断方法

* **生理周期推算法**（较粗略）：依据是排卵日与下次月经开始之间的间隔时间比较固定，一般在14天左右。算法：从下次月经来潮的第1天算起，倒数14天或减去14天就是排卵日，排卵日及其前5天和后4天加在一起称为排卵期。例如：假定你的生理周期为30天，这次月经来潮的第1天在5月18日，那么下次月经来潮应在6月18日（5月18日加30天），再从6月18日减去14天，则6月4日为排卵日；排卵日及其前5天和后4天，也就是从5月29日到6月8日为排卵期。

* **尿液测量法**（准确率高达60%～90%）：通过测量尿液中黄体激素水平（排卵前的24～36小时升到高峰）来预测排卵期。黄体激素试纸一般药房均有售。本方法操作稍嫌麻烦但比较准确。

* **测量基础体温法**（比较可靠，但因为温度差别较小，比较难识别）：每日睡前将体温计水银柱甩至35℃以下并置于枕边，清晨醒来（值夜班者于白天睡眠6～8小时后）不作任何活动之前，将体温计置于舌下测口温5分钟，记录并按日画成曲线。连续测量2～3个月，形成基础体温曲线，就可以推测自己的排卵日。由于排卵一般发生在体温上升前或由低向高上升的过程中，所以基础体温升高的3天内为易孕期。

* **唾液测量法**（又称微型显微镜法，准确率高达98%）。借助于唾液观察仪（唇膏大小微型显微镜，法国进口），备孕女性用舌尖将1滴唾液滴在载玻片上，风干5分钟，若看到羊齿状结构，即可测出排卵日。此法在家中、上班或旅途中都可检测，非常方便适用。缺点是需要专业设备。

● 从事有害于怀孕的职业者，应考虑变换工作岗位与环境。例如：某些环境中含有较高浓度的化学物质——铅、镉、汞，可能影响生殖机能，增加流产、畸胎和死胎的风险，这些化学物质在体内的残留期可长达 1 年以上，故应在孕前 1 年考虑调换岗位。

小贴士

备孕期间需要变换工作岗位的女性

＊接触铅、镉、汞、砷等重金属者。

＊从事高温、振动和高噪音等作业者。

＊接触电离辐射者。

＊医务人员，尤其是传染科、放射科等科室的医生与护士。前一类人员经常接触传染病患者，病毒感染的危险大；后一类人员遭受射线之害的概率高。

＊农药的生产者与使用者。

● 开始喝 "孕妇奶粉"。"孕妇奶粉" 属于低乳糖配方奶粉，是在牛奶中添加孕期所需要的营养成分制作而成，富含叶酸、唾液酸、亚麻酸、亚油酸、铁质、锌质、钙质和维生素 B_{12} 等，对备孕女性也适用，可为十月怀胎奠定丰富的营养基础。

● 着手补充叶酸，每天服用 0.4 毫克。以往主张孕前 3 个月开始服用叶酸补充剂，虽然可以减少胎儿神经管畸形的发生概率，但无助于降低早产的风险。要降低早产的风险，孕前服用叶酸补充剂的时间不能少于 1 年。同时，考虑到多种维生素补充优于单一制剂，故专为孕妇设计的复合维生素叶酸片在使用的计量和用法上更有安全保证，可提前到孕前 1 年开始服用。

● 调养"孕力"。一些女性孕力太强，避孕事宜稍有纰漏就中招了；另一些女性却又为孕力太弱而烦恼，虽放开手脚做爱也难以怀孕。究其原因固然不少，但体质的优劣举足轻重。体质指一个人特有的生理表征，是在先天禀赋和后天获得的基础上，逐渐形成的形态结构、生理功能、物质代谢和性格心理方面的综合体现。如形体胖瘦匀称，精力充沛，发茂黑泽，嘴唇红润，食欲、睡眠良好，大小便与月经正常，舌淡、红润有光泽，舌苔淡薄就属于正常体质，中医称为平和体质。凡是具有这样体质的女性抵抗力强，耐寒热，患病少，最宜于怀孕，也最容易怀孕。遗憾的是此种体质人不是太多，更多的女性都或多或少存在一些问题，或先天不足，或后天失调，从而给生育大计蒙上阴影。如果你就是其中的一个，请中医为你针对性地拟定调养计划大有必要，争取用1年的时间，让你的"孕力"达到正常状态。

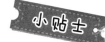

中医"孕力"调养计划

阳虚体质调养计划

* **体质特点：**形体偏胖，神差乏力，面色灰暗，手脚发凉，胃口不好，不喜喝水或喜热饮，大便偏稀，小便多，白带清稀，舌淡胖嫩，舌苔浅。

* **调养要点：**尽量少涉猎寒凉、生冷食物，尤其在夏天盛暑时勿吃太多凉品。多食用一些温阳补虚之品，如虫草、肉桂、补骨脂、菟丝子、肉苁蓉、鹿茸、人参、核桃、花生、鹌鹑、狗肉、羊肉、海虾、淡菜、韭菜、生姜、大葱等。

* **药膳举例：**当归炖羊肉（当归、黄芪、党参、羊肉、生姜）、虫草炖鸡（虫草、乌鸡）、香菇鹌鹑汤（鹌鹑、香菇）、人参虫草

鸭（人参、虫草、老鸭）。

*推荐饮品：党参红枣茶。党参15～30克，红枣5～10枚，煎汤代茶饮。

阴虚体质调养计划

*体质特点：形体偏瘦，面色偏红，口燥咽干，午后烘热，心烦急躁，喜冷饮，经常失眠，大便偏干，月经不调，舌红，舌苔少或干，尿黄。

*调养要点：少食助阳食物，多吃养阴补虚之品，如百合、枸杞、麦冬、海参、西洋参、黑木耳、藕汁等。另外，体质燥易上火，可多食绿豆汤、西瓜、冬瓜、丝瓜等滋阴润燥食物。

*药膳举例：海参粥（海参、粳米）、淡菜薏仁墨鱼汤（淡菜、薏苡仁、墨鱼）、沙参玉竹老鸭汤（老鸭、沙参、玉竹）、四味粥（山药、人参、百合、糙米）。

*推荐饮品：西洋参茶。西洋参3～6克切片，置保温杯中沸水冲泡，闷置15分钟后代茶频饮。

血虚体质调养计划

*体质特点：面色恍白或萎黄，嘴唇、指甲缺少血色，头晕目眩，心悸失眠，手足麻木，月经量少色淡，舌淡苔白。

*调养要点：忌食辛辣破血之品，宜食补气生血之品，如当归、熟地、龙眼肉、大枣、黑木耳、胡萝卜、葡萄、樱桃、苹果、菠菜等深绿色蔬菜、鱼、蛋、奶、大豆、猪肝、鸡肝等。

*药膳举例：红枣菊花粥（红枣、菊花、粳米）、乌贼骨炖鸡（乌贼骨、当归、鸡肉）、枸杞肉丁（枸杞、猪肉）。

*推荐饮品：红枣养血茶。红枣10枚，茶叶5克，白糖10克。红枣洗净，加水适量，与白糖共煮至红枣熟烂，再将茶叶用沸水冲泡5分钟，取茶汁加入红枣汤内搅匀服用。

气虚体质调养计划

* **体质特点**：身倦乏力，面白少华，气短懒言，出汗大多，食量少，易疲乏，舌体胖大，色淡红，经量多，易感冒。

* **调养要点**：以补中益气为主，宜食山药、莲子、太子参、黄芪、黄精、红枣、桂圆、羊肉、高良姜等。每次生理期结束之后，尤其需要吃一点上述食品。

* **药膳举例**：枸杞莲子汤（枸杞、莲子、白糖）、参芪淮山乌鸡汤（乌鸡、人参、黄芪、淮山、生姜）、人参鹌鹑（鹌鹑、人参、山药）、人参莲肉汤（人参、莲子、冰糖）。

* **推荐饮品**：黄芪茶。生黄芪50克，大枣10个，加开水煎煮30分钟后温服，可反复煎泡代茶饮用。

肝郁体质调养计划

* **体质特征**：胸肋部或小腹胀痛或窜痛，胸闷喜出长气。抑郁或易怒。乳房胀痛、月经不调、痛经或闭经。

* **调养要点**：忌食油腻及不易消化的食物。同时注重情绪疏导，多到户外活动，化解心理压力。

* **药膳举例**：郁芍兔肉汤（兔肉、白芍、郁金、陈皮）。

* **推荐饮品**：茉莉花糖茶。茉莉花5克、白糖10克加入杯中，用沸水冲泡15～30分钟后饮用。

瘀血体质调养计划

* **体质特点**：面色晦暗，口唇暗紫，眼周黝黑，痛经或闭经，舌体暗紫有瘀点。易患乳腺增生、子宫肌瘤等妇科疾患。

* **调养要点**：多食用活血化瘀之品，如荠菜、佛手、黑木耳、洋葱、藕、桃子、山楂、桃仁、韭菜、红糖、醋、菇类、金橘等。

* **药膳举例**：鲤鱼赤豆汤（鲤鱼、赤小豆）、桃仁五味子蜂蜜

糊（蜂蜜、桃仁、五味子、米粉）。

* **推荐饮品**：玫瑰花茶。干玫瑰花 6～10 克放入茶杯内，冲入沸水，加盖 30 分钟后代茶饮用。

痰湿体质调养计划

* **体质特点**：体胖腹大，面部油脂较多，汗多且黏，身重困倦，大便稀溏，月经量时多时少，舌胖多齿痕，苔白腻。

* **调养要点**：原则是祛湿化痰，忌辛辣及生痰食品，如辣椒、生姜、大葱、大蒜、狗肉、鹿肉、牛肉、羊肉、酒等；多食清利化湿之品，如薏苡仁、莲子、茯苓、赤小豆、蚕豆、绿豆、鸭肉、鲫鱼、冬瓜、丝瓜、葫芦、苦瓜、黄瓜、西瓜、白菜、芹菜、卷心菜、莲藕、空心菜、薏苡仁、茯苓、赤小豆、冬瓜皮、荷叶、荷梗等。

* **药膳举例**：芡实莲子苡仁汤（排骨、芡实、莲子、薏苡仁、陈皮、生姜）、白扁豆肉片汤（瘦猪肉、白扁豆）、香菇焖鲈鱼（香菇、鲈鱼）、山药薏米粥（薏米、山药、粳米）。

* **推荐饮品**：薏苡仁茶。炒薏苡仁 10 克、鲜荷叶 5 克、山楂 5 克，热水煮开代茶饮用。

孕前 10 个月

● 去医院做一次全面体格检查，请医生评估一下你的健康状况。如果查出疾病，务必及时治疗，力求及早康复，如贫血、心脏病、结核病、高血压、肝炎、肾病、糖尿病、阴道炎、子宫肌瘤等。

● 注射备孕期间第一种疫苗——乙肝疫苗，以保证怀孕的时候体内乙肝疫苗病毒完全消失，并且产生足够的抗体。

● 测测体重是否适度，肥胖与过瘦都不宜怀孕。衡量体重的方法有好几种，目前公认的是日本专家确立的体重指数法。估算公式是：体重指数＝体重（千克）÷身高^2（米）。所得指数 18～25 为

正常体重，适宜于怀孕；如果低于 18 表明太瘦，有必要设法增重；如果高于 25 则表示肥胖，应适当减肥。

● 优化膳食结构。备孕之三餐不在于量多，而在于质优，即品种多样，比例均衡，切忌偏食、挑食，力求营养全面足量。四类食物尤不可缺：一类是含有优质蛋白的豆类、蛋类、瘦肉以及鱼类；二类是含碘食物如紫菜、海蜇；三类是含锌、铜丰富的食物如鸡肉、牛肉、羊肉，以及有助于补铁的食物如芝麻、猪肝、芹菜；四类是维生素，特别是叶酸，乃是防止无脑儿、脊柱裂等畸胎的灵丹，故要多吃新鲜瓜果和蔬菜。

● 勤上运动场。合理的孕前运动，比孕期与产后运动更有价值。请看一位运动医学专家的比喻：以健康满分为 10 分计，你的基础健康为 6 分，经历孕、产后可能降至 4 分；如果坚持孕前锻炼，基础健康分将增至 9 分，即使经历孕、产等的消耗，最终分值还会有 7 分。孕前锻炼能调节体重，促进体内激素合理调配，确保受孕时体内激素平衡，让受精卵顺利着床，提升受孕概率，避免流产。散步、晨跑、体操、瑜伽、游泳等都是不错的方式，不必苛求强度，但要持之以恒。

孕前8个月

● 注射备孕期间第二种疫苗——风疹疫苗。以往多主张孕前 3 个月注射风疹疫苗，但为了能留出充足的时间，确保风疹疫苗病毒完全治愈后才受孕，为胎儿赢得最大程度的安全，提前到孕前 8 个月注射更为有益，并在疫苗注射 2 个月后确认体内是否有抗体产生。

孕前6个月

● 改变不良习惯，如戒烟（包括被动吸烟）、禁酒；咖啡限一天一杯；可乐等饮料最好远离，代之以新鲜果汁或蔬菜汁；先生要勤于刮脸，避免胡须吸附空气中的灰尘、病菌与污染物，并传染给妻子；尽量减少看电视及电脑操作的时间，办公室一族最好每隔3小时离开一下空调环境，去户外呼吸新鲜空气。

● 慎用化妆品（如洗发精、染发剂、眼影、粉底、面霜、眼霜、护手霜、指甲油等）与洗涤清洁剂。化妆品应到正规商场购买合格产品；使用清洁用品时戴上橡胶手套，接触了化学品后要用清水冲洗干净；室内经常开窗通风。

● 停止使用包括避孕药在内的药物。若为高血压等必须长期用药者，可请医生换成不影响怀孕的品种。避开农药、杀虫剂、麻醉剂等有毒物品。远离宠物、X线及其他放射性物质。

● 检查饮用水的质量是否合格，必要时安装合格的净化装置。

● 到医院看一次牙，若查出牙病要积极治疗，并拔除阻生智齿，若没有牙病可做一次洁牙治疗。

● 到医院做一次全面且有针对性的孕前检查。

孕前3个月

● 接受孕前检查的最后时间，凡未做孕前检查者必须补上，赶上这趟末班车。

● 微调食谱，增加一些排毒食物，如畜禽血（有利于排出铅、镉、汞、砷等重金属）、新鲜果汁（阻断亚硝胺的生成）、海藻类（促使放射性物质排出）、韭菜（帮助瘾君子排出烟酒毒素）等，对体内来一个 "大扫除"，为未来的胎儿打造一个干净的孕育环境。

● 考虑并决定受孕时间。冬季不宜受孕，避孕措施务必落到实处。

● 需要接种甲肝疫苗、水痘疫苗、肺炎疫苗者应予以接种。

● 未补叶酸者须开始补充叶酸，并多吃一些动物肝肾、绿叶蔬菜等富含叶酸的食物。

小贴士

备孕疫苗接种流程表

疫苗名称	接种时间	接种方法	接种效果	注意事项
乙肝疫苗	孕前11个月	按照0、1、6的程序注射。从第1针算起，1个月时打第2针，6个月时打第3针	免疫率达到95%以上，保护期5～9年	①先到医院检查，确认没有感染乙肝病毒方可接种 ②接种后，在孕前5个月时做乙肝抗体检测，如果产生的抗体数量很少，应进行加强注射
风疹疫苗	孕前8个月	上臂外侧三角肌附着处，皮下注射0.5毫升	抗体阳转率为95%～100%，注射疫苗后10～28天产生抗体，保护效果可以维持10～20年	①先到医院检查，确认未感染风疹才可接种 ②接种疫苗2个月后做抗体检测，确认体内是否有抗体产生
甲肝疫苗	孕前3个月	首选灭活疫苗，打两针，间隔6个月。次为减毒活疫苗，打一针	减毒活疫苗保护期限可达5年以上，灭活疫苗保护期可持续20年以上	适合经常出差或常在外面应酬的备孕女性
流感疫苗	孕前3个月	上臂三角肌肌肉注射	疫苗接种后10～15天可产生抗体，1个月时抗体达高峰，免疫力可持续1年	适合于抵抗力差的备孕女性
水痘疫苗	孕前3个月	接种2剂量为0.5毫升，间隔6～10周，于上臂皮下注射	保护时效可达10年以上	适合于抵抗力差的备孕女性
狂犬疫苗	宠物咬伤后	动物咬伤后立即打一针，之后第3天、第7天、第14天、第30天各打一针	保护期约为6个月	最好选择进口的狂犬疫苗
肺炎疫苗	孕前3个月	23价肺炎疫苗，上臂三角肌内或皮下注射	保护期5年	限于抵抗力弱、易患感冒的备孕女性

孕前 2 个月

离计划受孕的日子只有 2 个月了，整理环境应列入生活日程：

● 布置一个卫生、舒适、温馨的房间，给电视、音响、微波炉、手机等罩上可防磁的防护罩，如 "护胎宝" 等，防止电磁污染。

● 把需用的物品放在方便取拿或存放的地方。

● 在卫生间及其他易滑倒的地方加放防滑垫，在马桶附近安装扶手，确保孕期更为安全方便。

● 尽量使你的工作环境和家居保持良好的通风状态。

● 再对食谱做一番甄别与调整，多吃促孕食物，减少或者剔除那些阻碍怀孕的食品。

小贴士

促孕食物红黑榜

**红榜食物
（能提升受孕率的食物）**

＊**富含维生素 C、维生素 E 的食物：** 英国专家发现，平时注重摄取富含维生素 C、维生素 E 的食物或服用多种维生素丸的女性，怀孕概率比同龄人高出 40%。奥秘在于维生素既可营养卵子，还能促进卵子与精子结合。

＊**全脂奶品：** 德国研究显示，每天吃一份全脂奶品的女性，排卵功能提高 27%；每星期吃 2 次以上鲜奶冰激凌的女性，比每星期只吃 1 次或根本不吃者，不孕概率降低 40%。解释是：全脂奶品雌激素含量较高，雌激素有促进排卵的功效，而脱脂奶品中添加的乳清蛋白则有抑制排卵的消极作用。

＊**糙米与全麦食品：** 富含微量元素锌，能提高夫妻的性能力和生育能力。

＊**鱼类：** 富含不饱和脂肪酸，可以平衡激素水平而帮助生育。

* **清茶**：育龄女性每天喝半杯清茶，怀孕概率可提升 70%。

黑榜食物（可减低受孕率的食物）

* **高蛋白食品**：美国学者以小鼠为对象的实验显示，蛋白质偏高的饮食不利于怀孕，因为高蛋白可升高生殖道的胺水平，妨碍胚胎的正常孕育。因此，需要适度减少三餐中肉、鱼、蛋、豆类等高蛋白食物的比重，将蛋白质的摄取量限制在总能量的 20% 之内。

* **高热量速食食品**：黑名单上的汉堡包、炸鸡、炸薯条等，可扰乱体内的激素分泌，造成排卵期紊乱，月经失调，大大减低受孕率。

* **反式脂肪酸**：调查资料表明，女性从反式脂肪酸摄取的热量每增加 2%，不孕的概率增加 73% ~ 79%。油炸食物、包装零食以及烘烤食品等榜上有名，想怀孕的女性最好"敬而远之"。

* **豆制品**：不仅属于高蛋白食品，而且暗藏一种叫做染料木黄酮的有害物质，可抑制精子的活力，并阻碍精子与卵子结合，所以应少吃豆制品，尤其是在排卵期的前后 4 天，以暂时远离豆制品为上策。

* **胡萝卜**：蕴藏的胡萝卜素太多，会影响卵巢的黄体素合成，进而引起经期紊乱，甚至造成无月经、不排卵等恶果，难以怀孕。

* **咖啡**：每天喝 1 杯以上咖啡的女性，怀孕的可能性只有不喝咖啡者的一半；每天摄取的咖啡因超过 300 毫克，怀孕能力下降 27%。

* **素食**：症结在于缺乏胆固醇，胆固醇是合成雌激素的重要原材料，雌激素不足会引起月经周期紊乱，生殖机能异常而不孕。故想要孩子的女性，一定要纠正吃素的习惯，坚持荤素搭配的科学饮食。

孕前1个月

经过长时间的准备，你和先生的身体都已调节到最佳状态，备孕也已进入最后程序，可谓 "万事俱备"，只待最后 "冲刺" 了。

● 保持宁静恬淡的心态。过大的压力可干扰女性的月经周期，甚至完全阻止排卵，从而降低受孕率。另外，与怀孕密切相关的内分泌器官——甲状腺比较情绪化，紧张、焦虑等坏情绪可使其功能减低，形成 "甲减" 而致不孕。所以，要学会化解压力，多接触美好的事物，诸如听轻松优美的乐曲，欣赏秀丽的风景，观看花卉与美术展览，读有益身心的文艺作品，陶冶性情，旷益心神，达到促进受孕之目的。

● 调整梳妆台，把美容品、化妆品暂时放在一边，留下护肤品，孕期原则上只护肤不美容。护肤品也应选择知名品牌，以防皮肤过敏对胎儿造成伤害。

● 准备几套孕妇服，两双平底软鞋。

● 尽量不出差、加班或者熬夜，最好能安排一次轻松的旅行，不少小宝宝都是在假期里孕育出来的。

● 注重生活细节，如调整睡姿，将仰卧调为右侧卧（仰卧睡觉可改变子宫位置，减低受孕率）；不憋尿（膀胱充盈可压迫子宫引起不孕）或憋便（粪便中的细菌、病毒、霉菌等病原体可侵犯输卵管，诱发输卵管炎而致不孕）等。

● 运动要适度，运动成瘾的女性频繁从事暴走、跑马拉松、登山等强度较大的运动，可造成体内脂肪储备过低，造成排卵停止或闭经而不孕。

● 算准排卵期，并采取措施提升受孕的机会：

① 适时与先生同房。考虑到卵细胞与精子的寿命，用生理周期法推算者，宜在排卵前1周每两天同房一次；用其他方法推算者，

最好在发现黄体激素水平升到高峰后 3 ～ 6 小时同房，最容易达到受孕目的。一天之中则以下午最佳，约 75% 的男性在 17 ～ 19 时精液特别集中，能快速运动的精子比例较大；与此对应的影响排卵的雌激素，也是在 15 ～ 19 时分泌最旺盛，属于排卵高峰期。所以下午做爱较易受孕，被科学家誉为"幸福时刻"。

② 把握好性爱频率。性爱过稀或过密都不利于怀孕。有研究显示，女性首次怀孕前，一般需要半年时间、平均每周做爱 4 次方能受孕。在排卵期前后可适当增加次数，如每 1 ～ 2 天同房 1 次。

③ 采用最佳受孕体位，即男上女下、平躺仰卧位，女方臀部垫高 6 ～ 8 厘米，双膝微弯稍分开，可使精液射在宫颈口周围，给精子进入子宫创造有利条件。

④ 有性高潮更好，一方面阴道频繁的收缩可为精子前进提供动力；另一方面子宫位置因之升起，缩短了宫颈口与精液的距离；再一方面也改变了阴道的酸碱度，有利于精子向宫颈内"突击"，三管齐下而增加受孕率。

⑤ 性爱后一般先平躺 10 分钟，勿立刻起床盥洗。如果 B 超检查你是右侧（或左侧）卵巢排卵，性爱后最好向右侧（或左侧卧），可增加受孕机会。

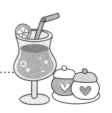

孕前检查白皮书

孕前检查的意义

孕前检查意义重大，一是可及早发现体内潜伏的病患，并予以治疗，为 "十月怀胎" 扫清障碍，若带病怀孕，很可能成为 "定时炸弹"；二是为孕期保健指明方向，如孕前血压偏高者，怀孕后则要重点监测并护理好血压，防止 "妊高征" 等孕期并发症临身；三是排查孕期可能出现的潜在不利因素，降低胎儿畸形的发生率，包括遗传病、先天愚型、神经管畸形、脑瘫以及残疾（如无臂、无足胎儿）等，确保生出一个健康聪慧的宝贝。

不过，一定要将孕前检查与一般的健康体检、婚前检查区别开来，做过婚检的夫妻也不能省略。因为孕前检查是在婚检基础上的进一步细化与扩充，涵盖了健康体检与婚检的内容，但项目更多，涉及的身体系统与器官更广泛。比如，女性健康检查或婚检一般是不会做内分泌检查的，TORCH 检查更是闻所未闻；男子呢？精液检查等也会排除在外，可在孕前检查中这些却都是核心内容，非做不可。再者，即使在健康体检或婚检中做过的项目，如血尿常规、肝肾功能、乙肝或丙肝等检查，到了你俩想要孩子的时候，日历不知翻过多少页了，你能保证健康状况没有变化吗？古语云 "小心驶得万年船"，何况是关乎人类繁衍的生育大计呢？一句话，孕前检查绝对要做，而且要做好做全，不可有丝毫马虎哦。

孕前检查的项目

在常规检查的基础上，突出以下重点项目：血压、血常规、尿常规、口腔检查、心电图、肝肾功能、妇科检查、TORCH 检查、乙肝两对半检查、甲肝与丙肝抗体测定、性传播疾病检查、麻疹抗体检查等。

孕前检查项目及注意事项

检查项目	检查时间	检查方法	检查意义	注意事项
血压	上午或下午	最好用水银血压计测量，若用电子血压计则以臂式为佳	了解孕前的血压水平，作为孕期血压的基础值，判断是否患上了妊高征，让医生心中有数，提前做好救治准备	绝对不可漏做
血常规	上午或下午	指尖或耳端采血，检查血液的细胞部分，如红细胞、白细胞、血小板等的数量变化及形态分布	红细胞数量可反映是否贫血；其体积有助于发现地中海贫血携带者。白细胞可反映是否潜在的感染性疾病。血小板则可显示凝血机能，以及是否有血液系统或免疫系统疾病	
尿常规	清晨	清晨第一次尿液做标本，检查尿的颜色、透明度、酸碱度、红细胞、白细胞、管型、蛋白质、比重及尿糖等	有助于肾炎、肾病等肾脏疾病的早期诊断，并可发现有无泌尿系统感染或糖尿病等潜在问题	收集少许早晨起床后的第一次排的尿液，送医院化验科检查
口腔检查	最好是上午	检查有无牙龈炎、牙周炎、龋病等牙齿炎症。如果没有问题，可做一次洁牙术	发现牙病及时治疗，避免带入孕期	拔除阻生智齿和残根残冠，以消除隐患
心电图检查	上午或下午	筛查心脏疾病	发现心脏疾病及时治疗	若发现心脏异常，应进一步做超声心动图检查
肝功能检查	清晨空腹，静脉穿刺采血	包括谷丙转氨酶、谷草转氨酶、谷氨酰转移酶、碱性磷酸酶、总胆红素、直接胆红素、间接胆红素、总蛋白、白蛋白、球蛋白、葡萄糖、胆质酸等项目	了解有无肝病或糖尿病	
肾功能检查	清晨空腹，静脉穿刺采血	包括尿素氮、肌酐、尿酸等项目	了解有无肾脏疾病（如肾炎、肾病等），判断是否适宜怀孕，或如何做好孕期保健	

续表

检查项目	检查时间	检查方法	检查意义	注意事项
妇科检查	上午或下午	包括物理检查（如阴道内诊），阴道分泌物检查（白带常规），子宫颈刮片检查（宫颈癌筛查试验）以及B超检查等项目	阴道内诊可发现有无阴道、宫颈异常；白带常规能查出滴虫、霉菌、支原体及衣原体感染；宫颈刮片可检查宫颈有无炎症及癌前病变；B超可探查子宫（宫颈管长度，子宫有无畸形、腺肌症、肿瘤）、输卵管（有无积水或肿物）、卵巢（发育现状，有无肿瘤）以及盆腔等情况，是否需要治疗或是否适宜怀孕	B超检查有腹部B超、阴道B超等方法，阴道B超更佳
TORCH检查	清晨空腹，静脉穿刺采血	包括弓形虫（T）、风疹病毒（R）、巨细胞病毒（C）、单纯疱疹病毒（H）等4种，O则指其他如B19微小病毒等，又称致畸5项检查	检测结果若为阴性，表明没有感染，需要打相关疫苗（如风疹疫苗等），以确保胎儿的正常发育，避免怪胎发生	风疹疫苗接种后3个月内不要怀孕，必须做好避孕措施
乙肝两对半检查	清晨空腹，静脉穿刺采血	包括乙肝表面抗原（HbsAg）、乙肝表面抗体（HbsAb）、乙肝e抗原（HbeAg）、乙肝e抗体（HbeAb）与乙肝核心抗体（HbcAb）等5项	检查是否感染乙肝及感染的具体情况，区分"大三阳"与"小三阳"	检查是"小三阳"或"大三阳"者，应进一步做乙肝病毒数量（HBV～DNA）测定，并酌情采取措施（如接种乙肝疫苗，或注射乙肝免疫球蛋白），力争最大限度降低母婴传播的概率。如果检查发现既不是乙肝携带者，也没有抗体，应接受乙肝疫苗预防注射
性传播疾病检查	清晨空腹，静脉穿刺采血	包括梅毒、淋病、艾滋病等	及时发现无症状的性病患者，并给予及时治疗或决定是否怀孕	
麻疹抗体检查	清晨空腹，静脉穿刺采血	麻疹抗体	了解有无麻疹抗体	若无麻疹抗体，应进行麻疹疫苗接种。接种后3个月内做好避孕措施，防止受孕

续表

检查项目	检查时间	检查方法	检查意义	注意事项
甲肝抗体测定	清晨空腹，静脉穿刺采血	甲肝抗体	了解有无甲肝抗体	若无甲肝抗体，最好在孕前3个月接种甲肝疫苗
丙肝抗体测定	清晨空腹，静脉穿刺采血	丙肝抗体	了解有无丙肝抗体	目前尚无疫苗，只有靠综合措施进行预防
胸部X线检查	上午或下午	胸部X线透视或摄片	了解有无肺结核等疾患	若有肺结核应积极治疗，痊愈后再考虑怀孕

特殊女性的检查项目

上述诸项是所有备孕女性都要做的检查项目，一些特殊女性（如有家族遗传病史者、婚后2年未孕者、35岁以上大龄者、有不明原因的流产或死胎史者）还要考虑增加以下检查，才算完美。

❉ **性激素六项检查** 包括促卵泡成熟激素、促黄体生成素、雌激素、孕激素、泌乳素、雄激素测定，月经不调以及不孕的女性必做。目的是了解原因，确认是否患有多囊卵巢综合征，卵子能否正常排出等信息。必要时加做甲状腺功能检查。

❉ **染色体检查** 染色体异常直接影响到生育功能和生育质量，孕前检查染色体可了解生育功能，并预测可能生育染色体病后代的风险，便于及时采取有效的干预措施，减少遗传性疾病的发生。凡是家族中有生育遗传性疾病、畸形儿、智力低下儿或反复自然流产、死产史的夫妻，都是此项检查的必做者。

❉ **超声心动图检查** 超声心动图可多方位、多角度地对心脏进行动态扫查，比普通心电图更能明确有无先天性心脏病和风湿性心脏病等心脏疾患，评估心脏是否能承担 "十月怀胎" 的重负，或怀孕后应该采取何种保健措施。凡有家族心脏病遗传史的女性必做。

❋ **ABO溶血** 包括血型和ABO抗体滴度，避免新生宝宝发生溶血症。血型为O型，丈夫为A型或B型，或者有不明原因的流产史、死胎、新生儿溶血史的女性必做。

孕前检查的注意事项 ||||||||||||||||||||||||||||||

为确保孕前检查成功，要记住3条：

● 避开月经期，月经干净后3～7天进行检查。检查前一天不要同房，并要好好休息，保证精力充沛。

● 体检当天清晨禁食（不吃早饭，不喝水），确保空腹状态，因为有些检查项目（如抽血、B超探查腹部）需要空腹。另外，早晨起床第一次排的尿液收集少许，装入医院化验室发给的消毒杯中，备化验用。

● B超检查在膀胱充盈的情况下看得更清楚，所以要憋尿。

学习孕育知识

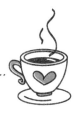

轮到第二件 "大礼"——充足的孕育知识了。由女孩变成女人，你过了性爱关，但要变成妈妈，还得过孕育关。这道关你一无所知，如同一张白纸，可 "无知" 恰恰就是孕育的最大 "敌人"。怎么办？学习呗。利用长达一年之久的备孕期，多读一些有关 "孕产育" 的书刊，变无知为 "有知"、"多知"，你会受益无穷哦。

孕育知识博大精深，涉猎方方面面，除了前面说过的备孕程序、孕前检查外，还包括受孕（如挑选受孕日）、怀孕（早孕反应、异位妊娠、孕期生理变化、孕期并发症防治）、分娩、坐月子、宝宝喂养等，这些将在以后的章节里陆续与你"见面"。本章先介绍几则既严肃又很有趣的知识，帮助你走出某些观念误区，轻松愉悦地迎接好"孕"到来，履行生儿育女的天职。

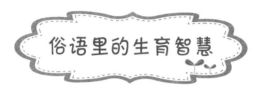

俗语里的生育智慧

孕育关乎人类的繁衍大计，一直是人们关注的焦点，也是科学探索的热点，有关的新成果、新观点不断涌现就是佐证。你可能很在意某位专家的"研究表明"或某位博士的"调查显示"，却有意无意地疏忽了民族传统中的一些精髓，如流行于民间的条条生育俗语。其实这些来自长年经验积累的俗语对你或许更亲切、更容易产生共鸣并乐于接受。不妨一起来解读一下，取其智慧为今人所用。

俗语1："抱子得子"

❀ **事例** 钱女士与王先生同床共枕已近 10 个年头了，可爱情的结晶始终是一个梦。夫妻俩为此可没少受折腾，市里的几家大医院都跑遍了，需要做的检查也都做了，大夫的结论是一切正常。检查虽正常，却总不见妻子的肚子有任何崛起的迹象。后来，夫妻俩不愿再折腾了，没有亲生的那就抱养一个吧。奇怪的是抱养了孩子仅仅 1 年，妻子就给丈夫带来了福音："有了！"

❀ **解读** 夫妻望子心切，焦虑与紧张情绪随之产生，导致妻子内分泌紊乱、激素分泌失调，当然难以生儿育女，而且越是着急，体内的激素越趋于紊乱,离怀孕的距离也就越大,正合了 "有意栽花花不发" 的老话。而在抱养了孩子以后,夫妻俩不再为不孕而焦虑烦恼了,曾经紊乱的内分泌功能逐渐恢复了正常,结果 "无心插柳柳成荫" 而喜得贵子。

✤ **启示** 心理因素在女性不孕中占有不可忽视的 "一席之地",类似于钱女士与王先生的不孕夫妻们,不妨以此为鉴,设法走出不良心理的怪圈,融进多姿多彩的现实生活中去,很可能步入 "好孕" 的新天地。

俗语 2: "生一个孩子掉一颗牙"

✤ **事例** 芳芳,孕 3 个月时突发牙痛,医生诊断为智齿冠周炎,考虑到药物对胎儿的消极影响,便用较安全的青霉素治疗。病情有所减轻,但一直未痊愈,直到分娩后检查牙齿已经属于三度松动,不得不请口腔科大夫拔掉。

✤ **解读** 孕期确是口腔疾病的高发时段,妊娠激素的改变、酸味食物的刺激以及卫生工作不到位为主要原因。一份来自权威医学部门、涉及近 3000 名孕妇的调查显示,龋病罹患率约为 49.09%,牙龈炎患病率则高达 77.48%,充分显示出了孕期口腔健康的严峻形势。

✤ **启示** 至少有两条,一是将口腔检查列入孕前检查序列中有多么重要;二是孕期做好口腔卫生保健势在必行。

俗语 3: "种密不如种稀"

✤ **事例** 人类仿佛进入了生育比赛时代,七胞胎的轰动效应刚刚降温,八胞胎又震惊世界,三胞胎、四胞胎已不足为奇。对此,老祖宗早有告诫:种密不如种稀。

❋ **解读** 双胞胎、多胞胎虽然可爱，但弊端或者说危害也是与胎数成正比的，一次妊娠的胎数越多，带给母婴的危害也越大。如胎儿过小（有的仅两三百克重）难以存活，及时侥幸存活也容易中途夭折；孕妇磨难增多（如孕产期并发症比单胎多数倍，子痫比单胎高3倍，分娩时出血量多、难产发生率高）等。更不用说孕、产、养所花费的巨额费用，一般家庭无法承受，将给家长和社会带来沉重负担。

❋ **启示** 不要被七胞胎、八胞胎的新闻弄昏了头脑，更不要受药商广告的蛊惑，偏离人类繁衍的自然规律，胡乱采用人工多胞胎法。即使是生理性的多胞胎，为了母婴双方的最大利益，也以施行"减胎术"为上策。

俗语 48："聪明妻生聪明娃"

❋ **事例** 观察资料显示，父亲智力低下而母亲正常，子女出现智力低下的机会小于10%；若母亲智力低下，父亲正常，则下一代出现智力低下的机会大于10%。

❋ **解读** 遗传对智力的影响约占50%～60%，其余取决于环境、营养、教育等后天因素。就遗传而言，父亲与母亲的影响力并非"平分秋色"，总的说来是母亲大于父亲。澳大利亚科学家揭开了其中的奥秘：人类与智力有关的基因主要集中在X染色体上，而女性有两条X染色体，男性只有一条；同时，母亲的X染色体基因决定着孩子大脑皮质的发育程度，而父亲的基因则似乎对塑造后代的情感和性格的影响力更大一些，故母亲的智力在遗传因素中占有更重要的地位。

❋ **启示** 女方若希望自己的孩子聪明，并非一定要找一位高智商的"白马王子"；而男方希望自己后代智商高，最好娶一位聪明

的 "灰姑娘" 做妻子，相亲时若能将这一点考虑在内最好。

俗语 5: "儿子像妈妈 女儿像爸爸"

❋ **事例** 看看家里或左邻右舍的孩子，这样的 "景观" 不鲜见，说明这句俗语确有道理。

❋ **解读** 人的长相与遗传的关系比智力要密切得多。男性的性染色体为 XY，其中的 X 染色体来自妈妈，Y 染色体来自爸爸，由于 Y 染色体含的基因很少，所以 "儿子像妈妈"；而女性的性染色体为 XX，其中一条 X 染色体来自父亲，另一条来自母亲，来自母亲的那条 X 染色体往往被来自父亲的那条 X 染色体所 "掩盖"，这就是 "女儿像爸爸" 的奥妙所在。

❋ **启示** 遗传规律非常复杂，遗传方式也是多种多样的，不必过分追求孩子更像谁。

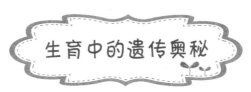

生育中的遗传奥秘

遗传指的是父母的基因特征传给子女，使父母与子女或子女个体之间出现相似的现象，诸如相貌、皮肤、身高、嗓音等。近年来，科学家又发现了一些新的遗传特征（如美与丑的遗传、某些不良行为或个性的遗传）。了解这些特征的遗传属性，对于保健防病、子女教育等都有一定的启示意义。

美貌传女，长寿传男

如果你是一个追星族，你就不难发现明星们的头一胎大多是女孩，且都很漂亮，如果生下的是男孩，则相貌多不敢恭维，这其中

就蕴涵着遗传的奥秘。科学家发现，帅男靓女的"强强组合"，头胎生女儿的概率高，大约高出常人20%，生的女儿也多漂亮，因为女儿继承了父母双方的美貌；而儿子的"美貌"继承权却被造物主剥夺了。所以，男孩只能从父亲身上得到"男人味"的遗传，至于长得好不好看，与父母关系并不大。不过，儿子虽然不能从父母身上"继承"漂亮的外貌，却可获得爸爸的长寿继承权。有长寿家族史的父亲会毫不吝啬地将"长寿基因"传给儿子，但女儿却没有份。母亲却比"偏心"爸爸"公正"，可以让儿子与女儿同时享受到长寿的可能，看来确是"世上只有妈妈好"啊。

说梦话也是"子承父业"

如果你有说梦话或者做噩梦等睡眠问题，你的父母很可能也有类似问题，自然你的孩子将来"重蹈覆辙"的风险也增大了。此乃加拿大科学家的新发现：梦话、噩梦等睡眠障碍也有一定的遗传性。不过，对于"重蹈覆辙"的孩子没有必要过于紧张，也不必强行将其唤醒，孩子说梦话或者从噩梦中惊醒，大多是短暂的，当其回到深度睡眠后，大脑不会留下任何记忆。如果强行唤醒孩子，由于在说梦话、做噩梦过程中，其大脑多处于混沌状态，反会增加孩子的情绪波动、延长惊恐的时间，这一点值得父母们留意。

酗酒"有其父必有其子"

老子是酒鬼，儿子有可能步其后尘吗？美国加州大学一项研究做了肯定的回答：遗传因素在酗酒恶习方面起着相当大的作用，"有其父必有其子"的说法确有一定道理。观察显示，如果某人的家庭成员中有人嗜酒如命，那么他成为严重酗酒者的概率高达40%。

一半的快乐与生俱来

对于金钱，有句妇孺皆知的俗语 "生不带来死不带去"，可对于快乐，出生时即带来了一半。"一个人50%的快乐来自遗传基因"，这是美国专家一项调查的新发现：原来，人的情绪是由神经传递元素——五羟色胺决定的，而脑中五羟色胺多与少的掌控权又操纵在基因的手中，也就间接地决定了你的情绪是高涨还是低落。

"捣蛋" 行为祸起基因失调

孩子好打架、爱说谎或欺凌弱小，作为父母，你可能会为 "子不教父之过" 而内疚，现在看来大可不必。科学家的一项最新研究认为，孩子的这些 "捣蛋" 行为很可能 "天性如此"，与父母的教养关系不大，而与基因失调有关。有 "破坏性" 基因的孩子，即使由他人收养或在快乐家庭长大，也会有不良行为，而且这种影响会 "传宗接代"。换言之，经常打架的父母可能是自身的基因使然，而且会将这些基因传给下一代，提示基因疗法可能发挥积极作用。当然，基因失调并不是孩子坏行为的唯一因素，家庭、父母与个性心理等也难辞其咎。将基因疗法与良好的家庭教育结合起来，可能是消除孩子不良行为的最佳途径。

母亲高，孩子也高

香港专家披露，婴儿在3岁以后的身高增长与其父母的身高有显著关系，母亲的身高尤为关键，母亲高的孩子大多也长得较高。由此可悟出青年男女一个求偶的技巧：如果你是一个身高不太理想的男性，要想你的后代不蹈你的 "覆辙"，找一个身材较高的女性做伴侣当为上策。

你容易生男孩还是生女孩

有人想要小子，生下来的却是丫头；想要丫头的夫妻偏得了个"带把的"，这种"事与愿违"的现象一直困扰着人们。民间的一些说法因之流行开来，诸如酸儿辣女、胃口好生男孩、尖（肚子）男圆（肚子）女等，其实大多不靠谱。不过，科学家倒有一些生男生女的发现值得关注，但也不可迷信，因为资料大多来源于调查，较为粗略，且多为概率的比较，全当满足一下你的好奇心罢了。还是那句老话好：男女一样，顺其自然。

容易生男孩的女性

❀ **女强人**　女人体内的睾酮水平有差异，这种差异能够影响所怀胎儿的性别，即睾酮水平较高的卵子更可能孕育出雄性胚胎，而女人体内的睾酮含量又与性格强弱有很大关联。权力欲强的女性一旦怀孕，怀男婴的机会比一般女性高80％。奥妙在于支配欲强的女性，卵子由于雄性激素偏高，更善于接纳精子中的Y染色体。

❀ **难以受孕的女人**　女性受孕与其宫颈的黏液黏度有关，黏液黏度越高，精子进入子宫的难度就越大，因而越不容易怀孕。不过，只要携带Y染色体的精子一旦穿过了宫颈，与卵子结合的可能性会更大，故容易怀上儿子。

❀ **夫妻常相伴的女人**　调查资料显示，夫妻生活在一起的女性，生男孩的概率比独处女性高出14％。因为父亲有利于男婴生长，故有先生陪在身边的孕妇容易生男孩，而独处女性则容易生女孩。

❀ **常吃高脂低糖餐的女人**　食物可通过激素作用"调动"女性生殖系统管道，促使某种性别胚胎的"存活能力"更强；另外，饮食还可以影响最终是 X 染色体还是 Y 染色体的精子进入卵子完成受精过程。动物实验证实了这一点：用高脂低糖饲料喂养的雌鼠，所生雄崽的数量达到雌崽的 2 倍多。

❋ **胃口好的女人** 英国学者发现，卡路里摄入量多的妇女半数以上生男孩（56%），而卡路里摄入量低的妇女生儿子的比例仅为 45%。推测是孕妇体内有一种特殊的化学信号刺激了食欲，这种特殊化学信号是来自男性胎儿的睾丸分泌的睾丸激素，这也是为什么男孩的出生体重往往略高于女孩（平均高出 100 克左右）的奥秘所在。

❋ **乐观自信的女人** 育龄女性越是觉得自己会长寿，第一胎生男孩的概率也越大。研究人员将此现象归结为人类基因的一种 "自私" 行为——"生物感应"：如果母亲刚毅乐观，对前景充满自信，显示家庭条件比较优越，则体内的生物感应自然更多地发出怀男胎的 "指令"，因而容易生儿子；反之，体内的 "生物感应" 会 "迫使" 她生下一个女孩，生女儿的机会便明显增加了。

容易生女孩的女性

❋ **漂亮女人** 一位叫做卡纳的英国学者发现：漂亮女人第一胎生女儿的概率比生男孩高出 26%，而且所生女儿也比男孩更漂亮。他将此种现象归因于 "生存策略"：女人一生中能够生育的时间明显短于男性，因而需要一个漂亮的外貌来吸引男子，而漂亮的外貌是可以遗传的，漂亮的女儿所能获得的好处要比漂亮儿子多得多，故从生物进化而言，漂亮女人多数生女儿。

❋ **苗条女人** 女性的孕前体重与胎儿的性别有一定关联，苗条女人比丰满女人更容易生女孩。资料显示，孕前体重低于 54 千克的女性，生女孩的可能性要比超出此体重者高出 10% 左右。提示你如果想生女儿，先将体重降下来再怀孕，很可能遂愿。

❋ **晚育女人** 年龄因素会影响到男女双方身体的素质，男性的精子数会随着年龄的增加而减少，而女性的年龄越大，生理激素改变，也会使子宫内的碱性分泌物逐年降低，生女孩的机会随之大幅提高。因此，适当推迟生育年龄也有助于你"喜得千金"。

❋ **吃素嗜甜的女人** 英国学者最新发现，吃素嗜甜的女性生儿子与女儿的比例为 85:100，生女儿比生男婴高了 15 个百分点。

❋ **不吃早餐的女人** 受孕期间摄入热量较少，或干脆不吃早餐，会促进女性胚胎的生长和发育，并抑制男性胚胎的发育，因而生女孩的概率显著增高。不过，不吃早餐不利于健康，还会降低上午的工作与学习效率，故想生女孩者不妨来个"中庸之道"：早餐照吃，但可适度削减早餐的热量。

❋ **从事"专注性"职业的女人** 职业对胎儿性别的影响力也不可忽视，女会计、女工程技术人员生男孩的概率高，而从事护理与教学等"专注性"职业的女性更可能生女儿。推测可能是受到子宫内睾丸激素的影响，如果怀孕前睾丸激素水平较高，则怀上男胎的可能性更大一些，而从事会计、工程等"系统性"职业的女性，在孕育孩子的过程中恰恰会"遇到"更多的睾丸激素，因而增加了生男孩的机会，而女护士、女教师等"遇到"的睾丸激素偏少，因而更有可能生女孩。

❋ **月经初潮早的女人** 日本一项调查发现，12 岁来月经的女性，生女孩的比例是 53%，如果 14 岁来月经，这个数字下降到 50%。解释是，如果女性在 12 岁前来月经，意味着体内的雌激素水平更高，可能导致男性胚胎自动流产，客观上增加了生女儿的概率。

❋ **压力较大的女人** 丹麦科学家研究表明，妇女承受强大的精神压力后所生多为女孩。资料显示，遭受各种精神压力的妇女生男的比例为 49%，而较少精神压力的妇女生男孩的比例为 51%。

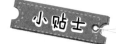

生男生女与母亲寿命

生男还是生女似乎会影响母亲的寿命。芬兰生物学家的研究显示，每生一个男孩子，母亲的寿命可缩减 34 个星期，而生育女孩则可增加寿命，虽然这个增加值较小，只有一点点。解释是：男孩子在子宫里成长的速度更快，个头更大；男胎分泌的睾丸激素会损害母亲的免疫系统；另外，男孩子总是让母亲操心，致使母亲总是处于紧张状态。

认识试管婴儿技术

"试管婴儿"是指用人工方法，分别从女性与男性体内取出卵子与精子，置于特殊的"试管"内，让两者结合并形成早期胚胎，再放回女性子宫内着床并怀孕，怀孕满 10 个月后分娩。注意，不要将"试管婴儿"望文生义地误认为在试管里长大的婴儿（一般在试管里只待 3 天，最多 4 天），而应理解为用实验室的"试管"顶替了输卵管的功能，为输卵管不通的不孕女性推开了幸福的另一扇窗。

哪些人需要做试管婴儿

"试管婴儿"技术为不孕女性带来了天大的福音，但不要误认为凡是不孕者都要走这条路。科学家有充分的证据证明，多达八成的不孕症患者可以通过常规手段实现生儿育女的愿望，如接受排卵监测指导，实施简单的输卵管通水，借助中西药物调节内分泌，或进行促排卵治疗等。仅有不到两成的不孕女性才需要考虑是否借助

"试管婴儿"技术。

就"试管婴儿"技术的初衷而言，主要针对的是输卵管不通，但排卵和子宫都正常的不孕女性。后来，科学家通过一系列实践发现，对其他一些常规方法治疗无效，甚至原因不明的不孕症也有一定作用，适应证逐渐扩大，形成了下面这张清单。

● 严重输卵管疾病，如盆腔炎导致的输卵管堵塞或积水；输卵管结核但子宫内膜正常；异位妊娠术后输卵管堵塞。

● 患有子宫内膜异位症的女性。

● 男方精液或女方宫颈黏液内存在抗精子抗体。

● 男方患有少精症、弱精症、畸精症。

● 原因不明的不孕症。

● 常规方法治疗无效的不孕女性。

适合才是硬道理

你需要做未必就一定适合做，与其他医学技术一样，"试管婴儿"技术也有一些特殊要求，如果勉强为之，往往难以如愿。

● 年龄。女方不超过 40 岁，男方不超过 55 岁。资料显示，25 ~ 35 岁的女性，"试管"婴儿的成功率高于 30% ~ 40% 的平均水平，有的能达到 50%，甚至更高；一旦翻过 35 岁日历，成功率便逐渐下降，到 40 岁只有 20% 左右。奥秘很简单，年龄大了，卵子的质量和数量往往滑坡，很难保证。

● 夫妻双方身体健康，没有严重的身心疾病与心理障碍，包括遗传性疾病、心脏病、肝硬化、肾病以及子宫内膜炎、肾盂肾炎等生殖泌尿系统感染，或者梅毒、淋病、艾滋病等性传播疾病。

● 夫妻双方都无酗酒、吸毒等不良嗜好。

● 夫妻双方都未接触致畸量的射线、毒物与药品。

● 女方子宫正常，具备良好的怀孕功能。

做"试管婴儿"的程序

"试管婴儿"技术是一项系统工程，程序大体如下。

✳ **第1步** 设法获取多个健康卵子。女性自然排卵，每个生理周期只有一个优势卵子成熟，授精后只能形成一个胚胎，移植一个胚胎的妊娠成功率较低，不敷所用。必须使用卵泡刺激素（促进排卵）、绒毛膜促性腺激素（促进卵细胞成熟）等药物，促使卵巢多长出

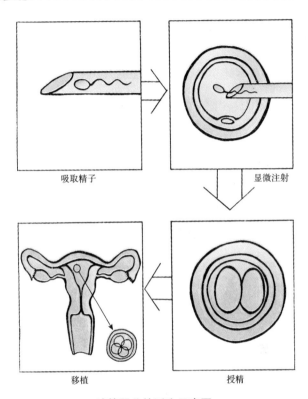

吸取精子　　　　显微注射

移植　　　　授精

试管婴儿的诞生示意图

一些成熟卵子来，以便授精时合成多个胚胎备用。这个过程称为控制性超排卵。

✳ **第2步** 取卵。在B超引导下，用取卵针穿过阴道，直达卵巢吸取卵子。

✳ **第3步** 取精。在取卵的同一天进行，男方用自慰法留取精液于无菌杯内，医生用上游法或离心法取出精子。

✳ **第4步** 体外授精。将取出的精子与卵子放在同一个含胚胎培养液的培养皿中，置于37℃的培养箱中培养，持续3天左右。

❈ 第 5 步　胚胎移植。挑选 2 ~ 3 个胚胎，移入女性的子宫中。

❈ 第 6 步　补充黄体酮。

❈ 第 7 步　胚胎移植后第 14 天，验晨尿确定是否受孕。

❈ 第 8 步　受孕后 14 天，用 B 超检查胎儿数及胚胎着床部位。

需要准备的资料

若决定做试管婴儿需要准备好以下资料。

❈ **有关手续**　如结婚证、身份证及准生证。

❈ **基本检查报告**　男方需化验精液，女方需完成一些基本检查，如妇科检查、诊断性刮宫、输卵管通透试验、抗精子抗体、肝功能和乙肝两对半、血常规分析和出凝血时间以及基础内分泌激素测定（月经第 3 天）等。具体有以下相关资料：

● 输卵管通畅性检查报告：子宫输卵管碘油造影 X 光片、B 超下通液报告或腹腔镜检查报告均可。

● 是否排卵的检查：1 年内的子宫内膜病理报告，以及近期 3 个月的基础体温单。

● 近半年来男方的精液常规检查报告。

● 夫妇双方乙型肝炎两对半、丙肝抗体、肝功能以及血型化验报告。女方的血沉、结核菌素试验以及艾滋病毒抗体检查报告。

"试管婴儿"有风险

试管婴儿固然能给你带来幸福，但也伴有一些负面影响甚至风险。让我们用"另一只眼"看看负面影响究竟有哪些，以便综合考虑。

● "试管婴儿"技术含有创伤性操作，如取卵，穿刺针会带来损伤，使你产生疼痛或者引起出血、脏器损伤以及细菌感染等问题。

● "试管婴儿"一次受孕成功的概率较低，大约是 30% ~ 40%。

即使受孕成功，孕期也存在发生流产、早产、死胎等意外的风险。

● 为了提高成功率，往往一次要移植三四个胚胎，因而增加了多胎妊娠的可能。此时需要做减胎术，而在做减胎的过程中也存在风险。

● "试管婴儿"的健康质量不能确定。澳大利亚专家的研究显示：与普通婴儿比较，"试管婴儿"罹患先天性缺陷、脑瘫以及自闭症等心理疾患的比例升高，其中脑瘫的罹患概率升高 3 倍多。

● 对女性生理的干扰较大。如刺激排卵，有可能导致卵巢反应低下，出现卵巢早衰症状；也可能诱发卵巢过度刺激综合征，出现少尿、腹水、胸水、肝肾功能损害、呼吸窘迫等症状。据统计，发生率为 0.6 % ～ 14 % 。

● 做试管婴儿需要较高的经济投入，包括药物费用及手术费用在内，做一次需三四万元人民币。若要提高成功率，可能需要做 2 次、3 次或多次（受孕率可提高至 37% 左右），所需费用随之成倍增加。

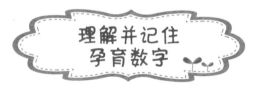

理解并记住孕育数字

理解并记住下列数字的特定含义，就能把握住怀孕的主动权，奠定优生的基础。

❋ 胎儿在母体内生长的时间　40 周（280 天）。

❋ 早孕反应时间　一般在受孕后的 40 天左右开始。

❋ 早孕反应消失时间　孕 12 周左右。

❋ 洗澡适宜水温　42 ～ 43℃。

❋ 自然流产可能发生时间　怀孕 5 个月内，大多数在怀孕 3 个月内。

❋ 人工流产适宜时间　停经后 2 个半月内，7 ～ 9 周最宜。

❋ 孕中期引产适宜时间 孕 16 ~ 24 周内。

❋ 自觉出现胎动时间 孕 16 ~ 20 周内。

❋ 妊娠胎动最频繁最活跃时间 妊娠 28 ~ 34 周内。

❋ 早产可能发生时间 孕 28 ~ 37 周内。

❋ 预产期计算方法 末次月经的月份加 9 或减 3，日期加 7。

❋ 临产标志 见红、阴道流液、腹痛，每隔 5 ~ 6 分钟子宫收缩一次，每次持续 30 秒以上。

❋ 产程 初产妇 12 ~ 16 小时，经产妇 6 ~ 8 小时。

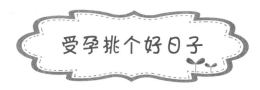

受孕挑个好日子

一般人结婚总要选个好日子，希望日后大吉大利、鸿运高照，对于怀孕反倒无所谓，顺其自然吧，结果不少夫妻莫名其妙地就怀上了。其实，这是本末倒置、糊涂之至，挑日子受孕比挑日子举行婚礼重要得多，因为受孕日子关乎优生。可喜的是这种"本末倒置"现象正在被 80 后夫妻打破，虎宝宝、兔宝宝、龙宝宝的扎堆诞生就是例证。

不过，挑选受孕日子可不像挑选入洞房时间那么简单，这也一直是国内外科学家探索的热点。时至今日，科学家们已取得一些共识。

三个理想时段

对于受孕，怎样才算好日子呢？首先要"人和"，即看夫妻双方的身体是否健康，心情是否愉悦，基本此就一生而言，女性 23 ~ 30 岁（男性 30 ~ 35 岁）为最佳受孕年龄段。其次还包括"天时"（气候）与"地利"（环境），具体说来就是要做到 3 个确保：确保胎儿发育的畸形敏感期（约在受孕后第 2 ~ 8 周）要避开病毒流行的高峰段。确保胎儿的脑细胞增殖期（约在受孕后第 9 ～ 16 周，也就是孕末期 3 个月）要处在气候温和的季节里。确保胎儿的神经系统、生物电系统的功能协调完善期，恰好处在春、秋两季。

按照 3 个确保的要求来审视，一年之中，虽然不能说 "子丑寅卯，天天都好"，但也没有绝对理想的 "黄道吉日"。相对而言，一年中有 3 个时段值得推荐。

❀ **春末夏初**　即 4 ～ 6 月份受孕，第二年 2 ～ 3 月份孩子出生。

● 优势："乍暖还寒" 的早春气温逐渐趋于稳定，病毒流行的高峰期已过，孕妈妈不太容易患上感冒、流感等呼吸道感染性疾患，也就逃过了病毒及药物的危害，保护胎儿顺利度过第一关——畸形敏感期。接下来的 2 ～ 4 个月，胎儿进入脑细胞增殖的第一高峰期，炎热的夏季已过，天气转凉；再下来进入脑细胞增殖的第二个高峰期（孕 7 个月至分娩），日历已翻到冬天。显然，胎儿脑细胞的两个增殖高峰期都躲过了高温的干扰，脑发育的质量优越，孩子的智商自然高出一筹。

❀ **初秋**　即 9 月、10 月份受孕，到第二年 7 月、8 月份孩子问世。

● 优势：正值秋高气爽，温暖舒适，夫妻睡眠食欲不受影响，卵子与精子的质量好，加上葡萄、柑橘等优质水果大量上市，对孕妇营养补充和胎儿大脑发育都很有利；而预产期又恰逢翌年的春末夏初，气候温和，富含叶酸等维生素的蔬菜大量应市，加上日光充分，对婴儿的生长发育无异于 "及时雨"，尤其有助于骨骼钙化，远离佝偻病等营养性疾患危害孩子。当冬季来临，孩子已逐渐长大，可避免轮状病毒肠炎等肠道传染病流行的高峰段。

❀ **年初**　即 1 月、2 月份受孕，当年秋季孩子临盆。

● 优势：决定人的智力高低的关键部分——大脑皮层及其沟回在孕期第 3 个月形成，受孕于年初的孩子，其脑发育关键期正值春

暖花开的 4 月、5 月份，孕妇心情愉悦、日照充分，加上蔬菜、水果纷纷上市，可获得大量维生素与微量元素，极有利于胎儿的神经系统发育，故而更为聪慧。到 10 月、11 月份出生时又值秋季，气候凉爽，也适合于新生儿的健康成长，日后患上慢性病的概率更小，也更容易拿到长寿的"入场券"。

利弊兼有的时段

其他时段则是利弊兼有，为确保优生必须兴利除弊，将不良影响减到最低限度。

❀ **初春** 即 3 月、4 月份受孕，孩子在当年冬季出生。

● 最大优势：可确保胎儿脑细胞增殖期处于气温凉爽的秋季，对于良好性格的形成大有助益。

● 最大弊端：气候无常，乍暖还寒，气温、气压和湿度变化较大，孕妈妈很难适应，容易受凉感冒，遭受有致畸胎危险的病毒感染机会极大，不是理想的受孕月份。如果非要受孕，务必强力预防流感等病毒性疾病侵袭，注意保暖等。

❀ **夏季** 即 7 ~ 9 月份受孕，孩子在来年的 4 ~ 6 月份。

● 最大优势：孩子出生的时机好，正是春末夏初，风和日暖，气候适宜，便于对新生儿进行护理，如洗澡不易受凉，住室可以开窗换气。孩子满月后又可抱出室外进行日光浴、空气浴，以预防佝偻病发生。蔬菜、水果和新鲜的鸡、鱼、肉、蛋纷纷上市，母亲营养丰富，既可供给孩子充足的优质奶水，自身伤口也易愈合。当盛夏来临，母亲和孩子的抵抗力都已得到加强，容易顺利度过酷暑。到了严冬时节，孩子已经半岁，对顺利过冬也很有利。

● 最大弊端：夏季使用较多杀虫剂与亚硝酸盐，可使孕妈妈体内的激素发生改变，如甲状腺激素含量低下，进而影响胎儿的脑发育。除弊的办法是提升孕妈妈的防范意识，远离杀虫剂与亚硝酸盐等有害物，以确保夏季受孕后的胎儿安全。

不宜受孕的时段

● 新婚之夜。由于存在射精过频、身心疲劳或烟、酒过度等不利因素，应坚持避孕2～3个月。

● 节假日。如元旦、春节、国庆、大周末等，因大量饮酒，酒精可危害胎儿发育，引起畸形，国外谓之"星期天胎儿"。

● 夫妻或其中一方有吸烟、嗜酒等不良嗜好者，应在彻底戒除3个月后才能考虑怀孕。

● 工作环境有污染物或接触射线者，最好离开一段时间（2～4周）再怀孕。

● 养猫狗的家庭，应先停止饲养后再怀孕。

● 服避孕药者，先停用药物6～8个月后才能考虑怀孕。因为避孕药属于性激素，半衰期长，排泄缓慢，如服用1个月避孕药需要半年之久方能完全排出体外。

● 自然流产或人工流产者，应调理半年到1年再怀孕。

● 戴环避孕者，须先摘除节育环，待子宫内膜损伤完全恢复，月经正常来潮2～3次后，再考虑怀孕。

● 患病者，因往往要用药，而药物易蓄积于体内危害胎儿，至少须停药1年以上。

● 人体节律低潮期，如身体疲劳、情绪时好时坏、注意力分散、做事没效率时不宜受孕。

● 性生活不规律，太多或太少时。

别被"假孕"忽悠了

结婚几年，且夫妻生活一直正常，就是怀不上娃娃。近一段时间来，却突然感觉胃口差，没有食欲，只对酸味食物有感情，并出现恶心、呕吐，"例假"也迟迟不来。随后，乳房又开始长大，有时还能挤出几滴类似乳汁的液体。肚子也逐渐"崛起"，偶尔自觉有"胎动"。你心里喜滋滋的，忍不住给先生吹了一丝枕边风："我……有了"。乐得先生抱着你直喊乖乖。可接下来的事情发展却令人心犯嘀咕，时间虽过去了两个月，肚子却未见继续增大，难道小宝宝出了问题？赶紧在先生的陪同下到医院产科检查，结果却令你大失所望：子宫大小未变，听诊也未听到胎心音，最具权威性的检查方法——B超没能见到胚胎。这一切都显示，你的肚子与你开了个玩笑——你并没有怀孕。

没有怀孕，肚子为何"挺"起来了，甚至乳头竟有"乳汁"呢？原来，这不过是一种病，医学上称为癔病样腹部膨胀综合征，也称假孕综合征。患者多为从未怀过孕的女性，只是在强烈的精神因素影响下产生腹部膨胀、食欲不振、恶心呕吐等一系列症状，很像早孕反应。这种假象不仅能欺骗不懂医学知识的人，甚至某些缺乏经验的年轻大夫也可能上当。

所谓假孕，其实就是一种想象妊娠，因为你盼子心切，总想有一个活泼可爱的小宝宝，特别羡慕那些挺着大肚子的孕妇，这些孕妇的怀孕经历与临产前后的表现便深深地印在了你的心里。一旦发生闭经，就可能出现乳房肿胀、恶心、呕吐、食欲改变甚至嗜酸等酷似早孕的症状，肚子也可能挺起来，形似子宫因妊娠而增大，并有"胎动"的错觉。加上丈夫以及家人的关怀体贴，更会信以为真，于是活灵活现地演绎出一场小小"喜剧"来。

其实，这场小小"喜剧"是下丘脑的功能紊乱所致。神经系统与月经生理之间有着特别密切的关系，人的精神状态对月经的影响相当大。动物实验表明，在寒冷阴暗的季节里，雌性动物可以停止排卵，生育力降低。以猴子为对象的实验也显示，当它们受到惊吓与恐惧时，能使移植的子宫内膜在月经期间停止出血。

下面，我们不妨来分析一下假孕者这些"妊娠症状"是如何产生的。

首先，盼子心切的女性对妊娠日思夜想，这种强烈的精神因素反复刺激大脑皮层，导致大脑"指挥"紊乱，并发出相关信息作用于下丘脑－垂体－卵巢轴，引起血液中的激素变化，从而出现类似怀孕的现象：① 血液中泌乳素增多，促卵泡成熟素降低，即可刺激乳房而致"乳汁"样液体溢出；② 缺乏运动导致脂肪在体内沉积，或者因肠腔积气，遂发生腹部胀大，使你误认为子宫隆起；③ 肚子里的大血管如腹主动脉搏动，或者肠管蠕动，被你错认作胎动。

总之，这些假象和错觉叠加在一起，再被精神因素这个"导演"加以夸张与渲染，于是弄假成真。不过，只要做一番认真检查，真相就会大白。比如，虽有腹部增大但增大的程度与月份不符合，且腹部增大的部位也非真正妊娠时的下腹部，而是往往偏高；肚子虽大，但子宫却一如既往不见长大；B型超声波检查找不到胎儿。

假孕虽是一种病，但主要属于思想问题，并没有什么器质性病变，不必紧张，也无须特殊治疗，做做思想工作，解除精神因素即可恢复良好。对于月经紊乱者，应给予人工周期治疗，设法使其真正怀孕。

第二章 "伤不起"

——走进好孕

"伤不起，真的伤不起……"当你随着磁带里的旋律随口哼唱的时候，可曾想到腹中已有了一个新生命的萌芽，的确"伤不起"啊。所以，从早孕试纸显示出"有了"的那一刻起，就要将自己的生活（包括饮食、作息、活动以及药物使用等）严格地纳入"十月怀胎"的轨道，切不可放纵自己哦。

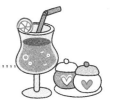

孕检与产检

早孕试纸报喜来

进入备孕期以来，你一直关注着"老朋友"，可每个月都如约而至。这天"老朋友"突然失约，你的心里惊喜不已：真中彩了吗？此时你最需要的是一个能作出客观裁决的"裁判"，现在这个"裁判"已经来到了你的身边，这就是早孕试纸。不过，如何使用好这个"裁判"，还有不少学问呢！

早孕试纸原理

为什么一张小小纸片能"侦察"出来是否怀孕。原来，当男人的精子与女人的卵细胞结合后，形成一个受精卵，并植入子宫，女人体内就会产生一种新的激素，医学上叫做绒毛膜促性腺激素（英文缩写为 hCG）。这种激素在受孕后 7 ～ 10 天就能从尿中检验出来，其生理作用在于维持怀孕。故一旦从尿液中测出了 hCG，大多表明你怀孕了。

早孕试纸使用方法

早孕试纸有两个区域，一个是检测区，另一个是对照区。先将尿液滴在试纸上的检测孔中，注意观察这两个区域的色泽变化。若在试纸的对照区出现一条有色带（有的试纸显红色，有的试纸则显蓝色）而检测区无变化，表示阴性，说明未怀孕；反之，如在检测区出现明显的色带则表示阳性，说明怀孕了。这种方法快速、方便、灵敏、特异性高，可避免与 hCG 有类似结构的其他糖蛋白激素起交叉反应，因而受到女性的青睐。

为使检测结果更准确更客观，防止传递错误信息误导你，使用早孕试纸须注意以下几点：

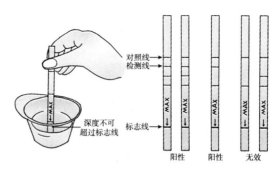

早孕试纸使用方法示意图

● 所购试纸不能太久，若超过 1 年或受潮，且未保存在正常室温条件下（不要冷藏），都可能失效，出现错误的检测结果。

● 操作之前仔细阅读测试卡使用说明，然后要小心谨慎地按照说明去做。

● 最好采用晨尿做试验。因为晨尿浓缩，激素水平较高，容易出现阳性结果。

● 为了提高试验的阳性率，在前一夜还应尽量减少饮水量。

● 尿液标本现采集现试验，不要用搁置太久的陈尿做标本。

● 最主要的还是相信自己的身体。如果你的症状告诉你已怀孕了或是没怀孕，不管自测结果如何，应该想到自测也许有误，最好去医院检查。早孕的症状有：恶心呕吐、疲劳乏力、尿频、乳房发胀、偏食、嗜睡等。

假阳性与假阴性

是不是说早孕试纸出现阳性反应，就肯定怀孕了呢？也不。因为某些特殊情况可能使试纸反应出现误差，如本来没有怀孕而出现了阳性反应，或实际怀孕了却呈现阴性反应。前者谓之假阳性，后者则叫做假阴性。

根据临床医生的观察，出现假阴性的情况有：

● 试纸过期（超过 1 年以上），或者受潮而失效。

● 检测的样品静置时间过短。一般情况下静置时间只需 1 分钟，但在妊娠刚刚开始的几天，因体内的 hCG 水平偏低，则需静置 3 分钟以上才能观察结果，否则易出现假阴性。

● 孕期 3 个月后，体内 hCG 水平下降，尿液检测也可能出现阴性。

阳性结果也并非百分百地意味着怀孕，除了妊娠后滋养体细胞可分泌 hCG 外，一些肿瘤细胞如支气管癌、肾癌等也可分泌 hCG，此时测得的结果也是阳性，但对于怀孕来说却是假的信息。另外，某些子宫内膜增生的患者也会出现假阳性。

因此，育龄女性出现停经，不要仅仅依靠一片早孕试纸来判断是否怀孕，为保险起见，可在 3 天后再测一次，必要时到医院做全面检查，以便确诊。

后续注意事项

即使包括早孕试纸在内的多项检查都证实你怀孕了，也不可就此"刀枪入库，马放南山"，还需要检查是否正常妊娠。不少育龄女性用早孕试纸做尿液检测，一发现阳性就以为已经受孕而万事大吉，再也不到医院做进一步检查。这种做法潜藏隐患，是非常错误的。

虽然尿妊娠试验阳性一般表明是正常妊娠，但宫外孕、葡萄胎和绒癌等也会出现阳性反应。如果将这些病理情况也当作正常妊娠，任其发展下去，将会出大事。如宫外孕可能导致输卵管等胚胎附着部位破裂，导致大出血、休克甚至死亡；葡萄胎也可引起大出血，或恶变成癌，该病若耽误了治疗时间，可造成全身转移、衰竭而死亡。即使是宫内正常妊娠，也不能高枕无忧，还需要到医院定期进行孕期检查与产前检查，接受专家的孕期保健指导，对孕妇与胎儿进行监测，了解胎儿发育情况。可以说，早孕试纸阳性仅是"十月怀胎"的第一步，后续保健工作丝毫不可懈怠，直到安全分娩。

将孕检与产检进行到底

孕期检查（简称孕检）与产前检查的必要性已毋庸置疑，不必再赘述了。但具体如何做，比如"检"什么、何时"检"、"检"几次等细则，不少孕妈妈依旧茫然，往往经同事、朋友、家人提醒，或者感觉不适甚至出现异常时才想到进医院，显然不符合现代孕期保健原则。正确之举是什么呢？看完本节你就成竹在胸了。

孕检项目大解析

孕检通常分为常规检查与特殊检查两大类，每一类又分为若干小项目。

常规孕检类

❋ 一般项目

● 量身高、称体重：通过孕妈妈体重变化，了解胎儿的发育情况，异常的体重变化提示有妊高征（体重异常增加）、胎儿发育迟缓（体重不增或增幅太小）等可能。

● 测腹围、量宫高：异常增大提示有羊水过多或有双胞胎可能。

● 测血压：血压异常升高，应提防妊高征可能。

● 骨盆测量：用骨盆仪测量骨盆的入口、出口和直径的尺寸，获得有关产道的信息，判断孕妈妈能否自然分娩。

● 妇科内诊：查明子宫大小、位置与胎位，为分娩拟定合适的方案。

● 乳房检查：了解乳腺发育情况，纠正可能存在的乳头凹陷等问题，为日后喂奶创造条件。

❋ **血常规** 检查血液中的血红蛋白、红细胞、白细胞、血小板数量，了解骨髓的造血情况，使孕妈妈能有意识地补充相应的营养物质，防止贫血。

❋ **尿常规** 测量尿比重，观察尿中有无蛋白、糖、酮体及红细胞、白细胞，了解孕妈妈的肾功能，检查是否有妊高征、糖尿病以及尿路感染等病变。

❋ **血型检查** ABO 血型及 Rh 血型。一是预测有无母胎血型不合的问题；二是为分娩时可能输血做准备。

❋ **肝肾功能** 前者如血浆谷丙转氨酶（GPT）、谷草转氨酶（GOT）测定；后者如尿素氮（BUN）、肌酐（Cr）测定。诊断孕妈妈有无肝炎、肾炎等疾病，并了解肝肾功能，做到心中有数。

❋ **病毒检测** 如乙型肝炎（HBV）病毒、丙型肝炎（HCV）病毒及其抗体测定。肝炎病毒可通过胎盘潜入胎儿体内引起乙肝或丙肝，称为母婴垂直传播，传播概率高达 90% 以上。

❋ **梅毒血清学试验** 如螺旋体抗体血凝试验（TPHA）、快速血浆反应素试验（RPR）等。孕妈妈患有梅毒可通过胎盘传给胎儿，引起新生儿先天梅毒。

❋ **淋病细菌学检查** 如淋球菌培养。孕妈妈患有淋病，可通过产道传染给新生儿，引起淋病性眼炎等。

❋ **TORCH 综合征筛查** 包括风疹病毒（RV）、弓形虫（TOX）、巨细胞病毒（CMV）、单纯疱疹病毒（HSV）抗体测定。孕妈妈若在孕早期感染了以上某种病毒，可能使胎儿发生严重的先天性畸形，甚至流产。

❋ **孕期糖尿病筛查** 在孕 24 ~ 28 周期间，先做空腹血糖测定，如果检测结果正常，再做葡萄糖耐量试验，即用 250 毫升温开水冲服 50 克葡萄糖，1 小时后抽血查验血糖值。

❊ 艾滋病（HIV）抗体检测

❊ 心电图检查　了解孕妈妈有无心脏疾病，判断能否继续怀孕或是否能承受分娩。

特殊孕检类

❊ B超扫描　通过导向性的高频声波透过母体腹壁，进入羊水观察胎儿的一种方法。可监测羊水量、胎心跳动、胎盘位置、胎盘成熟度及胎儿有无畸形（如无脑儿、脑积水、肾积水、多囊肾短肢畸形、连体畸形、先天性心脏病等），还能了解胎儿发育与孕周是否相符。尽管总的说来对母体和胎儿是安全的，但太过频繁的B超扫描可能导致胚胎细胞分裂、人脑成形、骨骼发育等异常情况的发生，所以多数妇产科大夫不主张孕18周，尤其是孕12周以内做B超，整个孕期也要控制在3～4次。

❊ 羊膜穿刺　在B超指引下，用细针通过腹壁、子宫壁进入羊膜腔，抽取20毫升羊水做染色体核型分析，确认有无染色体病，如21三体综合征（俗称先天愚型）、18三体综合征、13三体综合征等染色体数目异常以及染色体缺失、倒位、易位等结构异常，并根据核型异常的程度和胎儿的外形表现决定胎儿是留（继续妊娠）还是"流"（即人工流产终止妊娠）。

❊ 胎心监护　利用超声波原理，通过信号描记瞬间的胎心变化，并形成一条曲线，观察这条曲线以了解胎儿有无缺氧等异常情况。一般从怀孕第37周开始，每周做1次胎心监护即可，如有合并症或并发症，可以提前到孕第28～30周做起。

❊ 妊高实验　通过仪器探测孕妈妈的桡动脉，监测每分钟的动脉血流量，然后测出各种血液参数，如血液黏滞度及微循环变化的过程，预测妊高征的发病风险以及评估胎盘的功能。并根据这些变

化，调整治疗方案和观察疗效。

❊ **胎盘功能监测**　通过抽取孕妈妈的耳血，检测激素水平是否在正常范围内，间接地了解胎盘功能。

孕检频率与时间

整个孕期大概分为三个阶段，即孕早期（第 1 ～ 12 周）、孕中期（第 13 ～ 28 周）、孕晚期（第 29 ～ 40 周）。每个周期的孕检频率都是不一样的，通常情况下，怀孕第 5 ～ 11 周的时候就应该到医院建卡，孕中期的检查频率为每 4 周一次，孕晚期为每 2 周一次，在 37 周以后就应该每周一次，直至分娩。检查的项目也包括常规项目和依照个人不同情况的特殊检查项目。

再来介绍孕检何时"检"、"检"几次。一般要求整个孕期的检查为 9 ～ 13 次，即孕前 3 个月至少 1 次，27 孕周前每 4 周 1 次，28 ～ 35 孕周每 2 周 1 次，36 孕周后每周 1 次；有异常的孕妇应增加孕检的次数。也可这样安排：初次孕检在停经后 3 个月内做，以后每隔 1 ～ 2 个月做 1 次孕检，孕 6 ～ 7 个月（24 ～ 32 孕周末）每月检查 1 次，孕 8 个月以后（32 ～ 36 孕周）每 2 周检查 1 次，孕最后一个月每周检查 1 次；如有异常，须按照医师约定复诊的日期做孕检。

孕检流程表

孕检次数	孕检时间	孕检项目	注意事项
第 1 次	停经 40 天左右	询问病史，妇科检查；称体重，量血压；血、尿常规；血型（ABO+Rh）测定；肝、肾功能检测；肝炎病毒检测；TORCH 综合征筛查；梅毒、淋病及艾滋病检测；心电图检查；营养评估等	确定是否妊娠以及有无异位妊娠（如宫外孕等）

续表

孕检次数	孕检时间	孕检项目	注意事项
第2次	孕13~16周	称体重，测血压；量宫高与腹围；多普勒胎心；查看阴道、宫颈及白带；听胎心；衣原体、支原体及淋球菌检查；血尿常规；血糖、血钙、血脂检查	
第3次	孕17~20周	称体重，量血压（预测孕期高血压）；量宫高与腹围；多普勒胎心（首次胎动出现）；血尿常规；做首次B超；羊膜穿刺（唐氏征筛检）	B超可探查胎儿外观发育上是否有较大的畸形，并能看出胎儿性别
第4次	孕21~24周	称体重与量血压；测宫高与腹围；多普勒胎心；血尿常规；妊娠糖尿病筛查（糖筛）	
第5次	孕25~28周	量血压与体重；测宫高与腹围；多普勒胎心；血尿常规；骨盆测量（获取有关产道的信息）；乙型肝炎抗原检测；梅毒血清试验	尿中出现蛋白，血压开始升高，表明孕妈妈攀上了妊娠中毒症，必须卧床休息，限制饮水量和食盐，严密监测病情发展以及肾功能。 乙肝抗原阳性者，分娩后24小时内须注射乙肝疫苗，防止新生儿遭受感染。 梅毒试验可再次确认孕妈妈前次所做的梅毒反应呈阳性还是阴性反应，以便在胎儿未出生前，为孕妈妈彻底治疗梅毒
第6次	孕29~32周	量血压与体重；测宫高与腹围；多普勒胎心；胎心监护；检查下肢有无水肿；血尿常规	下肢若有水肿，应考虑孕妈妈患上了子痫前症
第7次	孕33~35周	量血压与体重；测宫高与腹围；多普勒胎心；胎心监护；血尿常规；再次做B超	每2周检查1次，重点是防止早产。B超评估胎儿体重及发育状况，并预估胎儿至足月生产时的重量
第8次	孕36周	量血压与体重；测宫高与腹围；血尿常规；多普勒胎心；胎心监护	每周检查1次，持续监测胎儿状态，为分娩做准备
第9次	孕37周	量血压与体重；测宫高与腹围；多普勒胎心；胎心监护；关注胎动；血尿常规	此时段胎动愈来愈频繁，孕妈妈宜随时注意胎儿及自身的情况，以免胎儿提前出生
第10次	孕38~42周	量血压与体重；测宫高与腹围；多普勒胎心；胎心监护；B超；血尿常规检查；心电图检查	随时准备分娩

特殊孕妈妈须做的产前诊断

说了孕检，再来说说产前诊断，简称产检。孕检与产检不是一回事儿。孕检是指对孕妈妈做定期的常规检查，了解母胎双方的健康状况，以便及时发现问题给予纠正，属于孕期的保健措施。产检指的是通过特殊检查（如羊膜穿刺术、血甲胎蛋白测定等），判断胎儿有无先天疾病、遗传缺陷、畸形等不正常情况，进而决定是否允许其出生。所以，孕检是每个孕妈妈必做，而产检只限于部分特殊孕妇做，特殊孕妈妈主要包括以下几种。

- 近亲结婚，与丈夫有一定血缘关系的孕妈妈。

- 有遗传病家族史的孕妈妈。

- 夫妻中一方有先天缺陷或染色体异常。

- 生过畸形儿的孕妈妈。

- 有习惯性流产、早产史，但原因不明的孕妈妈。

- 孕早期受到不良因素或致畸因素影响的孕妈妈（如患过病毒感染，或服用过有致畸作用的药物等）。

- 年龄超过 35 岁的高龄孕妈妈。

- 医生认为需要做产前诊断的其他孕妈妈。

如果你就是其中之一，就应当定期并且按部就班地接受产检，有任何疑问都可以在产检时提出，如果大夫建议做一些其他检查你最好能听从。归纳起来，有 25 项重要检查要做，请看流程表。

产检流程表

产检次数	产检时间	产检项目	注意事项
第1次	孕6～10周	了解过去病史，有无药物过敏、生活形态、家庭病史、孕妇病史、本胎不适症状 身体检查：体重、身高、血压等 实验室检查：血、尿常规；筛查地中海型贫血；血型及梅毒检查 B超检查：确认怀孕周数	确认是否怀孕、怀孕周数及是否有宫外孕等异常 有脊髓性肌肉萎缩症家族史者，须做脊髓性肌肉萎缩症（SMA）基因检测
第2次	孕12周	身体检查：体重、身高、血压 实验室检查：肝功、肾功等	三项内容称为例行检查。停经12周，胎盘形成，妊娠稳定，会发放《妈妈手册》。有特殊疾病家族史者，可做绒毛膜穿刺采样 孕12～14周，B超探查颈部透明带，筛查唐氏综合征
第3次	孕16周	例行检查 基本测量：子宫底高度与腹围测量 实验室检查：产前筛查一般在孕17～20周进行	孕15～20周做母血唐氏综合征筛查，适合所有孕妈妈 孕17～20周做羊膜腔穿刺，适合35岁以上高龄孕妈妈；前次怀孕有过染色体异常胎儿者；母血唐氏综合征筛查结果显示为高危人群者
第4次	孕20周	例行检查 基本测量 超声波检查：了解子宫内胎儿的发育情形	孕18～24周可做高层次超声波检测，更仔细、更完整地了解胎儿状况，并针对相关遗传病、某些器官或部位予以仔细检查及测量
第5次	孕24周	例行检查 基本测量 实验室检查：孕期糖尿病筛查（糖筛）	孕24～28周做糖筛，适合所有孕妈妈，有糖尿病家族史者更需检查
第6次	孕28周	例行检查 基本测量 观察是否有手脚水肿现象	孕28周以上做胎动测量，适合胎儿心跳不正常者，或超过40周尚未有分娩迹象者

续表

孕检次数	孕检时间	孕检项目	注意事项
第7次	孕30周	例行检查 基本测量 观察水肿 梅毒、风疹、乙肝检测 超声筛查胎儿表面畸形、心脏发育情况、各脏器发育情况	孕29周做胎儿生理评估，用超声波检查羊水量、胎儿呼吸运动、胎动、胎儿肌肉张力、非压力试验等。适合胎儿生长迟滞的孕妇，或怀疑有胎儿窘迫者
第8次	孕32周	例行检查 基本测量 观察水肿	
第9次	孕34周	例行检查 基本测量 观察水肿	
第10次	孕36周	例行检查 基本测量 观察水肿	孕36周做乙型链球菌筛查，适合所有孕妈妈
第11次	孕37周	例行检查 基本测量 观察水肿	
第12次	孕38周	例行检查 基本测量 观察水肿 B超检查	B超检查估测胎儿大小，观察发育状态、羊水及胎盘情况
第13次	孕39周	例行检查 基本测量 观察水肿	
第14次	孕40周	例行检查 基本测量 观察水肿	胎儿出生时做体质（基因）检测，采集脐带血，通过保健基因筛查来了解体质。适合一般新生儿，尤其是有家族过敏体质的新生儿

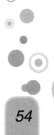

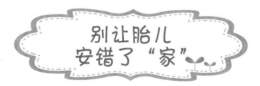
别让胎儿
安错了"家"

女性的子宫是造物主专为胎宝宝打造的"家",此"家"唯一,别无"分店"。遗憾的是出于种种原因,胎儿误入"歧途"的事件时有发生,医学谓之异位妊娠,俗称宫外孕。

正常情况下,来自丈夫的精子与妻子的卵子在输卵管邂逅并结合,一粒新生命的"种子"即告诞生,称为孕卵。接下来,这粒"种子"就在输卵管及其纤毛的推动下,向唯一的"家"——子宫腔运行,然后"定居"下来并逐步发育成胎儿,直到分娩。换言之,胎儿要在这个"家"中待上足足10个月之久,"十月怀胎,一朝分娩"就是对这段历程的精辟概括。

如果不是这样,"种子"未能按正常程序运行到"家",而是停留在输卵管、卵巢、腹腔等处,或虽然到"家"却误入"家"中的某些边角处(如子宫颈),在这些不是"家"的地方安下家,就属于异位妊娠了。这样的妊娠是没有好结果的,"种子"无法发育成胎儿还在其次,更重要的是可演变成孕妇体内的一枚"定时炸弹",随时可产生致命的后果。

来自医院的信息表明,异位妊娠种类不少,较常见的有输卵管妊娠、卵巢妊娠、腹腔妊娠、宫颈妊娠、宫角妊娠、疤痕妊娠等几种,分别解析于后,供准妈妈们参考。

输卵管妊娠

"种子"将输卵管误认为"家",称为输卵管妊娠,占了异位妊娠总发生率的95%以上,几乎成了"宫外孕"的代名词。输卵管又

分为伞部、壶腹部、峡部、间质部等几个部分，约一半的输卵管妊娠发生在壶腹部，其余依次为峡部（占 20% ～ 25%）与伞端（约占17%），间质部妊娠最少，仅占 2% ～ 4%。

❋ **常见原因**　为何发生输卵管妊娠呢？以下因素难辞其咎。

● 输卵管病变：包括炎症与发育异常。以输卵管炎为例，炎症造成输卵管黏膜皱襞粘连与破坏，管腔狭窄，上皮纤毛缺失，致使"种子"的运行与通过出现障碍，成为输卵管妊娠的主要原因。再说输卵管发育异常，如输卵管过长、肌层发育不良、黏膜纤毛缺如、双管输卵管等，同样累及"种子"的正常运行，故可招致与炎症"殊途同归"的结局。

● 疾病为患：如阑尾炎症穿孔，造成周围组织发炎肿大，殃及附近的输卵管，甚至将输卵管完全堵塞，使宫外孕的危险增加 2 倍多。

● 其他：如输卵管手术（包括输卵管复通术、输卵管成形术）产生疤痕使管腔狭窄，通畅不良而致宫外孕；频繁"人流"导致子宫内创伤，"种子"不易在子宫内着床，进而转移到别的地方"安家"，所以人流次数越多，宫外孕的概率越高；吸烟使烟中的尼古丁潜入体内，打乱输卵管的正常活动，阻止"种子"顺利进入子宫；频繁冲洗阴道可将细菌带入，引起输卵管炎，进而诱发宫外孕。国外研究发现，常用市售冲洗器具冲洗阴道者，发生宫外孕的危险性增加 3 ～ 4 倍；使用一次性器具冲洗者，危险性也可增加 3 倍多。

❋ **最大危险**　输卵管管壁较薄，管腔也很有限，即使最为宽大的壶腹部，直径也不过 6 ～ 8 毫米。一旦"种子"萌发长大，就可能将其撑破而引发出血，孕妇出现腹痛、休克、晕厥等症状，甚至死亡。

❋ **如何早发现**　输卵管妊娠发现越早，越能阻止恶果发生，确保孕妇安全。请抓住两点：

● 自我判断，主要有腹痛、阴道流血以及失血引起的症状等。输卵管妊娠所致腹痛有几个特点：①腹痛发生在停经或经早孕试纸确认怀孕以后。②腹痛出现在小肚子的一侧，且不明原因。③若为酸胀或隐痛，意味着输卵管妊娠尚未发生流产或破裂；一旦出现剧痛，伴有冷汗淋漓，提示输卵管妊娠已经流产或破裂，出现了大出血，很快将出现晕倒、神志不清、血压下降等失血性休克症状。阴道流血表现为不规则，血量少呈点滴状（极少数可能有较大量出血），系子宫蜕膜剥离所致，表明胚胎已经死亡。

● 到医院检查。医生可通过腹部触诊、阴道双合诊、血液绒毛膜促性腺激素测定（妊娠试验）、B超探查、阴道后穹隆穿刺、腹腔镜检查等手段，做出输卵管妊娠的诊断。

✽ **怎么办** 输卵管妊娠一经确认，立即实施手术终止妊娠，以腹腔镜手术为佳。

卵巢妊娠

"种子"定居于卵巢，并开始发育，谓之卵巢妊娠。发生率远低于输卵管妊娠，约占1%，多见于年轻的孕妇。

✽ **常见原因** 卵巢妊娠与子宫内环境不良、盆腔炎、腹部手术、子宫内膜异位症、排卵障碍、宫内节育器等因素有关。如盆腔炎或腹部手术可导致卵巢发炎，促使内膜增厚，造成排卵障碍，使卵细胞滞留在破裂的卵泡内，一旦授精即可形成卵巢妊娠。再如避孕环、子宫帽等宫内节育器具，可促使前列腺素分泌增加，前列腺素增多后一方面削减输卵管的输卵能力，另一方面引起输卵管逆向蠕动，导致"种子"反方向运行而种植于卵巢发育。另外，当子宫内膜"移民"到了卵巢（子宫内膜异位症），也有可能被胎儿误认作"家"。

❀ **最大危险** 卵巢血管丰富，含血量多，一旦破裂很容易出血，且出血量较多；加上卵巢缺乏肌性组织，出血不易止住，所以卵巢妊娠多伴有内出血和休克，危及生命，成为孕期疾病死亡之首。

❀ **如何早发现** 卵巢妊娠的症状、体征与输卵管妊娠差不多，但前者发生破裂的时间较早，往往在下次月经来潮前，就可出现明显的腹痛症状，因而能更早看医生。诊断方法可参考输卵管妊娠，尤其是腹腔镜检查最有诊断价值。

❀ **怎么办** 急诊手术处理。

腹腔妊娠

"种子"误将输卵管、卵巢及阔韧带以外的腹腔视为了"家"，包括大网膜、肠系膜、肝脏、脾脏等处，统称为腹腔妊娠。发生率比卵巢妊娠还要低一半，约占 0.5%，很少见。

❀ **常见原因** 或因腹腔中有来自子宫的内膜组织（如子宫内膜异位症患者），导致"种子"定居；或因子宫缺陷（如瘢痕子宫裂开、子宫腹膜瘘）、输卵管与卵巢妊娠破裂，致使胚胎落入腹腔生长等因素形成妊娠。前一类称为原发性腹腔妊娠，后一类谓之继发性腹腔妊娠。

❀ **最大危险** 腹腔虽然空间较大，不会因"种子"发育而撑破，但胎盘附着部位异常，血液、营养供应不足，仅有极少数幸运胎儿（5%～10%）可发育至足月，绝大多数（90%以上）都将在不同月龄死亡。胚胎死亡后，肌肉等软组织可被吸收，骨骼则残留或木乃伊化，这便是一些孕妇有毛发、骨片等从阴道、肠道排出的奥秘所在。

❀ **如何早发现** 孕早期有停经及早孕反应，以后出现短暂的腹痛及阴道流血症状（提示输卵管或卵巢妊娠破裂），随着腹部逐渐增大，常感腹部疼痛等症状加重。医生可通过腹部检查、B型超声、腹腔镜检查等获得确诊。

❀ **怎么办** 腹腔妊娠确诊后，应剖腹取出胎儿，并做好胎盘处理。

宫颈妊娠

"种子"虽然进了子宫，却将家错误地安在了宫颈管内，谓之宫颈妊娠，极罕见，约占 0.5%，多发生于经产妇。近年来由于试管婴儿等辅助生殖技术的大量应用，宫颈妊娠的发病率有所增高。

❀ **常见原因** 可能与分娩、流产、清洁过度以及宫颈手术损伤了宫颈口有关。宫颈受伤后，致病菌乘机侵入阴道和宫颈，引起炎症，进而诱发宫颈妊娠。

❀ **最大危险** 子宫颈不像子宫肌肉层那样富有弹性，不能扩大空间来容纳胎儿的发育成长，通常在孕 20 周前就会出问题，表现为无痛性阴道出血，而且出血量大，往往需要切除整个子宫来止血。

❀ **如何早发现** 发现越早越好办，有利于及时止血。如果你有停经及早孕反应，以后出现了无痛性阴道流血或血性分泌物，须及时看医生。医生可通过阴道观察宫颈部，或用B超、宫腔镜等检查获得确诊。

❀ **怎么办** 早期可用化疗药物MTX（甲氨蝶呤）注射，晚期可尝试动脉栓塞或子宫颈动脉结扎，若失败则需切掉子宫。

宫角妊娠

"种子"误入宫角处（输卵管开口附近）定居与发育，叫作宫角妊娠。发生率极少，约 0.3%。

❀ **常见原因** 与输卵管妊娠类似，诱因有子宫畸形、盆腔炎、

输卵管切除或试管婴儿等人工辅助生殖技术。

❋ **最大危险** 子宫角的肌肉层厚，并有一定弹性，所以"种子"发育撑破的时间较输卵管妊娠稍晚，约在孕 9 ～ 10 周以后发生。不过，一旦破裂出血速度很快，孕妇可在短时间内发生休克，处理不及时则有生命危险。

❋ **如何早发现** 宫角妊娠无出血症状，不易早期发现，须由医生借助于 B 超诊断。

❋ **怎么办** 早期可使用化疗药物 MTX 注射，晚期出现了急性腹痛等症状，须紧急实施子宫角切除手术。

疤痕妊娠

"种子"在前次剖宫产留下的疤痕处定居，称之为剖宫产疤痕妊娠，有过剖宫产史的二胎孕妇较易发生。

❋ **常见原因** 剖宫产在子宫下段切口处留下疤痕，如果愈合不佳常会形成一个小凹陷，称为剖宫产疤痕憩室。怀二胎时胚胎掉入憩室内，着床到疤痕上，即形成疤痕妊娠。医学研究资料显示，一次剖宫产后发生疤痕妊娠的概率是无剖宫产史的 5 倍多。

❋ **最大危险** 子宫疤痕处的组织结构异常，比正常组织的张力小，且要薄很多，很容易被发育的"种子"撑破，若救治不及时或方法失当，往往要切掉子宫以拯救孕妇生命。

❋ **如何早发现** "疤痕妊娠"在孕早期与普通妊娠大致相仿，为求早期发现，有剖宫产史的女性怀孕后，一定要到医院确认"种子"定居的部位，若停经后伴有不规则的阴道流血，须提高警惕，请经验丰富的医生做 B 超检查，以便尽早发现可能存在的疤痕妊娠。

❋ **怎么办** 一旦确诊为疤痕妊娠，必须立即设法终止，但不可采取一般的人流或药流措施，否则会出现绒毛或胎盘无法完全剥离、血管不能闭合的现象，发生致命性的大出血。正确之举是：早期可用化疗药物MTX注射，晚期则须实施手术疗法。

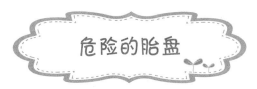

危险的胎盘

胎盘，绝大多数孕妈妈都不陌生。不过，多为知其然而不知其所以然者。为了顺利完成"十月怀胎"大业，本节介绍的知识你不可不知哦。

认识胎盘

胎盘别名胎衣、胞衣、胎胞，乃是胎儿与母体间的唯一沟通渠道，由胎儿的胚膜与母体子宫内膜联合组成，因形如圆盘而得名。

胎盘干什么用？大家熟知的供应胎儿发育所需的氧气与养分，并排泄代谢废物仅是作用之一，医学谓之胎盘的代谢功能。它还有另外的生理使命，如在胎儿血与母体血之间形成一道屏障，医学称为血胎屏障，可阻止母体中的病原菌、某些抗体以及药物等有害物进入胎儿体内，保护胎儿的安全，称为胎盘的防御功能；再如，能合成多种激素、酶及细胞因子，维持妊娠的正常运作，称为胎盘的内分泌功能，用来检测是否怀孕的人绒毛膜促性腺激素就是其杰作之一。

胎盘并非一成不变，而是随着孕周的增加而增大。正常的胎盘呈扁平圆盘状，中间厚，边缘薄，附着在子宫的前、后及侧壁上。向着母体的一面比较粗糙，呈暗红色；向着胎儿的一面有羊膜覆盖，看上去很光滑，呈乳白色，中央或稍偏处是脐带。妊娠足月时

直径 16 ～ 20 厘米，厚度 3.6 ～ 3.8 厘米，最多不超过 5 厘米；平均重量在 500 ～ 600 克，约占新生儿体重的 1/6。胎盘的成熟度分为 4 个级别，即 0 级、1 级、2 级与 3 级，与孕周的关系大致是：0 级表示胎盘尚未发育成熟，多见于孕 28 周以前；1 级表示胎盘发育趋于成熟，多见于孕 29 ～ 36 周；2 级表示胎盘发育成熟，多见于孕 36 周以后；3 级则表示胎盘趋于老化，多见于孕 38 周以后。

如果胎盘不符合上述标准，则属于异常胎盘，异常胎盘的功能将受到不同程度的影响，进而累及胎儿的生存与发育。一份来自美国的研究显示，在因为产科疾病死亡的 500 例胎儿中，胎盘异常者 121 例，占了 24.2%，明显高于胎儿遗传病或畸形（70 例，占 14.0%）、感染（66 例，占 13.2%）、脐带异常（53 例，占 10.6%）、妊高征（47 例，占 9.40%）及其他内科疾病（40 例，占 8.0%），充分表明了胎盘出了问题的危险性。

前置胎盘

胎盘摆错了位置，附着在子宫颈内口的上方，像顶小帽子戴在了胎儿的头上或臀部。又可细分为 3 种类型：子宫颈内口全部被盖，称为完全性（或中央性）前置胎盘；仅一部分被遮盖，称为部分性前置胎盘；胎盘下缘恰恰在子宫颈内口边缘处，称为边缘性（或低位性）前置胎盘。

❋ 为何"错位" 目前认为 3 个因素难逃罪责，一是孕妈妈的子宫内膜有炎症、疤痕或损伤（如刮宫、剖宫产、多

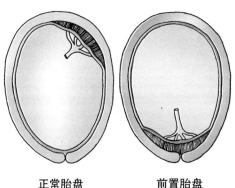

正常胎盘　　　前置胎盘

产）；二是胎盘面积过大；三是孕卵滋养叶发育迟缓。大龄孕妇、多胞胎以及接受过流产手术、剖宫产的孕妈妈容易受害。

❋ **有哪些危害** 前置胎盘一般不会直接威胁胎儿的发育与生命，但容易在孕末期或分娩时发生出血，甚至大出血，增加紧急实施剖宫产的概率。另外可能提高孕妇发生产褥感染的风险，并有诱发胎儿宫内窘迫、早产以及新生儿窒息的可能。

❋ **如何早发现** 孕末期，尤其是孕34周以后，阴道反复发生无痛性出血。此时，孕妈妈应及时上医院做B超检查。B超可将胎盘的位置、性质、胎儿的状况一目了然地显示在荧光屏上，协助医生及时诊断与处理。

❋ **怎么办** 如果在孕20几周前发现前置胎盘，应请医生仔细评估有无植入性胎盘的可能，并住院安胎，待子宫较稳定，不再出血后出院继续保胎，有些胎盘在子宫变大后会往上移行，离开子宫颈内口。如果过了孕30周以后仍然有前置胎盘，再变的可能性则微乎其微了，应及早安排剖宫产时间，争取在子宫尚未收缩前分娩，以避免分娩时大出血。

植入性（粘连性）胎盘

胎盘的位置是对的，但与子宫的联系过于紧密，甚至扎下了"根"。如果胎盘的绒毛深入到子宫蜕膜的基底层，使胎盘与子宫壁发生粘连，称为粘连性胎盘。如果绒毛深入到了子宫肌层，如同植树扎下了根，称为植入性胎盘。

❋ **为何异常** 多见于有过剖宫产史的孕妈妈，当胎盘发育到子宫上的剖宫产伤口时，就可能沿着伤口向子宫肌肉层深入，而且剖宫产次数越多越容易发生。另外，"人流"手术也可能伤及了宫内膜，埋下"植入性胎盘"的隐患。

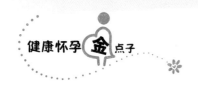

❀ 有哪些危害　主要有两条：一是胎盘与子宫结合太过牢靠，分娩时难以分离，若勉强分离又有引发大出血的风险；二是胎儿娩出后胎盘滞留，长时间不能排出。

❀ 如何早发现　这是一种极危险的胎盘着床形式，须按时进行产前检查，B超最有诊断价值，有助于早期发现。

❀ 怎么办　确诊或怀疑为植入性胎盘，应到条件较好的大医院生产，以剖宫产为佳。如果胎盘植入情况严重，可能还要做子宫切除。

胎盘早剥

胎儿出生前，胎盘一直是紧贴于子宫壁的，要站完它的最后一班岗。如果某些病理因素导致它“闹情绪”，要提前下班，脱离子宫壁，就称为胎盘早剥。

❀ 为何早剥　孕妈妈患有妊高征、肾炎或子宫内膜有病变，或羊水过多突然破膜，或腹部遭受外力撞击，或因惊吓、恐惧、忧伤、严重刺激造成精神过度紧张，都可能引起胎盘“闹情绪”，出现早剥。

❀ 有哪些危害　一可引起孕末期，尤其是分娩时大出血；二可造成胎宝宝缺氧，发生宫内窘迫。

❀ 如何早发现　孕妈妈腹部忽然剧烈疼痛，阴道有暗红色的血液流出，并有面色苍白，发冷出汗，呼吸加快等休克表现，就应尽快送医院，通过B超等检查获得确诊。

❀ 怎么办　一旦险情发生，必须争分夺秒地让胎儿出世。轻度胎盘早剥的初产妇，估计短时间内能迅速分娩，仍可考虑经阴道分娩；较重的胎盘早剥，尤其是胎儿出现了宫内窘迫者，宜做剖宫产。

胎盘老化

　　胎盘过分成熟，成熟度在 3 级以上，由于钙化和纤维素的沉积，胎盘功能可减退，对胎儿构成危险。

　　❋ **为何老化**　妊娠过期，或孕妈妈存在妊高征、糖尿病等孕期并发症，都会导致胎盘血液供应减少，加速胎盘老化。

　　❋ **有哪些危害**　胎盘老化以后，输送氧气及营养物质的能力降低，引起胎儿营养不良、发育迟缓以及宫内窘迫的风险增大，甚至导致弱智儿。

　　❋ **如何早发现**　根据孕检结果综合判定，包括孕期是否超期（超期越多，胎盘老化的可能性越大）、羊水多少、胎心监护情况以及有关血液生化检测等。

　　❋ **怎么办**　如果尚不到孕 41 周，母胎双方都无异常，可继续等待自然分娩。如果到了孕 41 周，或者母胎任何一方出现问题，应到医院催产或做剖宫产。

异形胎盘

　　包括胎盘的形状、大小、重量等发生异变，虽然发生率远低于上述几种异常，但对妊娠的影响仍不可小视：或可累及胎儿安危，或分娩时容易残留在子宫腔内，造成产时、产后出血或感染，故孕妈妈也要有所认识，并做到心中有数才好。

　　❋ **大胎盘与小胎盘**　大胎盘面积增大，重量超重（超过 800 克），出现绒毛肥大、水肿，间质组织增殖等现象。常是妊高征、糖尿病、羊水过多、胎儿溶血症等孕期并发症的结果，可能合并胎儿畸形、胎盘肿瘤或其他病变。由于面积较大，形成前置胎盘的风险升高。小胎盘则面积小，重量轻，与母体贫血、病毒感染、脐带异常等有关。不良后果是供血供氧不足，可致胎儿宫内发育迟缓，甚至停育流产，或致胎儿出生体重过低。

❀ **膜状胎盘** 胎盘菲薄，形如膜状，祸起胎盘绒毛小叶发育不良，使平滑绒毛不退化所致。不过，胎盘虽薄但面积较大，故不影响胎儿发育，但可引起胎盘低置或与宫壁粘连等问题，有导致孕中末期或产后出血之虞，必要时考虑剖宫产结束分娩。

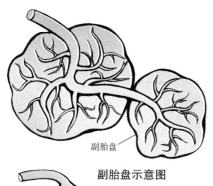

副胎盘

副胎盘示意图

多叶胎盘示意图

❀ **副胎盘** 胎盘周围的胎膜内，有一个或多个小副叶发育，相互之间保持一定间隔，并与胎儿的血管相连，称为副胎盘。危害在于易造成胎盘残留，导致母体产后出血及感染，还可能引起胎儿窘迫或死亡。所以，孕期出现阴道流血、流液者，应及时到医院检查处理。

❀ **多叶胎盘** 胎盘呈多叶状，如双叶、三叶、七叶等，容易造成产时胎盘残留，诱发产后出血及感染。

❀ **有窗胎盘** 胎盘呈椭圆形，中央或近中央处有缺损，但缺损只涉及绒毛组织，绒毛板依然存在，又称有孔胎盘，识别困难时应做 B 超检查。

❀ **轮廓胎盘** 多为孕早期胚胎滋养层营养障碍所致，对胎儿无甚影响，但有导致产前出血的风险。

❀ **球拍状胎盘** 脐带附着于胎盘边缘上，状似球拍，属于脐带附着异常，容易导致胎盘早剥，造成胎儿宫内窘迫缺氧，甚至丧命。但产前很难诊断，只有勤做孕检，一旦发现胎儿出现供血不足或者其他情况，须在孕 28 周左右做剖宫产，让胎儿提前出生，并养在保温箱中直到孕 40 周。

❋ **帆状胎盘** 又一种脐带附着异常，指脐带附着在胎膜上，脐带血管通过羊膜与绒毛膜之间进入胎盘，可能引起胎儿宫内窘迫、死亡与产时出血等妊娠问题。与球拍状胎盘一样，应勤做孕检，数胎动，听胎心，如有异常须当机立断做剖宫产手术。

❋ **胎盘白色梗塞** 胎盘的胎儿面羊膜下，出现白色或黄白色的"梗死区"（结节状变性组织），较坚硬。梗塞较深较多者，胎盘功能往往受损，出现程度不同的慢性胎盘功能不全，引起胎儿发育迟缓、宫内窘迫死亡，或发生胎盘早剥。

❋ **胎盘炎性变化** 多见于早期破膜 24 小时以上的孕产妇，胎儿感染症状较正常新生儿高出 5 倍之多。

❋ **胎盘钙化** 钙化是胎盘成熟度的标志之一，根据钙化程度将胎盘分为 1、2、3 级（正常足月妊娠的胎盘成熟度为 2 ~ 3 级）。胎盘钙化一般无多大意义，也不影响胎儿发育。当 B 超检查显示胎盘 3 级钙化时，则要慎重处理：羊水量正常者可继续观察，尽量经阴道分娩；羊水量偏少者则应考虑胎盘功能下降，须尽快结束怀孕，在密切观察下做阴道试产，必要时做剖宫产；如果羊水过少，又出现了难产倾向或胎儿宫内窘迫，须立即实施剖宫产结束分娩，以保证胎儿安全，提高新生儿的生存质量。

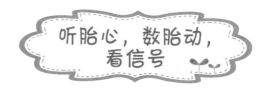

听胎心，数胎动，看信号

母心、胎心心心相印

胎心是胎儿的心脏跳动时发出的声音，是生命的象征，能够真

实地反映出小生命在子宫中的生命活力、发育与健康状况，加上听胎心的操作方法简单方便，因而成为孕检不可或缺的项目之一。

❋ **何时能听到胎心**　取决于听诊工具的灵敏度。以灵敏度高的多普勒仪器为例，在孕 10 周或 12 周的时候就能听到了；如果用的是普通听诊器，则要延迟到孕 17 ～ 18 周才能追踪到胎儿的心跳声。

❋ **胎心什么样**　发育良好的胎儿心音强而有力，如同枕边钟表的滴答声，或者奔跑的马蹄声。频率比较快，一般在每分钟 120 ～ 160 次，有时还要快些（如孕中期可达每分钟 160 次以上），起初也不太规律，到怀孕末期就规律多了，极少数情况下可能有短暂的停跳，或速度达到每分钟 180 次，也都属正常现象（但若频繁、长期出现此类现象，须及时就医问诊）。

❋ **怎么听胎心**　最可靠的办法是到医院请医生听诊，但不太实用，只限于做孕检时。退而求其次的办法就是在家中自己听胎心，但多数家庭没有听诊器，孕妇自己听胎心也不太方便，由丈夫来操作比较适合，但要与子宫杂音、腹主动脉音等区别开来。

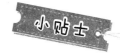

胎心音的听法

用有一定硬度的纸卷成一个喇叭形纸筒，放在孕妇的肚子上，找到胎心最清晰有力的地方仔细听，并数 1 分钟的心跳次数。孕早期胎儿心跳音为单一高调音，胎心率一般在每分钟 150 ～ 160 次。孕 20 周时胎心音为双音，第一音与第二音接近，如钟表的"滴答"音，每分钟 120 ～ 160 次。如果胎儿心率高于每分钟 160 次，或少于每分钟 120 次，或出现心率不规则等异常时，可间隔 10 ～ 20 分钟，让孕妇平静一会儿重复听诊。如果异常依然存在，提示有胎儿发育障碍或窘迫窒息等严重问题，务必马上去医院检查，千万不可延误。

胎心音容易与其他杂音混淆，必须予以区分：一是子宫杂音，即血流通过胎盘发出的声音，特点是和孕妇脉搏频率相同，且呈吹风样，在腹部左侧较为明显；二是腹主动脉音，即孕妇腹主动脉的跳动声，特点是速度与孕妇的脉搏一致。

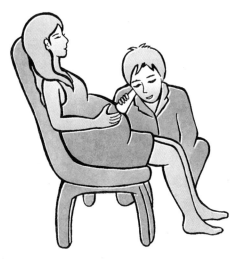

听胎心音示意图

由于胎儿心跳较快，开始计数时可能会比较困难，有时也不太准确，不要着急，多听几次就会逐渐熟悉。如果仍然听不清胎心，可以购买家用胎心仪，听起来就比较清楚了。

在何处听？孕 24 周前胎心位置通常在脐下、腹中线的两侧；胎头先露时，胎心一般在脐下；胎臀先露时，胎心一般在脐上；胎儿为横位时，在脐周围较易听到。

注意！孕妈妈的状态也会影响胎儿心跳，如孕妇发烧、生气、失眠、喝了浓茶或咖啡、精神亢奋，或者服用舒喘灵、阿托品等药物，可引起胎儿心率加快；若服用心得安等药物，则可引起胎儿心率减慢。此外，孕 40 周后，胎儿成熟，胎心有时也可低于每分钟 120 次，但不会低于每分钟 110 次。当你在分析胎心异常时，不要忘了将这些因素考虑进去。

胎动计数简单方便

胎动是指胎儿在子宫腔里的活动，如伸手、翻身、踢腿等冲击子宫壁的动作。常见 4 种模式。

● 全身性运动，指胎儿整个躯干运动，如翻身。特点是动作的力度较强，持续的时间也稍长，一般为 3 ～ 30 秒。

● 肢体运动，指胎儿伸伸胳膊或扭一下身子等活动。动作持续时间较短，一般为 1 ～ 15 秒。

● 下肢运动，即孕妈妈常常感觉到的胎儿踢腿动作。动作力量较弱，但速度很快，一般在 1 秒以内结束。

● 胸壁运动，动作时间短，力度也很弱，一般孕妈妈不大容易感觉到。

❀ **何时开始有胎动**　从胚胎发育看，孕 8 周起胎儿就开始运动，脊柱也出现细微的小动作，但孕妈妈还无法感觉到。对于首次怀孕的女性，一般要等到孕 16 ～ 20 周方可感觉到胎动。有的孕妈妈感觉到的时间稍早些（如孕 16 周），有的稍晚些（如孕 20 周），与腹壁的薄厚（腹壁厚者感觉稍迟钝些；腹壁薄者到孕末期，胎动时有可能看到肚子鼓一个小包）、羊水多少（羊水越多感觉越迟钝）以及敏感度等因素密切相关。

❀ **感知胎动的方法**　感知胎动有两种方法：一种是借助于 B 超观察，但只能在医院进行，主要用于有特殊状况的孕妈妈；另一种是孕妈妈依靠自己的感觉来感知，既简单又方便。所以，医生建议从孕 16 ～ 20 周起，孕妈妈就可以而且应该将数胎动列入孕期保健的日程中。依靠孕妈妈的自我监控，每天掌握胎动变化的情况，可以随时了解胎儿的兴衰安危，便于及早发现问题。

❀ **胎动规律**　每个胎儿都有自己的"生物钟"，故胎动规律各有不同。就一天而言，胎动早晨最少，中午以后逐渐增加，晚 6 ～ 10 点较为活跃，尤以夜晚睡觉前、孕妈妈进餐以后、洗澡时、对着肚子说话以及听音乐等时段最多。至于整个孕期，孕 32 周时胎动最频繁，每天胎动最多能达到上千次，以后随着胎儿进一步长大，子宫内的活动空间越来越小，胎动也会减少。

❋ **孕妈妈如何数胎动呢** 在安静环境下，取半卧位或左侧卧位，思想集中于腹部，胎儿每动一次就计数一次（如果出现连续胎动或在同一时间感到多处胎动，只能算做一次，等胎动完全停止后再接着计数）。每天计数3遍，于早、中、晚各选1个时间段（如早上起床前1小时，中午午休1小时，晚饭后1小时），连续数1个小时的胎动，并记录下来，然后将3个小时的胎动次数相加乘以4，即为12小时胎动次数。一般正常胎儿1小时胎动不少于3～5次，12小时胎动次数为30～40次。

❋ **何为胎动异常** 如果出现以下情况，则应视为异常胎动。

● 胎动次数变化，包括次数过多或过少。例如，一段时间内胎动过于频繁，或无间歇地躁动，乃是胎儿宫内缺氧的表现；反之，12小时胎动数少于20次，或晚上1小时胎动数少于3次，也表明胎儿有可能缺氧；若12小时胎动数少于10次，或晚上1小时内无胎动，说明胎儿在子宫内缺氧较重（因为在最初感觉缺氧时，小宝贝会在子宫里挣扎，所以胎动数剧烈上升，随着缺氧的继续，胎儿活动强度变得越来越弱，所以胎动数量越来越少）。

● 胎动性质变化，如发生强烈的、持续不停的推扭样胎动或踢动，甚或是微弱的胎动，有可能是脐带绕颈、胎盘功能障碍等的信号。

● 胎动位置变化，孕28周后胎动部位多在中上腹，很少出现在小腹下部。如果小腹下部经常出现胎动，表明胎位不正常，多为臀位或横位，容易造成分娩困难，应及早看医生。

当个合格的"观察家"

十月怀胎征途漫漫，异常情况随时可能出现。如果你有一双"观察家"的慧眼，往往能早期捕捉到异常信号，为及时合理的医学

处理赢得宝贵的时间。一般说来，值得孕妈妈关注的至少有以下几大异常征象。

❋ 胚胎萎缩

● 信号：阴道流出血样状分泌物，或阴道出血，有的还伴有轻微下腹疼痛，谓之先兆流产。

● 对策：卧床休息，停止性生活，在医生指导下做保胎处理。如果到孕 6 ~ 7 周时，超声检查仍不见胎心出现，应疑为"萎缩性胚囊"。主要原因是受精卵染色体异常，或受精卵本身存在问题，属于优胜劣汰，有利于优生，不必内疚，配合医生做好扫尾工作就行了。

❋ 产前出血

● 信号：怀孕 28 周后阴道出血。多与胎盘异常（前置胎盘、胎盘早期剥离）、子宫颈与阴道疾病（子宫颈糜烂、子宫息肉或子宫颈癌）、泌尿道感染以及凝血功能异常有关。

● 对策：尽快看大夫找出出血原因，并进行医学处理。

❋ 胎膜早破

● 信号：未出现生产阵痛之前，阴道有羊水流出。

● 对策：生殖道感染、羊水过多、多胞胎、羊水穿刺、子宫闭锁不全等，均可能造成早期破水。怀孕 6 个月之前不幸破水，胎儿存活率不高且早产并发症很多，一般应终止妊娠。6 ~ 8 个月期间破水，则应考虑保守期待疗法，依状况给予抗生素、安胎药或甾族化合物来提高胎儿存活率。孕 34 周以后破水，宜先评估胎儿的肺部成熟度，若未成熟则先安胎及卧床休息，待宝宝成熟再引产。

❋ 胎儿窘迫

● 信号：正常胎儿心跳速率约每分钟 120 ~ 160 次。若心跳速率过慢或过快，或是心跳有变异性不良，均要怀疑是否有潜在胎儿窘迫（缺氧窒息）。

● 对策：及时就医，医生会让你接受 30 分钟的胎儿监视器检查，以决定进一步处理方法。大部分胎儿窘迫，可以从改变母亲体位做起，如左侧卧位，或氧气吸入。如果这些方法都不见效，只能选择剖宫产。

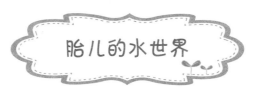

胎儿的水世界

都说鱼儿离不开水，人类何尝不是如此？打从新生命形成的那一刻起，人类就开始了与水的零距离接触，直到"一朝分娩"。这里说的"水"就是羊水。

羊水是什么水

羊水与羊有关吗？羊水是胎儿的尿水吧？告诉你，"羊水"与"羊"风马牛不相及，说羊水是胎尿（老祖宗就是这么认为的）也只对了一半。之所以有这个如此怪怪的名字，是因为与胚胎期的羊膜有关，所以叫羊水。

羊水有三个来源：第一个也是最早的源头是孕卵。当孕卵的核开始不断地以几何级数方式裂变，裂变的过程中有组织液渗出来，形成最早的羊水，一般在受孕成功 1 周后就开始产生了，孕 5 周时 B 超即可探测到。随着胚胎的发育，羊膜、胎盘也有组织液渗出来，甚至胎儿的皮肤、脐带也有液体分泌，汇合为羊水，此是第二个源头，成为孕中期羊水的主要来源，故孕 4 个月左右胎儿便可在羊水中舒适地"漂流"了。第三个源头即是老祖宗所说的胎尿，一般从孕 5 个月左右开始，胎儿开始吞咽与消化羊水，并由肾脏排出尿液，羊水就又多了一个来源，也是最主要的来源。

羊水量随着孕期的增长而逐渐增多。孕 5 周左右可用 B 超探测到羊水，到孕 8 周时达 5 ~ 10 毫升，孕 20 周时增至 400 毫升，孕 34 ~ 38 周时达到高峰，约为 1000 毫升，相当于一个小小的海洋了，以后量逐渐减少，到孕期足月时平均为 800 毫升左右。

羊水是水，但不是净水，水占了 98%，还有 2% 为多种有形成分。孕早期羊水成分较单纯，与孕妈妈的血清差不多。孕中期胎儿有了排泄物，羊水的成分变得复杂，包括葡萄糖、脂肪、蛋白质、胆红素、代谢产物（如酮酸、尿酸、尿素）、胎儿甲型蛋白（由肝细胞及卵黄囊合成）、激素（来自胎盘及胎儿）、酶类（如 γ - 谷氨酰转移酶、肌酸激酶、碱性磷酸酶、乳酸脱氢酶）以及电解质（如钠、氯、钾、钙、镁、磷、锌、硫、锰）等。

羊水的颜色与孕妈妈的健康密切相关，正常情况下清澈透明或呈淡黄色，到怀孕足月时稍呈白色混浊，含有肉眼可见的小片混悬物质，如胎脂、上皮细胞、毳毛等。如有胎粪混入，则羊水会变成绿色或黄色液体。

羊水干什么用

羊水扮演了两个角色：一个是孕卵发育成胚胎的助手，在胚胎开始形成之前，全靠羊水将厚实的子宫壁撑开，为胎儿的生长发育拓展出广阔的空间。另一个是胎儿的保护神，例如，使子宫始终保持恒温（38 ~ 39℃），给胎儿一个"四季如春"的环境；防止胎儿附着于子宫壁上，使其能像鱼儿一样漂浮而自由活动；保护胎儿躲避来自外界的意外打击（假如孕妈妈不慎摔了一跤，或者肚子突然遭遇物体的撞击，羊水可抵消这些外力，使胎儿安然无恙）直到足月。直到临产时，羊水还在尽最后一次义务：与胎膜一起形成一个特殊的水囊，帮助产道（包括子宫颈内外口及阴道）扩张，为胎儿呱呱坠地开辟道路；当水囊破裂后，羊水首先冲出来，将胎儿的出路冲洗一遍，清除细菌，避免胎儿路过时遭受污染，降低产后感染的风险。

近年来，羊水又为优生立下新功，即做羊水检查，可识别胎儿性别、了解胎儿的成熟度及健康情况、判断有否畸形或遗传疾病，为胎儿治疗提供准确的信息。

尤其令人振奋的是，羊水与脐带血、骨髓一样含有丰富的干细胞，而干细胞在诸多难治疾病中，如帕金森氏症、早老性痴呆症、多发性硬化症、心脏病和中风等，显示出了非凡的疗效。相比之下，羊水干细胞更容易获取，并能快速大量培养，从而拓宽了干细胞疗法的来源。近来，美国科学家将从羊水中培养出来的神经细胞注入脑部退化的老鼠体内，发现老鼠的脑细胞开始生长，并修补受损部分，培养出来的骨骼和肝脏细胞也具有良好功能，不能不说是羊水对人类健康的又一大贡献。

认识羊水指数

说到这里，该将一个学术味较浓的概念——羊水指数引荐给孕妈妈了。因为羊水指数（英文缩写为 AFI）反映的是羊水量，而羊水的多与少与十月怀胎关系密切，过多过少都会给胎儿蒙上阴影甚至招灾惹祸。

羊水指数的测量方法是：孕妈妈平卧，头部抬高30°，以肚脐为中心，将腹部分出四个象限来，再用超声波探测各象限最大羊水暗区的直径，然后相加，得出的总和就是羊水指数。正常值是5 ～ 18厘米，高于或低于这个指数范围都表示羊水的量不正常。

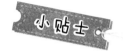

羊水异常的表现与处理

羊水过多

* **判断标准**：当羊水指数超过 20 厘米，或任何时段孕期羊水量超过 2000 毫升，即属于羊水过多。

* **主要表现**：子宫较大，孕妈妈呼吸困难，腹部胀痛，容易出现下肢及外阴静脉曲张。

* **不良影响**：增加孕妈妈并发妊高征、早产、胎膜早破、胎位异常、产后出血等的风险。

* **处理要点**：症状较轻者可继续怀孕，注意休息，吃低盐饮食，酌情在医生指导下口服西药利尿剂（如双氢克脲塞 25 毫克，每日 3 次），或健脾利水温阳化气的中药；若合并有胎儿畸形，应立即引产；症状严重的孕妈妈往往难以忍受，可请医生做羊水引流；胎儿已成熟者可催产结束孕期。

羊水过少

* **判断标准**：羊水指数小于 5 厘米，或孕晚期羊水量少于 300 毫升者，有的甚至少至数毫升，为黏稠、混浊、暗绿色的液体。

* **主要表现**：子宫变小，胎动时腹痛感明显，腹围、宫高曲线均低于同期孕妇，临产时阵痛剧烈，破膜后羊水少，甚至无羊水流出。

* **不良影响**：不逊于羊水过多，胎儿首当其冲，可致胎位不正，发育受限，引起缺氧或畸形（尤以四肢畸形为多），增加死胎的发生概率（较正常妊娠升高 13～47 倍）；孕妇亦可殃及，造成产程停滞或延长，必要时行剖宫产结束孕期。

* **处理要点**：酌情采用羊水灌注（将适量生理盐水注入羊膜腔），增加羊水量；过期妊娠，孕期超过 41 周要及时催产；羊水指数小于 5 厘米者，如无畸形可实施剖宫产结束孕期。

羊水的险情——栓塞

羊水功勋卓著，但也可制造险情——羊水栓塞，指的是在分娩过程中，羊水潜入了孕妈妈的血液循环，将含有的扁平上皮、毳毛、胎脂、胎粪、黏蛋白等微粒物质带到肺部血管，致使肺部小血管被堵塞。肺部是人体进行气体交换的场所，一旦因血管被堵而失去血液供应，即可发生致命性的后果，这就是致死率高达80%以上的羊水栓塞，成为孕产妇谈之色变的严重并发症之一。

羊水要进入母体血液循环并非易事，而是有前提的，包括胎膜已破、有较强的子宫收缩以及血管开放等。所以，以下几种情况可给羊水发放"通行证"：子宫损伤导致血管开放（如宫颈裂伤、子宫破裂、剖宫产、前置胎盘、胎盘早剥）；催产素使用不当引起宫缩过强；胎膜早破或人工破膜等。一旦发生险情，孕妇可出现呼吸困难，血压下降甚至测不出来，皮肤、黏膜，甚至消化道、泌尿道出血（表现为皮肤出血点或瘀斑、便血、尿血），肝、肾功能衰竭等病变。唯一办法是紧急入院救治。

羊水能"喝"不能吸

如果说羊水栓塞是羊水给孕妈妈制造的险情，那么羊水吸入则是羊水带给胎儿的危险了。胎儿原本就漂浮在羊水的"小海洋"中，大约在孕4个月时出现吞咽动作，一方面开始吞咽羊水，另一方面又不断地将尿液与体表脱落的细胞排到羊水内（进入孕7个月左右，胎儿平均每天要喝700～1000毫升羊水）。吞咽与排泄羊水虽是无意识的动作，却有重要的意义，如从吞咽的羊水中得到一定量的养分，帮助成长；体验母亲所吃食物的味道，为出生后进食做准备；锻炼胃肠功能以及维持子宫中羊水量的平衡与稳定等。如果胎儿有消化道闭锁等畸形，无法吞咽羊水，以致羊水有增无减，便会导致羊水过多。

但是，羊水是不会也不能吸入的。因为胎儿是依靠胎盘来提供氧气与营养，肺部循环一直处于"歇业"状态，直到呱呱坠地离开胎盘，吸进第一口气后，在哇哇大哭下肺部才瞬间扩张，肺部循环开始启动，从此改用鼻子呼吸。只有当某些病理因素（如胎儿窘迫、胎盘功能不全、难产等）导致胎儿宫内或产时缺氧，脑中的呼吸中枢受到刺激，就可能引起鼻子呼吸而吸入羊水，引起羊水（或胎粪）吸入综合征。

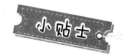

羊水吸入综合征

羊水或胎粪吸入，全身皮肤、指（趾）甲和脐带被染成黄绿色或深绿色，出现气急、喘息或青紫等症状，严重者可因窒息而胎死宫内，存活者可从口腔流出液体或泡沫。如果肺部因而发炎，则称为羊水吸入性肺炎，是新生儿肺炎的常见类型之一，需要及时就医。异常分娩、宫内窘迫、巨大胎儿等是羊水吸入综合征的常见诱因与帮凶，注意防范为上策。

羊水检查助优生

刚才提及，羊水中含有多种来自胎儿的物质，故可从中侦察到胎儿的健康信息，这就是优生专家大力提倡的羊水检查，一般在孕四五个月时进行。医生通过羊膜腔穿刺获取羊水标本，检查项目包括细胞培养、性染色体鉴定、染色体核型分析、羊水甲胎蛋白测定、羊水生化检查等，通过这些检查来确定胎儿的成熟度和健康状况，诊断胎儿是否存在畸形或者患有某些遗传病，诸如神经管缺损、食道闭锁、先天性肾病（先天畸形）、唐氏症（染色体异常病）、苯丙酮尿症（先天性代谢缺陷病）、血友病、软骨病（伴性遗传病）等，并及时予以处理。

不过，羊水检查并非每个孕妇都需要做的，但是下述几种孕妈妈应在必做之列：

● 曾经生育过神经管畸形患儿（如无脑儿、脊柱裂、脊膜膨出等，因为此类孕妇下一胎存在"重蹈覆辙"的可能性，概率约为 5%）、先天代谢缺陷患儿（再次妊娠后，胎儿罹患同样疾病的危险性高达 25%）或染色体异常患儿（这类孕妇无论年龄大小，下一胎生出同样胎儿的概率较高）的孕妇。另外，有伴性遗传病家族史的孕妇通过羊水检查预测胎儿性别，可以防止严重的伴性遗传病儿问世。

● 年龄在 35 岁以上的高龄孕妇，娩出染色体异常病儿（如唐氏症）的危险性增高。

● 孕早期 3 个月内接触过致畸因素的孕妇，包括某些药物（如抗痨药、抗癌药等）、病毒感染（如乙肝病毒感染、风疹病毒感染等）、射线、化学制剂（甲苯、二甲苯等）、农药等有害有毒物质。

● 家庭成员中有唐氏症患者。

● 超声波检查异常者，如胎儿颈部透明带增厚等。

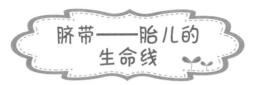

脐带——胎儿的生命线

人活在世界上，至少需要两个条件：一个是吃与喝，目的在于摄取生命需要的水分与养分；另一个是呼吸，吸入氧气，呼出二氧化碳。那么，生在娘肚子里的胎儿又是如何来满足这两个最基本的生存条件呢？告诉你吧，胎儿依靠的是脐带。

脐带为何物

脐带是将胎儿与胎盘连接起来的"纽带"。外观呈白色，粗约1～2.5厘米。其长度随着孕期增加而延长，到孕7个月时达到足月的长度，50～60厘米。外面由羊膜覆盖，内含3条血管：1条静脉血管与2条动脉血管。由于血管稍长于脐带，故较脐带显得弯曲迂回而呈螺旋状。

脐带的全部秘密就在这三条血管之中。一条静脉血管管腔较大，管壁较薄，医学名称叫脐静脉，紧紧连接着胎盘，而胎盘如同一个"转运站"，把经过母体"酿造"好了的动脉血（富含氧气与养分），输入脐静脉，并进入胎儿体内循环全身，"浇灌"稚嫩的生命，使其得以发育成人。另外2条动脉血管管腔较小、管壁稍厚的血管叫脐动脉，职责是收集携带胎儿代谢后的废物与二氧化碳的静脉血，并汇集到胎盘去与母体交换。交换后的动脉血又流入脐静脉，向胎儿输送氧气与养分……脐带中的3条血管就这样忠实地履行着神圣的使命，以保证胎儿体内血液不断循环。

脐带内的血流量不仅丰富，而且流动的速度极快，每小时流速可达6千米。换言之，血液在整个脐带及胎儿体内的"旅程"仅仅需要30秒钟即可完成。胎儿越大，血流量也越丰富。胎儿由此持续不断地获得氧气与养分，一天一天地发育长大，最终"一朝分娩"，脐带的使命方告结束。因此，将脐带喻为胎儿的生命线绝非夸张之辞。

脐带长在哪里

刚才说过，脐带是向胎儿输送发育所需物质的唯一"补给线"，胎儿就是依靠从脐带血管中获得的氧气与营养，日复一日地积淀着能量。那么，如此重要的"补给线"长在何处呢？

一般说来，脐带大多长在胎盘的正中或稍稍偏外，少数长在胎盘的边缘，看起来像一只球拍，故称之为球拍状胎盘。有的脐带只和胎膜相连，这是很危险的，很可能影响到胎儿的血液供应，甚至可因撕裂而发生急性出血。

如果脐带夹在胎头与母体的骨盆之间，可能受到挤压，致使血流量减少，胎儿有可能发生急性缺氧。

临产时，若脐带位于胎头或臀位产时的胎臀下，一旦分娩开始，最先露出阴道的不是胎头，而是脐带，医学上称为脐带脱垂，如不及时处理，可危及胎儿生命。此外，脐带缠绕（如脐带绕颈）也是常见的一种异常，需要及早借助于剖宫产的方式分娩。可见，脐带长的位置也很重要，往往与胎儿的生命息息相关。

脐带异常

刚才说了一些脐带位置的异常，其实脐带的结构发生变化的就更多了，如长短、粗细以及血管的改变等。这些异常的直接后果是导致脐带受压或牵拉过紧，造成血流受阻，进而累及胎儿的氧气与养分的供给。

根据临床医生的观察，脐带异常花样不少，常见的有以下几种。

❋ **脐带过长** 脐带超过 70 厘米为过长，过长的脐带容易缠绕胎儿的颈部或肢体，或者打结、扭曲、栓塞，进而引起胎儿宫内缺氧而发育迟缓，分娩时影响产程的进展，甚至导致死胎或死产。究其原因，这些孕妇多有不孕或宫内手术操作史（如刮宫等）。

❋ **脐带过短** 脐带过长不好，过短同样不妙，若长度短于 30 厘米，称为脐带过短。过短的脐带可因受到牵拉而引起脐带血管受压、痉挛、缺氧，胎儿的营养与排泄均受到影响，引起发育不良，甚至梗塞、断裂而危及胎儿的生命。临床上多见于有妇科炎症疾患史的孕妇，如慢性盆腔炎等。

❀ **脐带过粗** 又称脐带肿胀。此类孕妇容易出现胎盘早期剥离、胎膜早破、胎儿畸形、死胎、死产等意外情况。其原因多为孕妇患有糖尿病或者生殖器官感染，如子宫内膜炎等。

❀ **脐带过细** 正常脐带直径为 1 ～ 1.5 厘米，常呈螺旋状扭转。如果脐带细于正常直径的一半以上，有碍于胎儿的营养与排泄运转，可导致胎儿体重过低，严重者可出现宫内窒息与死亡。这些情况多发生于有宫内操作史的孕妇。

❀ **单脐动脉** 脐带内只有一条动脉血管。此类胎儿 1/4 伴有心血管畸形或其他部位畸形，流产、早产、死亡率也明显升高。多见于有过人工流产、不孕史，少数有染色体异常疾患。

❀ **脐带缺如** 胎儿脐轮与胎盘紧紧相连，或脐带呈帆状附着于胎膜处，弯弯曲曲如同蜘蛛网状，无明显脐带轮廓出现。无脐带的胎儿常伴有多种畸形，如无脑儿、内脏脱出、脐疝等。

上述异常脐带，目前可应用超声检查及胎心率电子监护等新技术，再配合临床体征予以诊断，并做出相应的处理，以保障胎儿的安全，降低死亡率。

脐带反映胎儿健康

胎儿可能患上某些遗传性或先天性疾病，如何发现呢？医生可以在 B 超的引导下穿刺脐带，抽取脐带血，脐带血来自于胎儿体内，化验其中某些特殊物质的含量（如甲胎蛋白），即可作出诊断，进而采取合理的处理措施。

另外，利用多普勒超声研究脐带动脉的血液流动情况，通过血液波形分析，可以了解到许多胎儿的发育情报，如有无宫内生长迟缓等。至于患有妊娠高血压综合征、糖尿病等孕期合并症的孕妇，这项研究还能指导医生了解孕妇病情、判断治疗效果、决定胎儿能否继续留在宫内，以及选择终止妊娠的合理时间。由此可见，脐带如同一面镜子，向人们揭示着胎儿的活动与健康状态。

孕生活的 N 个细节

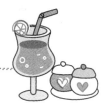

十月怀胎，可谓非常时期，对常人来说无关紧要的一些事情，对孕妈妈却潜伏着看不见的风险。所以，当你喜滋滋地向丈夫报告"有了"的好消息后，可要小心翼翼，别忘记老祖宗"孕期无小事"的谆谆告诫哦。

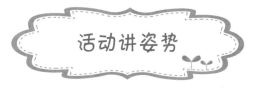

活动讲姿势

怀孕了，就意味着与体力活动"拜拜"吗？答案是否定的。诸如操持家务、超市购物等仍然是每天可做的"功课"，不仅不会"动胎气"，反而有利于移情易性，减轻对怀孕的恐惧感。不过，有两点务必注意：一是要力所能及，随着体重不断增加，体形越来越笨重，要学会用最小的体力消耗去做事，以免加重心肺等脏器的负荷而气喘吁吁；二是要讲究合理的姿势，防止体位不当招来意外之祸。

记住：无论做什么，都要尽力避免背部弯曲。道理很简单，孕期激素使全身的肌肉拉长，并使之软化，不正确的姿势容易累及腹中胎儿。不同活动各有其合理姿势，不要随意混用。

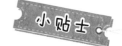

日常活动的合理姿势

＊**做家务**：原则是不要过分弯腰曲背，诸如整理花草、扫地、铺床等都要保证腰板挺直，以蹲位或跪姿为好。不要举重物，因为这样无法保持背部的挺直。穿鞋以低跟鞋为佳，不穿高跟鞋，因高跟鞋会使你全身的重量向前倾，有跌倒的危险。

＊**变换体位**：变化体位之际最容易出问题，千万要小心。如从躺位变为站位，可分割成3步来完成，先转向侧卧位，再转向跪姿，最后用上肢及大腿的力量把身体撑起，以保持背部挺直。如由立位改为坐位，则应先用手在大腿或扶手上支撑一下，再慢慢地坐下。坐椅子时，先慢慢坐在靠边部位，然后再向后移动，直至坐稳为止。坐有靠背的椅子时，髋关节和膝关节要呈直角，大腿宜与地平面保持平行，后背笔直地靠在椅背上。若你打算由坐位站起，要用手先撑在大腿上，再慢慢站起来。

＊**捡拾物体**：孕6个月后，胎儿的体重会给准妈妈的脊椎增加很大压力，并引起背部疼痛。故要尽可能地避免需要俯身弯腰的动作，以免给脊椎造成过大的重负。如果需要从地面捡拾东西，凸起的腹部会妨碍背部做弯曲动作，故俯身动作不仅要慢慢向前，还要首先屈膝，并把全身的重量移到膝盖上，再弯腰，蹲好后再去捡拾，切不可不弯膝盖而只做倾斜上身的姿势，以免压迫胎儿。清洗浴室或是铺沙发、床，也要照此动作去做。

＊**站立**：孕妈妈的站相应是背部舒展、挺直，使胎儿的重量集中到大腿、臀部、腹部的肌肉，并受到这些部位的支撑。这种姿势能最大限度地防止背痛，增加腹部肌肉的力量。最好随身携带一面镜子，以便面镜检查自己的站姿是否符合孕期的要求。

＊**坐下**：孕妈妈正确的坐姿是要把后背紧靠在椅子背上，必要时还可以在靠肾脏的地方放一个小枕头。如果坐着工作，有必

要隔一段时间起来走动一下，有利于血液循环，并可以预防孕期的常见并发症——痔疮。要是孕妇写字或者用电脑的工作量很大，活动的间隔时间不得长于1小时。

　　*行走：徒步行走对孕妈妈很有裨益，可以增强腿部肌肉的紧张度，预防静脉曲张，并增强腹部肌肉的力量。不过一旦感觉疲劳，马上要停下来，找身边最近的凳子坐下，歇息5～10分钟。如果没有条件在公园里散步，可以选择交通不太紧张的街道，以避免过多吸入有污染的汽车尾气。行走中身体要注意保持正直，双肩放松。散步前要选择舒适的鞋，以低跟、掌面宽松为好。

　　*乘车：坐火车进行长途旅行，在座位上一坐几个小时是有害的，有必要站起来在车厢里走动走动，有利于血液循环。乘坐无轨电车、公共汽车和地铁，不要羞于启齿给自己找个座位，因为急刹车会让你失去平衡而摔倒，并要等车完全停稳后才能下车。坐小汽车选择的余地相对较大，可以挑选最舒适的座位，背靠沙发座或者躺下都可以。如果感到累了，可把车停下来揉揉腿脚。

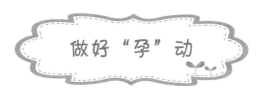

做好"孕"动

　　"孕"动不仅是做做家务活，还应适时有意识地做一些体育项目。那种一进入孕生活就立马进入全程"戒备"状态，推掉工作、娱乐和一切体力活动，成天把自己"软禁"在家里，坐等"一朝分娩"是不对的，这会白白丢失运动助孕的诸多良好效益。

　　以母体为例，运动至少能促进你的消化、吸收功能，促进血液循环，消除疲劳，同时也有利于顺利度过早孕反应关，对腹胀、头晕、腿抽筋、失眠等孕期不适症状也有缓解之功，并为分娩积蓄足够的体力。胎儿享受到的好处同样不少，如能得到更多的营养补给、避免宫

内生长迟缓、提升免疫力、减少出生后得感染性疾病的概率等。

　　运动会影响胎儿吗？美国与南非的专家做了专项观察研究，发现孕妈妈运动时心跳虽有加快，但胎儿的心率却未见上升，表明孕妇适当运动对胎儿没有不良影响，反而可能降低早产的危险；孕妈妈运动体温也有上升，但胎盘可将其抵消（称为胎儿的"热保护机制"），保证胎儿始终生活在稳定的环境中。所以，孕期运动是安全的，只是孕期长达10个月之久，胎儿的发育又处于不断的变化之中，故"孕"动应随之变化，方能收到应有的效果。

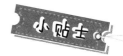

孕期运动项目推荐

　　孕早期3个月，胚胎在子宫里立足不久，还没有牢固地"扎下营盘"，要注意选择温和方式，以有氧运动为佳。如快步走、慢跑、跳简单的韵律舞、爬爬楼梯等，可每天定时做一两项。但跳跃、扭曲或快速旋转的项目不能进行，以防止流产。日常的家务如擦桌子、扫地、洗衣服、买菜、做饭等可照常进行。不过，如果早孕反应严重，呕吐频繁，就要相应减少家务劳动。

　　怀孕中期，即孕4～7个月，胎盘已经形成，且很稳固，流产的风险大大降低了，加上胎儿还不是很大，孕妈妈也不很笨拙，故成为整个孕期中运动的黄金时间段。首选项目为游泳，孕前就一直与游泳池打交道的孕妈妈尤为适合，既可活跃全身肌肉、骨骼与血液循环，还能改善妊娠反应，增强心肺功能，减轻关节负荷，消除瘀血、浮肿和静脉曲张等孕期并发症。但要选择卫生条件好、人少的游泳池，下水前先做一下热身，下水时戴上泳镜，还要防止别人踢到肚子等。不会或不宜游泳者可做散步（步速宜控制在每小时4千米左右，每天1次，每次30～40分钟）、健身球（能大大减轻下肢的压力，可锻炼骨盆底肌肉的韧带，有助于分娩)、乒乓球等活动,但爬山、登高、蹦跳之类的剧烈运动不要做,以免发生意外。

孕后期,即孕8～10个月,孕妈妈体重明显增加,肚子越来越大,身体负担重,运动一定要注意安全,既要对自己分娩有利,又要对胎儿健康有帮助,还不能过于疲劳。运动要突出一个"慢"字,以方便、随意为主。散步当为首选,速度掌握在每小时3千米为宜,每次运动时间最好别超过15分钟。天气闷热时应暂停运动。散步的同时,不妨加上静态的骨盆底肌肉和腹肌的锻炼,为顺利分娩做准备。具体就是在早上和傍晚,做一些慢动作的健身体操。比如简单的伸展运动;坐在垫子上屈伸双腿;平躺下来,轻轻扭动骨盆;身体仰卧,双膝弯曲,用手抱住小腿,身体向膝盖靠拢等。每次做5～10分钟左右,动作务必轻柔缓慢,以舒适为度。为避免疲劳,不要再做家务劳动,至于像跳伞、高空弹跳、跳水、滑冰等更在禁止之列。

"孕"动金点子

● 选择好运动的地点和时间。如花草茂盛、绿树成荫的地方,这些地方空气清新,氧气浓度高,尘土和噪音都较少,对母体和胎儿的身心健康大有裨益。至于时间,有关资料统计表明,城市中下午4～7点之间空气污染相对较重,孕妇要注意避开这段时间锻炼和外出,以利于母亲和胎儿的身体健康。

● 注意衣服样式要宽松,穿合脚的平底鞋。

● 注意保暖,避免着凉。运动后宜采用沐浴冲澡的方式,不要用盆浴浸泡。洗头发的时候,如果自己不方便,可以请人帮助清洗,但要采用头往前倾的姿势。

● 即便在孕中期,也并非所有的孕妇都适合做运动。如果你有心脏病,或是肾脏泌尿系统疾病,或有过流产史,都不适合运动。

患有妊娠高血压者，由于血压不稳定，也不要运动。

● 如果大夫诊断你怀了双胞胎，虽然很高兴，但是在高兴之余，还要小心为妙，不要随意运动！假如医生告诉你是前置胎盘，阴道出现了不规则出血、提前出现宫缩等征象，绝不能运动，此时此刻必须静养，来不得半点含糊。

● 运动中出现头晕、气短、宫缩频率增加、某个部位疼痛、阴道突然有血丝或大量流血等异常现象，要立即停止运动，并向医学专家咨询是否该减量或停止运动。

告别麻将桌

贪玩麻将危害多，一来久坐可压迫小腹，使盆腔静脉血液回流受阻，进而引发便秘、厌食、下肢浮肿、静脉曲张以及痔疮等孕期并发症；严重时可能造成胎儿脐带绕颈、脐带拖垂，甚至缺氧死亡；二来可致精神紧张，情绪不定，促使体内激素分泌异常，进而导致胎儿的脑发育异常。有研究资料为证：贪恋麻将的孕妇所生孩子，多有性情执拗、心神不宁、好哭闹、食欲不振等异常，个别甚至出现癫痫和精神障碍。

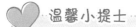 温馨小提士

远离麻将桌，难舍其瘾者要控制好玩麻将的时间，且注意调整坐姿，防止腹部受压，并保持淡定心态，避免紧张激动。

静卧半小时

白天静卧可以减少体内一种称为儿茶酚胺的化学物质的分泌，并降低子宫对儿茶酚胺的敏感性，

 温馨小提士

每天上午静卧一次，卧姿采取左侧位，持续约30分钟即可。

有利于胎盘血管扩张，增加胎盘的血流量，改善胎儿的营养供应，胎儿发育自然"更上一层楼"。

 骑车有学问

孕妈妈可以骑自行车上下班，比挤公共汽车优越。因为骑车不但能使孕妇适量运动，还能避免因乘公共汽车遭受碰、撞、挤而发生意外。

💛 温馨小提士

> 孕妈妈骑车应以女式车为妥；调节好车座的高度与坡度，以座位舒适为宜，座垫套最好用海绵座套，以缓冲车座对会阴部的反冲力；不宜长途骑车，车速适中，不可过快，防止因下肢劳累、盆腔过度充血而影响胎儿的发育。注意：孕末期由于体型、体重变化太大，为预防羊水早破或早产，不要再骑自行车，最好乘车或步行。

忌洗桑拿浴

胎儿的中枢神经系统特别容易受到热的伤害，孕妈妈进行热水浴尤其是蒸汽浴可使胎儿脑细胞增长受阻，甚至死亡。对2万名孕妇的调查表明，凡孕期2个月内进行热水浴者，所生婴儿的神经血管缺损（如无脑儿、脊柱裂等）比一般孕妇高3倍，进行蒸汽浴者高3.5倍。

 温馨小提士

> 孕期尤其是孕3个月内，不可洗蒸汽浴或45℃以上的热水澡，洗浴水温应限在42～43℃。

穿孕装的技巧

肚子日渐突出，皮肤色素增多，面部出现肝斑，小腿"蚯蚓"盘踞，肚皮上冒出一条条紫红色的波浪状纹路……哎，丑到家了。怎么办？建议你在衣着上下点工夫，往往可获得意外的效果。当然，孕装不能只从扮靓的角度考虑，更重要的是胎儿的安全哦。

❀ 上班　以宽松为好，如宽大的披肩和拖地的长筒裙，或先生的衬衫或者西装，显得洒脱大方，显露出你的庄重美。衣料以含莱卡的服装为首选，其次是纯棉、丙酸和亚麻含量低的线衣，化纤面料有诱发皮肤过敏之虞，不可取。裤子最好改穿背带裤，黑色细毛长裤也不错，忌穿连衣裤。穿鞋要远离松糕鞋，系带皮鞋一类也要暂时割爱，较为宽松的旅游鞋，穿脱方便舒适，较适合孕妈妈。

❀ 在家　可稍微随意一些，一身运动装可谓最佳选择，但连裤袜不宜。袜子袜口不能太紧，色彩绚丽且宽松温暖的手织线袜值得一试。

❀ 聚会　一身贴身的裙服，加上一双漂亮的手套，会使你成为聚会的中心人物。也可以带上一双高跟鞋，到达目的地时换上，但穿它的时间最好不要超过 4 小时，而且行走一定要保持平稳，防止跌倒。

拒绝居室污染

生活环境中的污染物，包括化学（如苯、有机汞、农药等）、生物（如病毒、弓形虫等）、物理（如放射线、同位素等）在内的物质，都有导致胎儿发育缺陷的危险，而这些物质目前普遍存在于广大家庭与办公楼中。特别是科技的迅猛发展，新兴材料的不断面市，使得导致胎儿畸形的物质大幅度增加。

首先要学会识别室内污染，并酌情采用以下对策。

● 建房或装修一定要优选绿色环保型建筑材料和装修材料，并请正规的装修公司进行科学合理的室内装饰装修。入住前最好请专业检测部门进行空气质量检测，发现问题及时治理。

● 定时开窗通风。城市空气污染昼夜有两个高峰和两个相对清洁的低谷，两个污染高峰是日出前后和傍晚，两个相对清洁的时间段是上午 10 点和下午 3 点左右，故开窗通风宜选择在相对清洁的两个时间段进行。至于开窗的时间和次数，宜根据住房大小、人口多少、起居习惯以及天气情况来决定。以 100 平方米的房间为例，在无风、室内外温差为 20℃的情况下，约 11 分钟即可达到室内外空气交换一遍。若室内外温差小，则交换时间需要延长，一般不应少于 30 分钟。

● 为避免电磁辐射之害，孕妇最好对电热毯"敬而远之"；少接触微波炉；看彩电保持距离 2 米以上，并注意打开门窗；彩电、冰箱等家用电器勿放置在孕妇居室内。

● 孕妇居室内绝对禁止喷洒杀虫剂以及其他消毒剂。

● 勤到户外活动，每天不得少于 1 小时，增强机体抗污染的能力。

● 三餐适当多安排蔬菜、水果、海带、猪血等具有一定抗污染功能的食物。

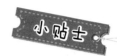

室内污染的蛛丝马迹

＊每天清晨起床时，感到憋闷、恶心甚至头昏目眩。

＊家中成员经常得感冒。

＊虽然不吸烟，但经常感到嗓子不舒服，有异物感。

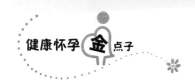

＊家中小孩常咳嗽、打喷嚏，孩子不太愿意回家。

＊家人常有皮肤过敏等毛病，而且常为群发性。

＊家人得了同一种病，一旦离开这个环境，症状有明显变化和好转。

＊已婚夫妻长时间不怀孕，又查不出原因。

＊新搬家或新装修后，室内植物不易成活，叶子容易发黄或枯萎。

＊新搬家后，家里的宠物猫、狗甚至热带鱼等莫名其妙地死亡。

＊新装修的房间或者新买的家具散发出刺眼、刺鼻的刺激性气味，且超过1年仍不消失。

当你的房间存在上述问题之一，就应疑为污染较重，须请有关技术人员来做检测，明确污染的程度，并及时采取改善措施。一时不能改善者，孕妈妈最好换房间住，以保安全。

当心辐射

辐射，如今不再是一个生僻的学术术语，已成为寻常百姓相互提醒的警示语了，孕妈妈尤为敏感，因为它是导致缺陷儿，特别是智力残缺的"祸首"，育龄女性最好提前半年到两年进行防护，包括电磁辐射与核辐射两类，防范既有共同点也有差异。

电磁辐射

先说电磁辐射，指的是电器工作时发出的电磁波，任何电器只要通上电流就有电磁辐射，大到空调、电视机、电脑、微波炉、加湿器，小到吹风机、手机、充电器，甚至接线板等，差别仅在于辐射量大小不同而已。电磁辐射几乎对"十月怀胎"的每个阶段都构成威胁，如孕早期 3 个月，可能造成胎儿肢体缺损或畸形；孕中期 4 ~ 5 个月，可能损害胎儿智商，甚至造成痴呆；孕末期 6 ~ 10 个月其矛头直指胎儿的免疫功能，可致出生后体质弱，抵抗力差，成为像林黛玉那样的"开始吃奶就知道吃药"的"多病身"。

小贴士

手机有风险

* 使用手机时，头部紧靠接受信号的天线，受到的局部辐射最大，确有诱发头痛、短期记忆力减退、睡眠不佳及其他中枢神经系统症状的可能。动物实验显示，胚胎子宫对微波场辐照较为敏感，对胎儿的脑确有害处。

* 最好不用手机。若非用不可，不妨减少每次通话的时间，或者配一副耳机，因为微波在天线处随距离增加而发生较快地衰减，当距离三四十厘米以外，电磁波功率已经很小了，所产生的辐射不足为患。

小贴士

电磁辐射的防护措施

* 尽量减少与电器的接触，能不用的电器尽量不用，如烹制食物的电磁炉、微波炉、咖啡炉，取暖用的电热毯，通讯工具手机等，暂用其他设施代替。

* 卧室不摆放电器，特别是电视、电脑、电冰箱等辐射量较大的电器。

* 勤于擦拭。以视频为终端显示器的电器，如电视机、电脑等，显示器特别容易吸附灰尘，而电磁辐射会滞留在灰尘中，并

随着灰尘在室内空间弥漫，进而被人体皮肤吸附，甚至随着呼吸道潜入体内。若能经常擦拭，及时清除显示器上的灰尘，可以有效地防止电磁辐射的危害。

＊与电器保持安全距离。电器不同，辐射量有异，安全距离也不一样。专家教你一个简单的测试方法：利用可接收 AM（调幅）频道的收音机，打开后将频道调在没有广播的区域，同时逐渐向要测量的家电用品靠拢，你会发现收音机里传出的噪音突然变大，然后逐渐离开电器，到某个距离时收音机又恢复到原来较小的噪音量，这个距离就是该电器的使用安全距离，平时只要保持这个距离就行了。

＊摆好电脑的位置。电脑辐射最强的是背面，左右两侧次之，屏幕正面辐射最弱。因此，孕妈妈不要在电脑两侧尤其是背面逗留。

＊水能吸收电磁波，可在电脑周边多放几瓶水。注意，盛水的瓶子必须用塑料瓶或玻璃瓶，绝对不可用金属杯。另外，也可摆放几盆大型阔叶植物或瓶装水生植物，发挥吸附电磁波的作用。

＊减少待机。电器暂停使用时，不要长时间处于待机状态，因为待机状态也可产生电磁波，虽然较弱，但时间长了也会产生辐射积累。

＊使用防辐射的显示屏罩。

＊穿防辐射服装。须选择权威认定的合格品牌，能像内衣一样穿在里面的最好。

＊多吃胡萝卜、番茄、海带、瘦肉、动物肝脏等富含维生素A、维生素C和蛋白质的食物，增强肌体抵抗电磁辐射的能力。另外，英国科学家发现，每天喝两杯绿茶（富含茶多酚），吃1个橘子（富含维生素A、维生素C等抗氧化剂），就能帮助常用电脑的人抵御电磁辐射。

核辐射

再说核辐射，包括钴 -60、伽马射线以及 X 射线等，不要误认为只有原子弹、氢弹的爆炸或者核电站泄漏等才算核辐射。核爆炸那样的狭义核辐射离我们何止十万八千里，但广义的核辐射却是普遍存在于日常生活中。如新房的建筑与装修材料中含有放射性气体氡，燃煤中含有铀、钍、镭、钋等放射性物质，饰品如夜明珠、化石、奇石、骨艺品等含有铀、镭等，都属于核辐射。即使为女性所珍爱的金银首饰，除纯金首饰以外，其他的首饰在制作过程中都掺入了少量钢、铬、镍等材质，也有放射性。至于旅游爱好者，虽然乘飞机观赏大好河山乃是人生一大快事，却将自己的身体曝露在宇宙射线的辐射下，随着海拔高度的上升，你所接受的宇宙射线剂量也会增加。可见，核辐射就在我们身边，虽然剂量甚微，但长期遭受辐射，对胎儿的危害不逊于电磁辐射。同时，尚可给孕妇本身带来不适，严重的甚至造成人体器官和系统的损伤，诸如白血病、再生障碍性贫血、肿瘤、眼底病变、生殖系统疾病、早衰等，采取防护措施同样必要。

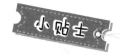

核辐射防护措施

* 孕期最好不住新房，若要住一定要坚持装修环保。建筑石材是室内核辐射的主要来源，其中尤以花岗岩、陶瓷砖（包括青砖、红砖、各种渣砖）相对较高，而大理石、辉绿岩等相对较低。根据国家标准，室内当以 A 类石材为上品。

* 有收藏爱好的孕妈妈应暂时割爱，或将收藏兴趣限于宝石（如钻石、祖母绿、猫眼）、玉石（包括硬玉和软玉）、陶瓷工艺品以及木雕等放射性低的品种。

* 天然气和煤含有放射性气体——氡，用这些燃料时要注意通风排气，提防煤烟通过呼吸道进入人体，不要食用煤炭直接烘烤的食物，尤其是烟叶、肉类和饼干等。如果必须使用燃煤烘烤食物，一定要设法遮蔽，不让食物与煤烟直接接触。

＊不戴金银首饰，常戴的首饰制品最好先经过放射性物质测定。

＊不要频繁去高原和极地旅游，尽量减少宇宙射线的辐射。

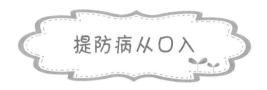

提防病从口入

提防黄曲霉毒素

黄曲霉毒素源于黄曲霉菌，是一种广泛分布在世界各地的腐生菌，空气、土壤或污水中都有其踪迹，在合适的温度与湿度条件下大量繁殖，并产生毒素。就食物而言，当含水量在 15% 以上，相对湿度在 89% ～ 95%，温度在 25 ～ 30℃，就是它生活的"天堂"。这也是我国南方更容易发生黄曲霉毒素污染甚至中毒的奥秘所在，同时也提示南方孕妇要比北方孕妇加倍注意防范黄曲霉毒素的危害。

黄曲霉毒素对人类的危害集中体现在三方面：一是毒性（主要损害人体肝脏，属于肝毒性毒素），二是致癌性（可诱发肝癌、胃癌、肾癌、直肠癌、乳腺癌、卵巢癌、小肠癌等 10 多种癌症），三是致畸胎性（可导致无脑，小脑、神经管畸形，心脏异位，脐疝，兔唇等 10 多种怪胎），危害极大。

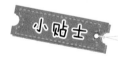

小贴士

如何去除黄曲霉毒素

提防黄曲霉毒素，关键是要认清黄曲霉毒素的"势力范围"，盯紧那些容易遭受其污染的食物品种，主要是粮食、油料及其制品，如花生与花生油、玉米与玉米油、大米、棉籽等。此外，核桃、杏仁、椰肉、奶及奶制品、动物肝、干咸鱼、火腿、香肠以及家庭自制的黄酱等发酵食品，因易发生霉变，故比较容易沾染此种毒素。因此，孕妇要以优生而不是嗜好为原则安排食谱，必要时牺牲一点口福，尽量避开上述食品。实在不能避开，则要挑选没有污染的品种。对于污染轻的食品，可采取去污染的策略，力求将风险降到最低限度。

*   **剔除霉变食物：**黄曲霉毒素主要集中在霉变的食物中，凡表面长有黄绿色霉菌，如皱缩、变黄的花生、核桃仁等应将其剔除。至于咸鱼、火腿、香肠等食物，应将霉变部分毫不吝惜地切掉丢弃。

*   **水洗去毒：**大米遭污染后可用清水反复搓洗，一直洗到水变清为止，这样可去掉90%左右的毒素，再放入高压锅内煮熟，则余下10%的毒素也将被消灭。若是煮稀饭，加入适量食用碱，去毒效果会更好。

*   **加热去毒：**实验证明，蒸煮、爆炒或油炸等烹调方法均可减少黄曲霉毒素。例如，轻度污染的花生米经过爆炒后，黄曲霉毒素可减少60%，若用油炸可减少70%；大米煮成熟饭后，70%左右的黄曲霉毒素可被破坏掉，这样吃起来就安全了。

厨房是雷区

厨房最常见两大污染源：一个是燃气燃烧后释放出的二氧化碳、二氧化硫、二氧化氮、一氧化碳等多种有害气体；另一个是烹饪食物的油烟产生的苯并芘等致癌物。

 温馨小提士

少入厨房，如果需要去，一定要尽量减少停留时间。或在厨房中安装排油烟机或排风扇，让厨房保持良好的通风，也可适当地改用电炊具，以减少污染之害。

做好嘴唇卫生

温馨小提士

外出时最好涂上护唇膏，喝水或进食前用清洁湿巾擦拭嘴唇，并戒除舔嘴唇的不良习惯。回家后，既要洗手，还要给嘴唇做做卫生。

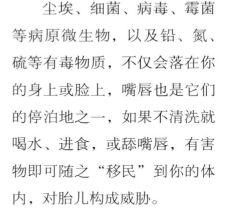

尘埃、细菌、病毒、霉菌等病原微生物，以及铅、氮、硫等有毒物质，不仅会落在你的身上或脸上，嘴唇也是它们的停泊地之一，如果不清洗就喝水、进食，或舔嘴唇，有害物即可随之"移民"到你的体内，对胎儿构成威胁。

电话机定期消毒

卫生机构的抽样调查资显示，黏附在电话机上的细菌和病毒多达 480 种以上，使用率高的公用电话更多。

温馨小提士

尽量不用公用电话，不得已使用时要尽量与话筒保持远一点的距离，使用后及时洗手，并用清洁湿巾擦拭嘴唇。自己固定使用的办公电话及家庭电话，应做定期消毒处理。消毒方法通常有两种：①用电话消毒膜（片），可保持 1～3 个月，最为快捷省时；②选用 0.2％洗必泰溶液擦拭电话机，这种消毒溶液可以杀灭电话机上 98％的细菌和病毒，消毒效果可以保持 10 天左右。也可用 75％的酒精棉球擦拭电话机的外壳部分，不足之处是酒精容易挥发，消毒效果比较短暂，需要经常进行擦拭。

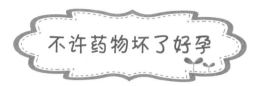

不许药物坏了好孕

阿慧如期怀孕了，成了全家人的重点保护对象。不幸在一次淋浴时，左耳进了不少热水，第二天便发痒作痛，半边脑瓜子不适。医生诊断为急性中耳炎，开了青霉素针药，阿慧担心伤胎，硬撑着不用药物。又拖了几天，中耳严重化脓，引起高烧，不得不住进医院，7天的青霉素静脉点滴才把高烧压下来。病虽好了，阿慧却已精疲力竭，胃口不佳，再做妊娠检查，发现胎儿已处于发育欠佳状态。原本担心用药妨碍优生，却因盲目拒绝用药而真的"伤"及了胎儿。

芳芳怀孕后得上了肺结核，不得不与异烟肼片、链霉素针等抗痨药做伴。医生提醒她，这些药都有一定的致畸胎性，最好做"人流"，不要继续怀下去了。可芳芳想那毕竟只是一种可能嘛，未必自己就碰上了，赌赌运气吧。出生之后，宝宝也没见缺胳膊少腿，芳芳还暗自庆幸自己有"主见"呢！可不到两个月，宝宝就因发烧、咳嗽住进了医院，医生一检查发现孩子得了肺炎，而罪魁祸首就是先天性心脏病——室间隔缺损，果然被医生言中了。

两个例子，一个恐药，一个无所谓，结果都出了事。那么，孕期究竟该不该用药？怎样用药才是科学之道呢？

药物影响胎儿之秘

不少妈妈想不通：本来是自己用药，怎么株连到了无辜的胎儿呢？这里有三点奥秘。

● 胎儿寄生在母体内，是母体血肉之躯的一部分，药物在母体内发生的反应，必然会反映到胎儿身上来。一般来说，卵子受精后

1～8天，药物可经输卵管和子宫腔内的液体，直接扩散和渗透到胚胎；在胎盘形成后，药物还可由母体血液透过胎盘绒毛膜和羊膜到达羊水，然后经胎儿消化系统吞服，或经胎儿皮肤渗入。俗话说得好，"胎儿是母亲的一块肉"，自然也会受到药物的影响，用医学术语来讲就是"胎儿成了被动用药者"。

●药物对母体与胎儿发生的作用可以相同，也可以不同，甚至截然相反。所以有些药物对母亲是安全的，对胎儿却暗藏杀机。曾在医学界引起震惊的"反应停"事件可谓一个典型例子，反应停是一种止吐药，对于早孕反应堪称"灵丹"，因而受到孕妇的欢迎。不幸的是该药能引起胎儿畸形，不少服用"反应停"的孕妈妈生下了头大颈短的孩子，形似海豹，谓之"海豹状畸形"，于是反应停便成了孕妇谈之色变的"毒药"，从此被赶出了医药市场。

●胎儿的生命力还很脆弱，各种与药物代谢息息相关的器官，如肝、肾等尚在形成与发育的过程中，因而对药物的耐受量、中毒量和致死量都较低。所以，孕妇用药切不可草率为之。

该出手时还得出手

那么，是不是就该像阿慧那样对药物采取一概排斥的态度呢？也不是！怀胎不是几天的事儿，而是长达10个月的"慢工细活"，孕妇不可能都是"刀枪不入之躯"，难免遭遇头疼脑热、肚痛拉稀或者其他不可预测的疾病。而孕妇一旦与疾病结缘，不用药怎么行呢？

以阿慧为例，患上了中耳炎，已经开始化脓，医生使用青霉素针完全有必要。因为青霉素可以消炎抗菌，迅速控制中耳炎，使疾病痊愈，且对胎儿没有致畸作用，比较安全。一概拒药势必导致中耳化脓加剧而高烧不退，甚至可能发生毒血症，引起缺氧、休克，不但会造成胎儿先天异常，更可能因此而流产、早产或胎死腹中。

可见，孕期一概拒药是行不通的，相反，合理用药也是保护母胎双方平安的有效手段之一。

由于孕期的特殊生理变化，在你的家庭药箱中还要主动添加一些常用药，以备不时之需，包括补血药（如硫酸亚铁）、助消化药（如酵母片、多酶片）、维生素与钙片以及防治痔疮的药物。

致畸西药 "黑名单"

当然也要看到，女子一旦进入孕期，就与常人不同了。即使生了病，也不是普通病人。因为孕妇体内各系统发生了一系列生理变化，影响到药物的代谢和排泄，如药物的作用时间、药物在体内的半衰期等，直接关系到胎儿的身心健康和智力发展。

一般说来，从受孕日开始的大约 3 个星期内，药物大多不会株连胎儿。而怀孕两个半月到四个多月这段时间是胎儿身体器官形成的时期，对药物特别敏感，某些药物就有导致畸胎的危险，最好什么药物都不用。非用不可者要接受专科大夫的指导，尤其要注意品种、剂量与疗程的掌握。怀孕 4 个半月以后，胎儿身体器官大致形成，药物一般不会造成胎儿畸形，但可能影响胎儿各器官的发育。在孕末 3 个月到分娩期间，危险性相对减少，但脑部和泌尿系统的细胞仍处在继续分化状态，保持着对药物致畸因子的敏感性，故整个孕期用药都要保持慎重态度。

就说芳芳吧，得的是肺结核，本身就是一种较为严重的消耗性疾病，加上异烟肼等抗痨药物的致畸胎性，故最佳选择只有一个，就是做流产术及时终止怀孕。可芳芳抱着侥幸的态度，最后的悲剧也就难免了。

迄今为止，医学专家列出的孕期西药黑名单有：

✱ **抗病毒药** 病毒唑（致畸）。

❋ 抗菌药 磺胺类（致畸）、四环素类（四环素牙）、红霉素类（损肝）、氟哌酸类（损骨）、呋喃类（溶血）、异烟肼类抗痨药（致畸）、链霉素类（损脑害肾）。

❋ 抗癫痫药 苯妥英钠等（致畸）。

❋ 性激素类药 甲基睾丸素等（导致胎儿性分化异常）。

❋ 抗癌药（致畸）。

❋ 引起子宫收缩的药物 麦角、益母、奎宁、脑垂体后叶素等（可致流产）。

中药里也有杀手

西药如此难以把握，中草药安全吧，不少人会这样想。其实不然，从目前获得的资料看，中草药中也有不少孕妇不宜的品种：

● 白果、苦杏仁、桃仁、砒石、密陀僧、朱砂、银朱、磁石以及磁朱丸、朱砂安神丸等中药可能诱发畸胎。

● 长期或超量服用姜半夏、蒲黄、桑寄生、山慈姑等可引起肝区不适、疼痛、肝功能异常；大剂量服用天花粉或注射其制剂可使孕妇肝功能受损。

● 超量服用川楝子、黄药子、蓖麻子、雷公藤制剂可致孕妇中毒性肝炎。

● 常服大黄或静脉滴注四季青注射液，会干扰胆红素代谢途径，引起黄疸。

● 七荆介、石菖蒲、八角茴香、花椒、蜂头茶、千里光等含有黄樟醚，青木香、淮木通、硝石、朱砂莲等含有硝基化合物，均可诱发孕妇肝脏肿瘤。

● 五倍子、石榴皮等因含鞣质成分较多，对肝脏有直接损害作用；艾叶可影响肝细胞代谢功能，服用不当会引发肝功能衰竭而死亡；苍耳子易引起肝实质细胞变性、坏死等病变；菊三七碱注射液可使肝脏呈广泛急性坏死。

● 木通过量可致急性肾脏损害；木防己和厚朴含有马兜铃酸，亦可损害肾脏。

总之，无论中药或西药，既不可禁用，也不可乱用，主动接受专科医生的指导才是孕妈妈唯一正确的选择。

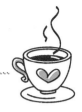

做好 5 大胎教

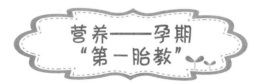

营养——孕期"第一胎教"

当早孕试纸出现了你所期待的结果，意味着你已走进了孕生活，成了一名百分之百的孕妈妈。你面临的第一个问题是什么呢？营养！毕竟"民以食为天"，何况你已是"一身两人"了啊。那么，怎么来提供营养？以往的食谱该做哪些调整呢？

为突出孕期营养的特色，与孕前饮食有所区别，优生学家提出了"营养胎教"的新概念。换言之，只要你搞清了"营养胎教"的涵义以及实施要则，就懂得如何吃好"孕妇餐"了。

营养胎教有三大内涵

"胎教"一词源于我国，最早出现在汉朝，基本含义是孕妇必须遵守的道德、行为规范。古人认为，胎儿在母体中能够感受孕妇情

绪、言行的影响，所以孕妇必须谨守礼仪，给胎儿良好的影响，谓之胎教。现在，"胎教"的涵义大大扩展了，凡是为了促进胎儿生理上和心理上的健康发育，并确保孕产妇顺利地度过孕产期，所采取的精神、饮食、环境、劳逸等方面的保健措施都属于胎教。其中的"饮食保健措施"就是"营养胎教"，其他则有人们耳熟能详的"音乐胎教"、"语言胎教"、"体育胎教"等。

"营养胎教"既要指导孕期母子健康，又要体现家庭饮食的文明和积累营养，同时还要建立未来宝宝后天的食物源、食物结构及饮食习惯，关系孩子一生的健康质量，其意义超过了其他任何一种胎教方式，故享有孕期"第一胎教"的美誉。

"营养胎教"囊括了三个方面：一方面是根据孕早、中、晚三期胎儿发育的特点，合理安排7种营养素（即蛋白质、脂肪、碳水化合物、矿物质、维生素、水与膳食纤维），并以食补、食疗的方法来防治孕期特有的疾病，保证胎儿正常发育。随着物质文明的迅猛发展，满足孕妇的基本营养摄取已经不是一个难题了，难在面对越来越丰盛的餐桌，如何选择、摄取这些营养，既能保证胎儿的健康发育，又不至于造成母体肥胖及其并发症、后遗症，达到母胎双方健康、漂亮兼收之目标。要将"营养胎教"正确地进行到底，不仅要对孕妈妈孕前的体质、体重成竹在胸，做到食谱个体化，还要通过孕检及时了解胎儿状况，对食谱进行适时调整。

"营养胎教"的另一方面，是要孕妈妈纠正孕前的偏食、进食无规律等不良行为，为未来宝宝形成良好的习惯奠定基础。科学家注意到，胎儿出生后的生活与饮食习惯往往带有浓厚的母亲的影子，如一些婴儿没有胃口，不喜欢吃东西，常吐奶，消化吸收不良，并出现明显的偏食现象，追本溯源，其母亲孕期也往往是这个样子，或是食欲不好、偏食，或是吃饭的过程紧张匆忙、常被外界干扰打断，或是早一餐、迟一餐，甚至有一餐、没一餐的……究其奥秘，虽然还谈不上是遗传性的影响，但母亲孕期的食谱确能影响胎儿——胎儿是有味觉的，怀孕母亲爱吃什么，生下来的婴孩就会对那些食物有特殊偏好。如果孕妈妈能注意食谱的营养学价值与品种的广泛性，养成良好的饮食习惯，则这些"信息"将会潜移默化地传给孩子，使他在娘肚子里就"学"会科学地进食，从而减少或避免日后喂养方面的种种困难。所以，培养未来宝贝的良好饮食习惯，也就名正言顺地进入了"营养胎教"的范畴。

"营养胎教"的第三面，就是要搞清楚孕期的各个重点时段需要补充的重点养分。举个你较熟悉的例子——叶酸，它应该在孕前 3 ~ 6 个月着手补充，直到孕早期，才可能发挥出预防胎儿神经管畸形（如脊柱裂、无脑儿）的重要作用，因为孕早期是胎儿神经管增殖、分化的敏感期，最需要足量叶酸来确保分化的正常进行。如果到孕中晚期才想起补叶酸，如同春雨推迟到夏天，错过了时节，还有什么意义呢？正所谓"好雨知时节"，与孕期同步的营养补充才最有保健价值。

"营养胎教" 1：合理安排三期食谱

"十月怀胎"分为孕早、中、晚等三期，各期的生理特点与胎儿需求不同，营养供给的侧重点也应有所差异。

孕早期实施方案

❋ **怀孕时段** 受孕日至孕 3 个月。

❋ **母胎特点**

●胚胎生长较慢，平均每天体重只增加 1 克；加上孕妈妈的体重、乳房、子宫等组织变化也不大，所以对热能和各种营养素的需

求量，与孕前差不多。

●胚胎正处于分化，并形成各个系统与器官的时期，最大的危险是有畸形之虞，如神经管异常等，极需要叶酸等防畸养分。同时，胎儿脑细胞分裂活跃，应保证优质蛋白的供给。另外，牙齿、骨骼等开始钙化，对维生素（如维生素 A、维生素 C、维生素 D）与矿物质（如钙、磷、锌、铜）的需求量较大。

●孕妈妈多有程度不等的孕吐反应，可能影响到营养素的摄入。

❋ **营养原则**　普通食物摄取和健康保健支持，孕妇体重只需增加 1 千克左右。

❋ **食谱要点**

●鱼、禽、蛋、瘦肉、牛奶及制品等是优质蛋白的"富矿"，若孕妈妈口味不太适合或孕吐明显，可用豆类及制品、干果类、花生酱、芝麻酱等植物蛋白丰富的食物或酸奶等代替。

●动物肝是提供铁、维生素 A 和维生素 B、叶酸的好食品，不逊于鱼、禽类，每星期可吃 1 ~ 2 次，每次 50 克。

●核桃、花生、芝麻等富含不饱和脂肪酸、磷脂与蛋白质，特别有利于胎儿的脑发育，并可弥补孕妈妈因厌油腻而使脂肪摄取不足的缺憾。一般每天吃 2 ~ 3 个核桃，或一小把花生，或上、下午各冲服一杯芝麻糊即可。

●谷类食物是热能、植物蛋白与 B 族维生素的主要提供者，孕妈妈每天的摄取量不能少于 150 克，并注意品种多样化，如大米、小麦、小米、玉米、燕麦等粗细杂粮要注意进行搭配。米、面不宜太精细，尽量选用中等加工程度，以获得全面营养和提高食物蛋白质的营养价值。

●蔬果应以应季、新鲜为好，如春季的番茄、黄瓜、菠萝、菠菜，夏天的桃、莴笋、绿叶菜，秋天的苹果、香蕉、板栗及葡萄，冬天的橙子、柚子等。绿叶蔬菜或其他有颜色的蔬菜应占总蔬菜的2/3 或以上。

孕早期食谱举例

＊清蒸鲤鱼：新鲜鲤鱼1条，去鳞、肠，置菜盘中，放入笼中蒸15 ～ 20分钟，熟油与酱油炒好，加姜丝、青椒丝翻炒一下，淋在蒸好的鱼上，并饰以香菜即可。特色：营养丰富，尤其适宜有孕吐反应者。

＊花生仁蹄花汤：猪蹄500克镊毛、燎皮、浸泡后刮洗干净，对剖后砍成3厘米小块。花生米100克，在温水中浸泡后去皮。葱10克切花，姜30克拍破。锅置大火上，掺入清水，下猪蹄，烧开后放入花生米、生姜。待猪蹄半熟时，改为小火，加盐继续煨炖。猪蹄炖烂后起锅，撒上胡椒粉、味精、葱花食用。特色：营养丰富，且有一定的开胃止吐功效。

＊番茄豆腐：番茄150克，烫一下，去皮，切成厚片。豆腐两块，切成小方块。锅上火，放少许油，待油热后倒入番茄片，小炒片刻后加入豆腐块，适量酱油调味，待豆腐炒透即成。特色：营养丰富，提升食欲，和胃止吐。

以上3款最宜于孕1个月期间食用。

＊白菜奶汁汤：白菜心300克，去筋洗净切条，放入水中煮熟捞出，沥去水分。换锅，倒入食油适量烧热，加入鸡汤（150克，肉汤也可）、味精、精盐适量与白菜心。烧一两分钟后放入牛奶50克，开锅后勾入淀粉，淋上鸡油即成。特色：蛋白质、维生素丰富，且含奶香，增强食欲。

＊猪肝凉拌瓜片：黄瓜200克，洗净切片，倒入小盆内。熟猪肝150克，去筋切片，放于黄瓜上。香菜50克，洗净去根切段，撒在肝片上。海米25克，用开水发好，倒入盆内。酱油、醋、精盐、

味精、花椒油等调料各适量搅拌均匀，浇在瓜片和肝片上即成。特色：铁、叶酸、维生素A等养分丰富，且清香味美，使你胃口大开。

*砂仁鲫鱼汤：鲜鲫鱼300克，常规打理。砂仁3克放入鱼腹中，投入砂锅内，加水适量，小火烧开。放入生姜、葱、食盐适量调味食用。特色：开胃止呕，增强食欲。

以上3款最宜于孕2个月期间食用。

*牛肉土豆丝：牛肉500克切丝，用酱油、料酒调汁浸泡。土豆150克，洗净去皮切丝。锅中油热后干炒葱、姜，放入牛肉丝干炒至熟后，再将土豆丝加入。最后放适量酱油、盐及咖喱粉，用大火翻炒一会儿即成。特色：铁、维生素B_2、烟酸等养分丰富，且口味佳。

*豆藕排骨汤：黄豆100克泡发。莲藕200克洗净切块。肋排500克，沸水中烫后捞出冲净。锅中加水，放入全部食材大火烧开，改小火炖煮1小时。加姜片适量，调入适量盐和胡椒粉即成。特色：植物蛋白、脂肪、膳食纤维丰富，且味道鲜美。

*酸菜炒肉片：瘦肉100克，切片后加生粉1茶匙、少许食盐、花生油略腌。酸菜150克，漂洗干净并切片。青红椒1个切成菱形件。锅中爆香姜片（2片）、葱段（2段），放入肉片，加入少许料酒后大火快炒。再放入青红椒及酸菜片略炒，调入适量白糖炒匀。最后加入半汤匙芡汁，撒入胡椒粉即成。特色：铁、维生素丰富，且能增进食欲。

以上3款最宜于孕3个月期间食用。

孕中期实施方案

❋ **怀孕时段** 孕4～6个月。

❋ **母胎特点**

● 胎儿生长发育提速，脑发育尤其突出，不仅重量增加，脑细胞数量也开始迅猛增殖，对脑发育有关的养分需求激增，如磷脂、胆固醇等。

● 胎儿内脏系统开始分化，肝、肾等器官形成，并逐渐增大，导致母体负担加重，需求和消耗增加；加上孕妈妈本身的体重、乳房、子宫也逐渐增大，基础代谢增加，并开始储存一定量的能量与蛋白质等营养素，所以强化营养供给刻不容缓。

● 孕妈妈的早孕反应趋于缓解，情绪与精神好转，胃口变好，感觉较为舒适，因而成为纠正、弥补、调整营养的最佳时期。

● 孕6个月时胎儿也开始储备脂肪，故孕妈妈的脂肪摄取量要适当增加。

❀ **营养原则** 纠正早孕呕吐期导致的电介质紊乱，弥补营养素的丢失，调整机体的营养状况，确保孕妈妈体重增加 6～8 千克。

❀ **食谱要点**

● 适当增加脂肪、维生素、矿物质以及优质蛋白的供给。最好在营养专业人员的指导下，结合孕期检查，做一次营养监测和评价，对食谱进行查漏补缺，做到缺什么补什么，缺多少补多少，力求营养平衡，防止营养不良与营养过剩两个极端。

● 三餐食品与孕早期大体相同，但要有量的增加，如每天米、面主食 350～400 克，杂粮（小米、玉米等）50 克，蛋类 1～2只，牛奶 350～400 克，鱼禽畜肉 100～150 克，豆类及豆制品 50～100 克，新鲜蔬菜 500 克（包括菌类以及含碘丰富的紫菜、海带），时令水果 200 克，植物油 30～40 克。另外，每星期吃动物内脏 1～2 次，每次 50 克。

● 此孕段孕妈妈的血容量开始增多，心脏负担逐步增加，应当注意防止水钠潴留引起的水肿，所吃食物应稍偏淡些，减少食盐的摄入量。

● 随着孕周的增加，可能出现便秘，不妨多吃一些润肠通便的食品，如粗粮、黑芝麻、香蕉、蜂蜜以及水果。体质偏寒者宜食桃、樱桃、龙眼、荔枝、大枣、石榴、椰子、榴莲等热性水果；体质偏

热的孕妇则宜吃梨、西瓜、香蕉、猕猴桃、柿子、柚子、橙子、橘子等寒性水果。

● 改一日三餐为一日四餐或五餐。由于子宫逐渐增大，常会压迫胃部，使餐后出现饱胀感，故将每天的膳食分成 4 ~ 5 次吃完较为明智。

小贴士

孕中期食谱举例

　　*牡蛎粥：鲜牡蛎肉 100 克清洗干净。猪五花肉 50 克切丝。糯米 100 克加清水烧开，待煮至米开花时加入猪肉、牡蛎肉、料酒、精盐，一同煮成粥，然后加入大蒜末、葱头末、胡椒粉调匀即可。特色：富含优质蛋白、锌与维生素 D，风味也不错。

　　*虾仁炒韭菜：韭菜 250 克洗净切段。鲜虾 150 克剥壳洗净。锅烧热，加入芝麻油烧沸后，将葱段、姜片煸香，再放虾和韭菜，加适量料酒，连续翻炒至虾熟透即可。特色：铁质丰富，可防止孕期贫血。

　　*菠菜煎豆腐：菠菜 500 克洗净，先放入开水中焯一下，捞起沥水备用。豆腐 3 块切片，放入油锅两面煎黄，加上配料，烧 1 ~ 2 分钟，再加菠菜翻炒即可。特色：维生素丰富，鲜美可口。

　　以上 3 款最宜于孕 4 个月期间食用。

　　*鸡丝绿豆芽：鸡胸肉 200 克，洗净放入锅中煮开，焖 10 分钟后捞出，冲冷水待凉后，用手剥成细丝。芹菜、绿豆芽各 50 克，洗净切段与去根，一起放入开水中汆烫，捞起以冷开水冲凉。胡萝卜 50 克，去皮切丝，放入碗中加半小匙盐，腌至微软后用清水冲净，倒入盘中，加入烫好的鸡丝和芹菜、绿豆芽混合搅拌，调入适量盐、糖、香麻油及黑胡椒粉拌匀即成。特色：富含维生素

B$_2$、维生素 C 及 β 胡萝卜素与钙、磷、钾等矿物质，并有有清热、利尿之功，可防止孕期水肿。

＊**银耳炖鸽蛋**：银耳 80 克水发去蒂，以沸水略烫后捞出沥干。胡萝卜 30 克去皮切丁，用沸水略烫后捞出沥干。在 10 个小酒盅内侧抹上一层鸡油，放入鸽蛋，加水搅匀，再把香菜叶、胡萝卜丁放入酒盅内，上蒸笼蒸，蒸透后去盅，摆入汤碗内。鸡汤烧热，将鸡肉 100 克做成茸放于碗内，加水搅匀，倒入锅内，待鸡肉茸受热浮起时捞出，留汤汁备用。汤汁中加入银耳及米酒、盐、酱油、姜汁各适量，待烧开后撇出浮沫，淋上鸡油，起锅装入鸽蛋汤碗中即成。特色：营养丰富，可改善血液循环，增强免疫力。

＊**素炒蟹粉**：熟土豆 250 克、熟胡萝卜 20 克，去皮捣泥。熟鲜笋 15 克斩细。绿叶菜适量和水发冬菇 15 克（或黑木耳）切丝。炒锅放生油熬熟，投入土豆、胡萝卜泥煸炒。炒到起酥，再放绿叶菜和冬菇、笋同炒。随加白糖、精盐、味精、姜末稍炒，最后淋少许米醋即成。特色：维生素丰富，且口味好。

以上 3 款最宜于孕 5 个月期间食用。

＊**小黄鱼汤**：小黄鱼 250 克，洗净去头和内脏，加盐、黄酒、淀粉腌一会儿，开油锅，油浸七成，把小黄鱼放到油里两面煎黄即捞出。锅底留油，将西芹 30 克，葱、姜末少许煸炒片刻，加肉汤 250 克，糖适量，烧开后放入小黄鱼，加麻油、鸡精烧开即可。特色：蛋白质、脂肪、钙、磷、铁、碘等营养物质丰富，且益气开胃，尤其宜于脾胃不佳之孕妈妈。

＊**荸荠番茄鸡片**：鸡脯肉 200 克，洗净切片，加入精盐、蛋清、淀粉腌渍待用。荸荠 50 克，去皮切片。锅置火上，油烧热时加入少量盐，放入鸡片，大火炒鸡片至变白后捞出。锅中放入荸荠、清水、精盐、白糖、番茄汁、醋等食材，大火烧开，用湿淀粉勾芡，导入鸡片，炒匀即可。特色：优质蛋白、脂肪、膳食纤维丰

富，兼有健脾开胃之功。

　　＊**鱼香肝片：**猪肝250克，洗净切片，加盐及水豆粉20克码匀。姜、蒜适量去皮，切成米粒。葱切成葱花。泡辣椒剁成碎末。用1碗水豆粉（10克）、绍酒、酱油、醋、白糖、味精及汤兑汁。锅置大火上，下菜油适量，烧至七成热时放入猪肝，炒散后倒入泡辣椒、姜、蒜末。待猪肝炒至伸展时下葱花和所兑之汁，翻炒片刻即成。特色：铁、叶酸与维生素B_{12}丰富，且风味好，最宜佐餐。

　　以上3款最宜于孕6个月期间食用。

孕末期实施方案

　　❖ **怀孕时段**　孕7～9个月。

　　❖ **母胎特点**

　　● 胎儿发育进一步加快，胎儿开始为出生做准备，大量从母体吸收并储备营养（如胎儿每日积累钙约110毫克；对铁的积累量，要达到保证出生后半年的发育需要），以便出生时有一个正常的体重（平均3千克）。

　　● 距离分娩日期越来越近，分娩可谓一场重体力活，身体与精神都将经历巨大的能量消耗。

　　❖ **营养原则**　在孕中期维持母胎双方正常生理代谢需要量的基础上，增加胎儿的营养储备及顺利分娩所需能量等两项需求，故对三餐的量与质都要进行适当地调整，尽量符合"供求平衡"的要求，满足体重增加2～4千克的目标。

　　❖ **食谱要点**

　　● 在孕中期食谱的基础上，每天增加50克禽、鱼和蛋，250毫升牛奶或豆浆。

　　● 注意摄食富含维生素K的食物，以防产后新生儿因维生素K缺乏引起颅内、消化道出血等。富含维生素K的食物有花菜、白菜、菠菜、莴苣、苜蓿、酸菜等，必要时可每天口服维生素 K_1 1 毫克。

●少食多餐。由于子宫快速增大压迫胃部，孕妈妈的食量减少，不妨采取少食多餐制，每天增至 5 餐或以上。同时，增大的子宫可压迫胃肠，造成肠蠕动减慢而发生便秘，宜增加牛蒡、莲藕、芋头、菠菜、芹菜等富含膳食纤维的食物。另外，全麦食品含有铬等微量元素，有助于胎儿的组织发育，还能帮助调节孕妈妈的血糖浓度，也应在必吃食品之列。至于盐分则须控制，每天限制在 5 克内，以防止水肿，建议改用柠檬、食醋等酸味调料以增加口感，维持正常的进餐量。

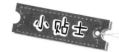

孕末期食谱举例

* **花生米粥**：花生米 100 克，清水浸泡 5 ~ 6 小时，换水洗净。粳米 100 克洗净。锅置火上，放入适量清水、粳米，先用大火煮沸，加入花生米，转用小火煮至粥成，冰糖调味食用。特色：富含植物蛋白、不饱和脂肪酸，有一定的养血补血功效。

* **红烧带鱼**：鲜带鱼 500 克，常规打理后洗净斩断。锅中放入花生油，烧热后将带鱼段裹上面粉下入锅内，煎至金黄色，再加适量水、精盐、料酒、酱油、糖、葱、姜，烧至汤汁浓稠，带鱼已熟烂入味时即可。特色：富含蛋白质、不饱和脂肪酸、维生素与矿物质，且鲜香适口。

* **椰香木耳双花菜**：木耳一把水发洗净。西兰花、菜花各半棵，择成小朵后洗净沥干。胡萝卜半根，去皮洗净切末。锅中放油，加热至七分热，将西兰花和菜花放入，翻炒片刻后倒入椰浆 200 毫升，改小火将菜煮软，再放入木耳、玉米粒 50 克和胡萝卜末，加盐和鸡精翻炒均匀后继续煮 3 分钟，用水淀粉 2 汤匙勾芡即成。特色：铁、维生素（尤其是维生素 K）丰富，风味也好。

以上 3 款最宜于孕 7 个月期间食用。

*莲子鸡头粥：鲜莲叶1张洗净，用开水烫过。糯米100克，洗净放入锅内，加入空心糖莲子、鸡头米各50克及清水，大火烧开后转小火煮粥。粥好后撤火，覆以鲜莲叶，盖上盖，5分钟后拿掉莲叶，加入白糖、桂花卤即成。特色：营养丰富，补益心脾，对孕期水肿有防治功效。

*扁豆山药糯米粥：扁豆15克，淮山药30克，糯米60克，分别洗净放在砂锅里，加水500毫升用小火煮熟。特色：健脾补肾利水，可防治孕期水肿。

*乌鸡糯米葱白粥：乌鸡腿1只，洗净切块，在开水中烫一下，洗净沥干。葱白1根，去头须，洗净切丝。乌鸡腿加400毫升水熬汤，大火烧开后转用小火，约煮一刻钟，倒入糯米50克，中火煮开后转用小火。待糯米熟后，加盐调味，最后放入葱丝焖一下即成。特色：乌鸡肉富含蛋白质、B族维生素、多种氨基酸和微量元素，优于普通鸡，对孕末期的浮肿、便秘、贫血等症状有一定调养功效。

以上3款最宜于孕8个月期间食用。

*红烧裙边：甲鱼裙边300克洗净，用开水汆一下，捞出待用。瘦猪肉100克，切条，用开水汆过，洗净。香菇、冬笋各20克切片。油菜心100克切段。炒锅上火入油，放葱、姜、蒜适量煸炒片刻，入裙边、酱油、料酒、精盐、鸡汤、白糖、醋，最后下香菇、冬笋、肉条，移小火上煨半小时左右，挑出肉条不用，撇去浮沫，调好口味，用水淀粉勾芡，淋上明油盛盘内。炒锅上火入油少许，下油菜心煸炒，加味精、白糖颠翻几下，出锅倒入盘四周围即成。特色：香气四溢，食而不腻，营养价值高。

*煲仔黄牛肉：黄牛肉200克剁块，冷水漂半小时，汆水。母鸡肉50克剁块，汆水。锅中放入牛肉块、鸡肉块，加老姜、绍酒、精盐、花椒、清水适量，大火烧开，撇去浮沫，转小火煲至牛肉

酥烂。加入味精，淋上橄榄油即成。特色：汤清味醇，补脾胃、益气血、强筋骨，是孕末期孕妈妈加强体力的上好食物补充。

＊**百合红豆排骨粥**：先煮好白粥 1 小锅，将排骨 200 克、蜜红豆 50 克、百合 20 克放入，一起用大火蒸 20 分钟。待排骨、红豆酥烂，粥软糯时，加适量的姜丝、精盐调味即成。特色：清热利水，可改善孕期水肿，增强免疫力。

以上 3 款最宜于孕 9 个月期间食用。

产前1周的实施方案

离预产期只剩下短短的 1 周时间了，孕妈妈的饮食标准还要再加 1 条：积蓄产力，促进顺产。当以富于蛋白质、糖分、维生素以及容易消化的食物为主角，并根据自己的爱好，选择诸如稀饭、面汤、肉粥、藕粉、点心、牛奶、果汁、苹果、西瓜、橘子、香蕉、等品种，特别要注意以下几种养分的补充。

✽ **钙与锌** 两种矿物质可增强子宫有关酶的活性，促进子宫肌收缩，增强产力，缩短产程。美国研究人员以孕鼠为对象的研究显示：喂给富含钙与锌饲料的孕鼠，大多在 2 分钟内结束分娩，产程最短的仅用了 30 秒钟，不含钙与锌饲料喂养的孕鼠，其分娩全过程在 15 ~ 75 分钟，相当于前者的 7 ~ 38 倍，而且仔鼠夭折率也大大增加。对策：多食用牛奶（每天 300 ~ 500 毫升）、动物肝、豆类、鱼、紫菜、牡蛎、蛤蜊、核桃、栗子、绿叶蔬菜等富含钙与锌的食品。在缺少这些食物的季节与地区，孕妈妈不妨在医生指导下服用钙片，剂量掌握在每天 1000 ~ 1500 毫克。

✽ **水分** 分娩过程中消耗水分较多，应多吃些含水分较多的半流质软食，如面条、大米粥等。民间有临产前吃白糖（或红糖）、鸡蛋、肉丝面、鸡蛋羹等风俗，亦有补水之功。但不要喝水太多，

将每天的饮水量控制在 1000 毫升以内为宜。

❋ **热量** 人们习惯借助于巧克力提供热量，甚至有些大夫认为它可以充当"助产大力士"，并誉为"分娩佳食"。其实不然，巧克力缺点较多，如体积太小，饱腹感弱，所含脂肪接近一半是饱和脂肪酸，精制糖也不少，而且不易消化。比较起来，牛奶、八宝粥、面包、豆浆、香蕉等更胜一筹，丰富的能量、矿物质与 B 族维生素对缩短产程大有助益，比巧克力更值得推荐。

另外，为使你的产前饮食更趋完美，还须注意几个细节。

● 拒绝快餐诱惑，快餐常是高油、高盐、高糖的结合体，孕妈妈不宜经常光顾。尽量自己动手做菜，既卫生又能控制调味料的量，从而吃出健康来。

● 临产时阵阵发作的宫缩痛常常影响胃口，孕妈妈必须学会在宫缩间歇期进食的"灵活战术"。同时，胃肠道分泌消化液的能力下降，蠕动功能减弱，食物的胃排空时间（指吃入的食物从胃排到肠里的时间）延长（可由平时的 4 小时增至 6 小时左右），容易发生积食，故要远离不易消化的油炸或肥肉类食物。至于大蒜、辣椒、韭菜、花椒、八角、桂皮、五香粉等辛辣温燥食物或调料，可使孕妈妈生热上火，出现口舌生疮，大便秘结及痔疮等不良后果，亦应少吃或不吃。

● 酌情喝点羊肉汤。羊肉 300 克、红枣 100 克、黄芪与当归各 15～20 克，加水 1000 毫升炖煮，滤出汤汁加入红糖调味，在临产前 3 天开始早、晚服用。不过，吃桂圆鸡蛋或桂圆汤来增力气、补气血的民间习俗则缺乏科学依据，因为桂圆的消化、吸收有一个过程，不能在半小时内见效，难以迅速起到补充体力的作用；从中医角度看，桂圆能安胎，有抑制宫缩的作用，会减慢分娩过程，还有促使产后出血之虞，所以分娩时不宜多吃桂圆。

● 脚部出现水肿，休息后仍不消失的孕妈妈，可选择冬瓜、西瓜以及南瓜等食疗方法，帮助消除水肿。

● 准备做剖宫产的孕妈妈，不要滥服高丽参、西洋参以及鱿鱼等高级滋补品。因为参类有强心、兴奋作用，可能加剧临产时的紧张情绪；鱿鱼含有丰富的有机酸，能抑制血小板凝集，不利于手术后止血与创口愈合。另外，发酵产气多的食物，如糖类、黄豆、豆浆、淀粉等亦应"敬而远之"，防止出现腹胀等不适感发生。

小贴士

产前1周食谱举例

*蛋白映花菜：花菜150克，切成小颗。鸡蛋3个，去黄留白。胡萝卜10克，去皮切片。青椒1只切片。烧锅加水，待水开时加盐少许，下花菜煮至熟透，捞起盛入碟内。另烧锅下油，鸡蛋白调入盐，鸡精、白糖、胡萝卜、青椒打散、轻轻倒入锅内，淋鸡油铲起，放到花菜上即成。特色：蛋白质、维生素、碳水化合物丰富，对产前孕妈妈有补脑髓、益心力、强筋骨的作用。

*空心菜粥：锅内放入适量清水与糙米，煮至粥将熟时，加入空心菜、精盐，继续煮至粥熟。特色：清热利尿，滑胎易产，最宜于临产前食用。

*冬苋菜粥：锅内放入适量清水与糙米，煮至粥将成时加入冬苋菜、精盐，再用大火煮沸即成。特色：清热利尿，帮助顺产。

"营养胎教"2：培养未来宝宝的习惯

前文说过，如果孕妈妈能注意食谱的营养学价值与品种的广泛性，养成良好的饮食习惯，则这些"信息"将会潜移默化地传给孩

子，使他在娘肚子里就"学"会科学地进食，从而减少或避免出生后种种喂养方面的困难。换言之，孕妈妈应从以下细节着手，将良好的习惯"传输"给胎儿。

❋ **三餐定时** 记住，无论你怎么忙碌，都要把吃饭的时间留给自己。理想的进餐时间为早餐 7:00 ～ 8:00，午餐 13:00 ～ 14:00，晚餐 18:00 ～ 19:00；每餐最好持续半小时至 1 小时，做到速度从容，心情愉悦，细嚼慢咽。

❋ **三餐定量** 每一餐都不要随意忽略或合并，且分量要足，每餐各占一天所需热量的 1/3，或呈倒金字塔形——早餐丰富，午餐适中，晚餐适当减少。

❋ **三餐定点** 如果您希望未来宝宝能坐在餐桌旁专心吃饭，那么您现在就应该树立榜样，固定一个气氛融洽、温馨的地点，尽量不受外界的干扰而影响或打断用餐。

❋ **营养均衡品种多变** 母胎双方所需的营养素，应尽量从食物中获取，而不要轻易地去劳驾维生素药丸。由于目前仍有许多营养素尚未被发现，故建议你多在食物种类变化上用点心思，每天吃 25 种或以上不同的食物，以便让未来宝宝适应更多的口味，其中有 5 种尤为必要：

● 橙汁：不仅富含维生素 C，而且是微量元素钾的最好来源的。钾有助于降低血压，防止孕期血压升高。

● 酸奶：含有丰富的蛋白质和钙，尤其是钙的含量比牛奶还要高。并携带有活性菌，能降低酵母菌感染。另外，对那些乳糖不耐受的准妈妈也很适宜。

● 椰菜：钙元素的"富矿"，并含有维生素 C、叶酸和维生素 B_6 等。

● 扁豆：叶酸的良好来源之一，叶酸已被证明可有效地防范胎儿神经系统畸形。另外，铁质与蛋白质也不少。丰富的食物纤维，还能为孕妇常见便秘、痔疮等疾患的防治效力。

● 无花果：以富含食物纤维著称，且钾的含量超过香蕉，钙和铁的藏量也不少。

❋ **以未加工的食物为主** 不少妈妈都曾为孩子"讨厌蔬菜、正餐，偏爱快餐、零食"而苦恼过，虽说习惯的养成很重要，可母亲也应该反思一下孕期中的饮食模式。如果母亲怀孕期间也尽量多吃原始食物，如五谷、青菜、新鲜水果等，烹调的方式以保留食物原味为主，少用调味料，少吃垃圾食品，让宝宝还在你肚子里时就习惯健康的饮食模式，加上出生后的着意引导，日后孩子在饮食方面未必就一定要与你"过不去"甚至唱"对台戏"。

"营养胎教" 3：孕期重点补充的养分

一份最新调查显示，超过一半的受访孕妇不知道DHA、胆碱是何物，更不了解它们是宝宝脑部发育的重要养分；另外，虽然愿意为宝宝脑部发育特别补充营养的受访孕妇达到90%，却有超过40%的孕妈妈错误地认为宝宝脑部发育自出生以后才开始。所以，完美的"营养胎教"还包括了如何适时地补充某些重点养分。下面是10种养分的最佳补充时机与补充方法，请务必放在心上哦。

二十二碳六烯酸（DHA）

❋ **角色介绍** 属于多价不饱和脂肪酸中的一种。

❋ **特别使命**

● 作为构成大脑皮层神经膜的重要物质，与胆碱、磷脂等一起维护大脑细胞膜的完整性。

● 促进宝宝脑发育，提高记忆力，被誉为"脑黄金"。

● 帮助胎儿的大脑锥体细胞和视网膜视杆细胞生长发育，为宝

宝的良好视力奠定坚实的基础。

❋ **补充时机** 从孕 4 个月开始补充，直到分娩后 3 个月。

❋ **补充方法**

● 三餐食谱应给予富含 DHA 的食品以足够的地位，海鱼与海产品最值得推荐。其次当推核桃等坚果类，所富含的亚油酸、亚麻酸等可在人体内转化成 DHA。

● 必要时食用含有 DHA 的孕妇配方奶粉，每天控制在 2 杯左右。

● 不偏废其他营养素的摄入，如牛磺酸等。

胆碱

❋ **角色介绍** 10 年前被美国列为人体的必需养分，并建议成人的日摄取量为女性 425 毫克，男性 550 毫克。

❋ **特别使命** 美国杜克大学专家的小鼠实验提示，胆碱能使胎儿的脑组织发育得更好，记忆力更强，此种优势可一直保持到老年。

❋ **补充时机** 小鼠实验表明，孕 5 个月时补充胆碱对胎儿的益智作用最大。

❋ **补充方法** 动物肝脏、蛋黄含量最高（1 个鸡蛋黄大约含胆碱 300 毫克），其次为红肉和奶制品，其他有大豆制品、花生、柑橘和土豆等，孕妈妈不要错过。也可食用含有胆碱的孕妇配方奶粉。

唾液酸

❋ **角色介绍** 一种天然存在的碳水化合物，因最初是从颌下腺黏蛋白中分离出来而得名，其存在形式一般为低聚糖、糖脂或糖蛋白等 3 种类型。

❋ **特别使命** 帮助胎儿脑部发育，增进记忆力。奥妙在于含有唾液酸的糖脂被称为神经节苷脂，主要作用于大脑细胞膜及其突触，而突触恰恰是记忆力形成的结构基础。这一点已在科学家的动物实验中得到印证：神经节苷脂水平的降低与早期营养不良和学习能力降低密切相关。

❇ **补充时机** 自孕中期（孕 7 个月左右）开始补充。

❇ **补充方法** 牛奶、奶酪以及蛋类中唾液酸丰富，孕妈妈宜多吃。

钙

❇ **角色介绍** 人们颇为熟悉的矿物元素之一，主要发挥壮骨作用。

❇ **特别使命** 参与胎儿的骨骼发育，提高骨骼密度，防止骨质疏松。美国专家一项最新调查显示，当孕妇每天的摄钙量低于 600 毫克时，胎儿的骨密度即可能发生疏松，一旦补足钙剂后，胎儿的骨密度很快恢复正常。另外，胎儿期缺钙，也会给出生后的牙齿发育蒙上阴影。

❇ **补充时机** 孕 4 ～ 6 个月正是胎儿骨骼的快速发育期，孕妈妈补钙此其时矣。

❇ **补充方法**

● 增加富钙食物在三餐食谱中的比重，如奶制品、小鱼干、虾米、杏仁、芝麻、深绿色蔬菜和水果等。

● 多到户外活动，接受日光浴，让皮肤合成更多维生素 D，促进钙质的吸收与利用。

● 在医生指导下服用钙剂，每日 1 ～ 2 片，确保每天额外补充钙元素 600 毫克左右。请注意，来源于动物骨骼、牡蛎壳、扇贝壳和珍珠等的钙剂，因草场和海水的污染，重金属含量高，长时间服用有引起中毒（特别是铅中毒）之虞。比较起来，纯净、高浓度的碳酸钙是较为理想的选择。个别孕妈妈服用钙片后若大便干结，可饮用蜂蜜水润肠通便。

● 人体血钙水平在凌晨 2 ～ 3 点最低，孕妇容易发生抽筋，建议孕妈妈在睡前喝 1 袋奶或服用 1 次钙片予以防范。

硒

❋ **角色介绍** 一种微量矿物质，对人体的酶功能有着至关重要的作用。

❋ **特别使命**

● 保护孕妈妈：如降低孕妇血压，消除水肿，改善血管症状，防治妊高征等。

● 保护胎儿：硒有一定的防止畸胎作用，并能减少宝宝出生后遭受哮喘、湿疹等疾病之害的风险。

❋ **补充时机** 从受孕开始，贯穿整个孕期。

❋ **补充方法** 大部分全营养食品和未经精加工食品，如谷物、鸡蛋、肉和鱼类等都含有丰富的硒，孕妈妈最好广采博食，摒弃挑食、偏食等不良习惯。

铜

一种必需微量元素，是体内多种含铜酶（包括脑中的酶）的组成成分。

❋ **特别使命**

● 增强脑中酶的活性，为胎儿脑发育加油。

● 促进胎儿体内的铁质吸收和运转，防止缺铜性贫血。

❋ **补充时机** 从受孕开始，直到分娩。

❋ **补充方法** 富含铜的食物有牡蛎、动物肝、肉类（尤其是家禽）、水果、坚果、番茄、青豌豆、土豆、贝类、紫菜、粗粮等，孕妈妈宜酌加安排。

锰

必需矿物元素之一，在骨骼与听力发育中起重要作用。

❉ 特别使命

● 促进脑发育，防止智力低下。

● 确保胎儿骨骼、关节正常，避免畸形。

● 帮助宝宝听力发育。

❉ 补充时机　与钙同。

❉ 补充方法　含锰较高的食物有全麦面包、各种谷物、通心粉、豆类、豌豆和坚果等。孕期宜提倡杂食，不要总以精米、白面、奶品、肉类为主食，搭配一些水果、蔬菜和粗粮为妥。

锌

一种必需微量元素，直接参与细胞生物代谢，发挥转运物质和交换能量的作用。

❉ 特别使命

● 确保胎儿脑组织正常发育，防止因脑细胞分化异常或数量减少而引起畸形或智力缺陷。

● 增强子宫有关酶的活性，促进子宫肌收缩，有利于顺利分娩和产后康复，减少动用产钳、胎头吸引器等器械助产的概率。

❉ 补充时机　孕后即开始补充，直至分娩结束。

❉ 补充方法　注意摄取瘦肉、蛋、禽、海产品、牡蛎等富锌食物，特别是牡蛎，含锌最高，每百克含锌为 100 毫克，居诸品之冠，堪称锌元素的"宝库"。孕妇应力争达到每天 20 毫克的孕期生理需求标准。

维生素K

一种与凝血因子形成有关的维生素，如果缺乏，胎儿容易在生后 3 个月内发生出血，重者可引起颅内出血而危及生命。

特别使命　参与血液凝固，防止新生宝宝出血（包括颅内出血）。

❋ **补充时机** 从孕 8 个月起着手补充。

❋ **补充方法**

● 多吃富含维生素 K 的食物，如菠菜、番茄及鱼类等。

● 在医生指导下服用适量的维生素 K 药物制剂，直至分娩。

● 必要时在分娩前 1 ～ 4 小时肌肉注射或静脉滴注维生素 K。

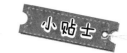

小贴士

父母有缺陷者的饮食补救法

从外貌看，有的宝贝集中了父母的优势，有的则集中了父母的弱点。前者自然令人振奋，后者难免使人抱憾。如果你不想成为又一个抱憾者，不妨在孕期三餐上花点功夫，有意识地避免或适当偏食某些食物，很可能帮助你扬长避短，孕育出一个称心如意的漂亮宝贝来。

* **肤色偏黑的父母**：孕妈妈可多吃一些富含维生素 C 的食物，如番茄、葡萄、柑橘、菜花、冬瓜、洋葱、大蒜、苹果、梨、鲜枣等。维生素 C 可干扰皮肤黑色素的生成，减少黑色素在皮肤上的沉淀，日后生下的婴儿皮肤就会白嫩细腻一些。苹果最值得推荐，富含维生素和苹果酸，常吃能增加血色素，不仅能使皮肤变得细白红嫩，更对贫血的女性有极好的补益功效，是孕期的首选水果。

* **皮肤粗糙的父母**：孕妈妈应常食富含维生素 A 的食物，包括蛋黄、牛奶、胡萝卜、番茄、干果和植物油等。维生素 A 擅长于保护皮肤上皮细胞，可使日后孩子的皮肤细腻有光泽。

* **头发差（早白或枯黄、脱落）的父母**：孕妈妈可多吃些含有维生素 B 族的食物，如瘦肉、鱼、牛奶、面包、豆类、鸡蛋、紫菜、核桃、芝麻、玉米以及绿色蔬菜等，可以使孩子的发质得到改善，变得浓密、乌黑且光泽油亮。

* **个头较矮小的父母**：孕妈妈要多吃些富含维生素 D 的食物，促进胎儿的骨骼发育，促使日后能高出父母一头来，如虾皮、蛋黄、动物肝脏和蔬菜等。另外，孕期适度多晒点太阳，可获"异曲同工"之效。

＊**智商平平的父母**：孕妈妈可多吃些含碘丰富的食物，如海带等海产品，促进胎儿甲状腺素的合成，有利于胎儿大脑的发育。另外，鱼类值得推荐，富含健脑物质DHA，孕期每天可吃100克左右，以深海鱼为优，为胎儿的脑发育加油，日后的智力水平可望能有一定幅度地提升。

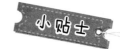

澄清几点疑问

＊**餐后吃甜点会得孕期糖尿病吗？**

饭后适量的甜点可提升孕妈妈的情绪，缓解紧张与不安，使一餐饭变得完美而有情调，对于嗜好甜食的孕妈妈更是一种精神满足。只要严格控制食甜量，并确保一天总热能的摄入量不超标，是不会导致孕期糖尿病的。

＊**孕妈妈能吃冰激凌吗？**

当然可以，不仅冰激凌，还有牛奶做成的布丁，都可以成为你餐后的解馋小食，在满足你口欲的同时，为你提供一定量的钙质。但与甜品一样，需要严格控制食量，以趋利避害。

＊**餐前饮料会危害胎儿吗？**

餐前喝点饮料，可以提升胃口，增加进餐量。对于有孕吐反应的孕妈妈，带酸味的饮料还可以减轻孕吐反应，缓解肠胃不适。前提是一次饮用量不可多；温度适宜，切忌过凉。

＊**孕妈妈能吃野菜、嗑瓜子吗？**

专家分析发现，野菜中的不少养分比栽培蔬菜更高，如蛋白质高出20%，微量元素达数十种之多；瓜子中（西瓜子、南瓜子、葵花子等）具有健脑作用的特殊脂肪酸（如DHA）相当多，可与

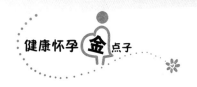
肉食媲美。所以，孕妈妈不仅能吃，而且值得提倡。

✱ 孕妈妈如何解馋？

解馋关键在于对零食的挑选，比如蛋糕等点心就属于有致胖风险的危险食物，不妨用其他食品替代之。如餐与餐之间吃个番茄或小鱼干或喝杯豆浆，既解馋又能获取维生素与钙质；早晨来一杯富含铁质与膳食纤维的新鲜苹果汁或梅子汁，既防便秘又防贫血。长肉不长胎者可有意识地吃些玉米，玉米中含有大量的镁离子和维生素 B，可增强胎盘功能，促进胎儿发育。好长口疮者可吃些黄豆，丰富的维生素 B_2 能帮助消除口腔内的炎症，预防口疮很有效。有疲劳感者吃点富含钾的百合，有利于提升体力。有便秘者多吃鲜枣（一次别超过 20 枚），丰富的维生素 C 与膳食纤维有助于你如厕顺畅。

✱ 孕妈妈可以吃辣吗？

辣椒既是维生素 C 等养分的富矿，又有健胃之功，但也含有麻木神经的物质，可对胎儿的神经发育招来阴影。不过，那需要相当大的量，只要坚持少量、偶尔的进食原则，孕妈妈吃辣椒是安全的，不必担忧。

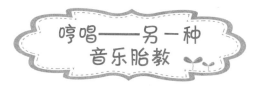

哼唱——另一种
音乐胎教

孕妈妈与胎儿一起听音乐，谓之音乐胎教。如果孕妈妈自己哼唱呢？你想过该有多么奇妙的效果吗？孕妈妈的歌声能使胎儿获得感觉与感情的双重满足，无论是来自录音机或是电唱机的歌声，既没有母亲唱歌给胎儿身体带来的物理振动，更缺乏饱含母爱的亲情对胎儿感情的激发。美国产前心理学会主席卡来特教授一语破的："孕期母亲经常唱歌，对胎儿相当于一种'产前免疫'，可为其提供重要的记忆印象，不仅有助于胎儿体格生长，也有益于智力发育。"

孕妈妈哼唱哪些歌曲为好呢？科学家已经发现，胎儿所"喜闻乐见"的歌曲旋律具有舒缓、优美的特点，而那些激烈悲壮的乐曲或者噪声则使胎儿烦躁甚至乱动。因此，宜多哼唱舒缓、明快、接近胎儿心音节奏的歌曲。

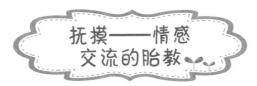

抚摸——情感交流的胎教

胎儿需要的母爱是全方位的，不仅是温馨的语言（语言胎教）、舒缓的旋律（音乐胎教），还离不开肢体的接触和柔性的情感交流——这就是抚摸胎教的原理所在，它与语言、音乐胎教有异曲同工之妙。

抚摸胎教就是孕妈妈本人或者丈夫，用手在孕妇的肚皮上轻轻地抚触按摩，引起胎儿触觉上的感应，促进胎儿感觉神经及大脑的发育。尽管隔着厚厚的肚皮，胎儿也能不同程度地感受到抚摸传递的母爱（或父爱），并将其效果在出生后明显地表现出来。因为胎儿体表绝大部分细胞已具有接受信息的初步能力，并且通过触觉神经来感受体外的刺激，反应逐渐灵敏。经过抚摸胎教孕育的胎儿，出生后在很多方面具有优势，如适应环境能力强，好养、好带；动作协调性好，肢体功能发展快；语言能力强，智力发展迅速等。

抚摸胎教如何操作呢？一是要把握好时机。根据胎儿的发育规律，一般在怀孕后的第7周开始出现吞吐羊水、眯眼、咂指头、握拳头、伸肢、转身等活动；16周以后，孕妇可以感到胎动；到了孕6个月，胎儿踢脚、翻跟头、扭转身体的动作更为明显且频

繁。因此，最早从孕 4 个月，最晚 6 个月起，就应将抚摸胎教列入日程。二是掌握好操作方法。孕妈妈仰躺于床上，全身尽量放松，使腹部处于松弛状态，即可开始抚摸。一般从胎儿头部开始抚触，然后沿背部到臀部，最后到肢体。手法轻柔，力度均匀，井然有序。每晚临睡前施行，每次持续 5 ～ 10 分钟为宜。

为了让抚摸胎教获得最大的效益，以下几点策略务必记住。

● 夫妻感情一定要融洽与和睦，此乃是抚摸胎教的前提。只有夫妻间彼此相爱，胎儿才能在爱和安全的环境里健康成长。

● 丈夫也要参与进来，不能让妻子一人唱独角戏，生命的亲昵包括丈夫在内。如丈夫用手轻抚妻子的腹部同宝宝细语，并告诉宝宝这是父亲在抚摸，并同妻子交换感受，这样能使父亲更早地与未见面的小宝宝建立起一种独特的联系管道，以加深彼此的感情。

● 轻抚肚皮的时候，一定要充满爱意，千万不要经常性地情绪不佳，也不要用力拍打、按压肚子，以免造成腹部疼痛、子宫收缩，引发早产。

● 孕妈妈的抚触最好与胎动出现的时间吻合，并注意根据胎儿的反应情况调整你的手法、力度与持续时间。

● 与语言胎教、音乐胎教等多种胎教方法结合起来，效果会更好。

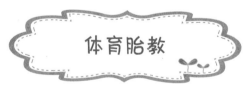

体育胎教

适时地对胎儿进行运动刺激和训练，谓之"体育胎教"。医学专家建议，孕期三四个月后，即可将胎儿宫内运动训练列入胎教的教程之中。具体做法可分为两步：

● 第一步，抚摸法。孕妇仰卧，全身放松，先用手在腹部来回抚摸，然后用双手捧住胎儿，用一个手指轻轻一压再放开，体验胎儿的反应。如果胎儿用力挣脱，或者蹬腿，表示他不高兴，就要停止，不要强人所难。如无反对的表示，则可继续进行。刚开始时胎儿只会被动响应，过几天后，胎儿对孕妈妈的手法习惯且熟悉了，只要手一抚触，胎儿就会主动迎上来"玩耍"。动作开始宜轻，时间宜短，几周后，胎儿逐渐适应，就会做出一些积极的反应。这时可稍加一点运动量，每次时间以 5 分钟为宜。

● 第二步，拍打法。怀孕六七个月后，孕妈妈已能分辨出胎儿的头部与脊柱，可以加大抚触力度了，如轻轻拍打腹部，并用手轻柔地推动胎儿，让胎儿在宫内"散步"，同时配合音乐和对话等方法，又称为"胎教操"。注意事项有：做"胎教操"应该定时，比较理想的时间段是在傍晚胎动频繁时，也可以在夜晚 10 点左右做，不可太晚，以免胎儿兴奋起来，手舞足蹈，使母亲久久不能入睡；"胎教操"每次做的时间不宜过长，5~10 分钟足矣；怀孕 3 个月内、临近产期、有早期宫缩或先兆流产、先兆早产的孕妈妈不可做。

研究表明，经过体育胎教的胎儿，不仅出生后翻身、坐立、爬行、走路及跳跃等动作的发育明显早于一般孩子，而且孩子讨厌运动的可能性也大大降低，发生肥胖的概率相应亦减少了。

环境胎教

孕妈妈的生活环境，无污染、无辐射只能说是底线，应尽量进一步改善各项环境条件，包括环境温度、色调、气味等。

以温度为例，冬季以 15 ～ 20℃为佳，夏季则以 28℃为优。不高于 28℃不要轻易打开电风扇，因为电风扇的风向、风速为机械性变

化，吹的时间过长，易导致人体关节肌肉组织和神经系统组织受损。如果使用空调，亦要在 28℃ 以上开启为妙，这样能保证室内空气新鲜。冬天室内无论供暖或是炉火加温都不可过高，否则干燥的空气加上高于 20℃ 的室温，常会引起皮肤瘙痒，或者成为诱发鼻炎与呼吸道感染的隐患。同时要有一个适宜的湿度，以 50% 为理想。另外，有条件者也可安装负离子发生器，使室内空气更新鲜更有"营养"。

再说气味，谁不愿意享受芳香气息呢？所以应在室内选择性地放置一点盆景，或者带有芳香气息的枕巾、书签、香袋等。好处很多，首先，芳香气息可以活跃人的情绪，保持体内激素分泌平衡，有益于胎儿的正常发育。如紫罗兰、水仙的气息使人温馨缠绵；薄荷、菊花气息增强食欲；薰衣草、玫瑰花气息安神助眠；茉莉香消除疲劳；柑橘、山楂香开胸理气。其次，花草气息中含有多种保健物质，杀菌物质就是其中的一种，吸入香气就如同吃抗生素一样。如玫瑰香中的芳香醇、茉莉香中的芳樟酸能杀死引起流感和扁桃腺炎的病毒和细菌；丁香中的丁香油酚杀菌能力比石炭酸还要强 5 倍。孕妇经常吸入这些抗菌成分，可以在一定程度上消除传染病的威胁，而不少传染病乃是导致胎儿畸形的祸根。同时，花草有吸收噪声的作用，有助于环境安静。

至于噪声，乃是优生的一大障碍，超过 60 分贝的噪声可伤及孕妈妈的神经、心血管以及消化系统，引起诸如头晕、头痛、听力减退、失眠，甚至耳聋、全身无力、心动过速、血压升高、消化不良等症状，进而累及胎儿发育。胎儿对噪声更为敏感。日本专家通过 B 超影像技术等手段观察到，孕 4～5 个月的胎儿已有一定听力，当听到碗碟破裂一类的噪声，全身直打哆嗦，吧嗒吧嗒乱动。由此可见，让母胎双方生活在一个较为安静的环境中有多么重要。

环境色调也不可小视。孕妈妈体内的生理变化将影响她对色彩的好恶，一般在早孕期间多偏爱柠檬黄及冷色系中的淡绿、淡蓝和雪青色，反感强烈、鲜亮的红色和明朗、欢快、扩散性较强的黄色。假如此时在红色房间或红色餐桌上进餐，孕妈妈不仅降低食欲，还可产生强烈的厌恶感和烦躁不安。孕中期多青睐色调轻淡、优美、高雅的风景画及摄影作品，对印有小孩的画片和相册也颇有兴趣。孕期 7 个月以后，对色调更为敏感与强烈。遇到鲜艳的红色血压会升高，胎动可增加，脉搏可增快；看到黑色瞳孔散大、心慌气短、出虚汗；而对淡紫色与淡绿色更有情感。原来，这两种颜色是色彩中最温柔的色相，对人的感觉器官几乎没有多大的刺激，可使孕妇感到舒缓、安详、愉悦，并可减轻头痛、呕吐等孕期不适反应，故广受欢迎。

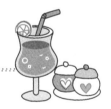

关注特殊孕妈妈

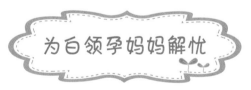

为白领孕妈妈解忧

白领孕妈妈要根据自己的职业特点、工作性质来安排好孕期的生活，更有利于好孕。

久坐族

❈ **常见人群** 办公室文员、打字员、财会人员、电脑操作员等。

❄ 容易出现的问题

● 子宫胀大，激素改变，容易发生腰酸背痛，如果又久坐，会使腰酸背痛加剧。

● 久坐使骨盆长时间负重，影响腹部和下肢的血液循环，容易诱发便秘、痔疮、下肢浮肿或静脉曲张。

❄ 金点子

● 坐姿要正确。以椅子为例，要稳稳坐着，髋关节与膝关节要成直角，大腿与地面保持平行。后背笔直地靠在椅背上，防止滑脱或跌倒。

● 忌坐沙发。沙发质地太软，孕妇久坐会加剧瘀血程度，造成血液回流困难，诱发或加重痔疮。

● 多穿弹性袜，回到家中将脚部垫高，让两脚静脉回流顺畅。

● 痔疮重在预防。每天早、晚分别做提肛运动，即类似于忍便的动作，每回做 30 遍，有助于肛门周围组织的血液循环；保持肛周清洁，每晚进行 10 分钟温水坐浴；有便意感及时如厕，不要憋便，如厕时不要读书、看报。

● 在保证营养充分的基础上，适当吃些含粗纤维的蔬菜，如芹菜、韭菜、萝卜等。另外，也可食用白芝麻、红薯稀饭，菠萝、梨、香蕉等水果也可防止便秘。

● 一般坐半个小时就应站起来走动一下，使脚部得到活动。条件允许时也可把双腿抬起放在桌子上，以减少静脉曲张发病的概率。

久站族

❄ 常见人群　营业员、教师、医护人员等。

❄ 容易出现的问题

● 久坐易出现的问题也容易发生在久站的孕妇身上，如腰背酸痛、便秘、痔疮、下肢浮肿或静脉曲张等。

● 肚子愈来愈大后，地心引力会使子宫下坠，有早产之虞。

● 久站易使血液到达子宫的量不足，不利于胎儿发育。

❋ 金点子

● 站姿要规范，以保持"稍息"步态为好。即一腿在前，另一腿在后，重心放在后腿上，让前腿休息；过一阵后，前后腿交换一下，或者将重心移向前腿。目的是将身体的重心轮流放在两条腿上，促进下肢静脉血液回流到心脏，减轻静脉曲张。

● 站一阵后要适度休息，如教师可抓住课间时间休息。

● 有早产可能，如曾经早产过或有流产迹象者，应调换工作岗位或暂时不上班，以保证孕期安全。

脑力族

❋ **常见人群** 公务员、管理人员、撰稿人、编辑、科研人员、炒股者。

❋ **容易出现的问题**

● 可使体内一种称为皮质醇的激素含量明显升高，而皮质醇可抑黄体酮的分泌，有流产之虞。

● 可能导致婴儿先天缺陷，如腭裂、兔唇、听力缺陷和先天性心脏病等。

● 可能妨碍胎儿生长，造成出生体重过低。长大后患上心脏病、糖尿病等的风险增大。

❋ **金点子**

● 学会调节情绪，保持心态平和，减轻精神压力。

● 适当参加文体活动。

● 多看相声、喜剧节目。

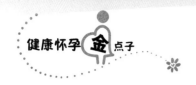

轻松族

❀ **常见人群** 全职太太，或怀孕后脱离工作的女性。

❀ **容易出现的问题**

● 生活过于轻松、安逸，无所事事，整日躺在家中，常吃零食，造成孕妇本身与胎儿体重过重，不利于分娩。

● 迷恋麻将，造成久坐，引起便秘、痔疮或下肢静脉曲张。

❀ **金点子**

● 孕期要劳逸结合，适当做点体力活，如买菜、做饭、搞卫生等。

● 合理运动。

旅行族

❀ **常见人群** 各行各业喜欢旅游或出差的女性。

❀ **容易出现的问题**

● 交通工具带来的不利，如汽车的震动与颠簸；乘飞机导致胎儿氧气供应不足等。

● 容易遭受传染病的偷袭。

● 孕早期长途跋涉容易流产；孕晚期则容易发生早产。

❀ **金点子** 孕妇最好不出差或旅游。至于非去不可者，则须做好以下几点：

● 选好时机。以孕中期（孕期第4～6周）最为安全。一来"早孕反应"已过，二来沉重的"大腹便便"与腿脚肿胀尚未出现，为旅游的最佳时间段。

● 优选交通工具，以飞机、火车、轮船等平稳舒适安全的交通工具为妙，汽车不宜。最好选择紧靠通道的座位，便于经常起立活动下肢，防止浮肿。

● 绝对不要到传染病区域旅行，以免染上传染病，威胁胎儿的发育。

应酬族

❋ **常见人群** 从事公关、营销、外贸等女性。

❋ **容易出现的问题**

● 频繁接触烟、酒、茶、咖啡等刺激物，给胎儿招来风险。

● 经常进食高脂、高盐食物，一可累及本身，诱发糖尿病、妊高征等；二可造成营养不均衡，招致胎儿维生素与微量元素缺乏。

● 作息被打乱，生活失去规律，影响母胎双方的健康。

❋ **金点子** 怀孕后最好调动岗位，不再做"应酬一族"。如一时难以如愿，可采取以下防范措施：

● 以白开水、果菜汁代替各种饮料。

● 多吃粮食、蔬菜、水果类食物。

● 食用孕妇奶粉，以补偿维生素、蛋白质与微量元素的不足。

● 必要时在医生指导下服用维生素与微量元素的药物制剂，以满足胎儿发育的需求。

劳累族

❋ **常见人群** 工人、零售业、洗涤业及农村或渔村妇女。

❋ **容易出现的问题**

● 劳动强度较高，易发生腰或背部疼痛、抽筋、下肢浮肿或静脉曲张。

● 发生胎儿生长迟滞、流产、早产、死胎、早期破水、妊娠高血压综合征等的危险增高。

※ 金点子

● 暂时调换岗位，改到劳动强度低一些的岗位上班。

● 限制工时。荷兰研究人员发现，孕妇一周工作 32 小时以上，给胎儿带来的风险几乎与吸烟一样大，如造成胎儿出生体重偏低等。建议孕妇一周工作时间不要超过 24 小时。

电脑族

※ **常见人群**　常与电脑打交道的孕妇。

※ **容易出现的问题**　电脑对怀孕的影响尚有争论。总的说来，电脑的电磁辐射量非常小，对精子、卵子、受精卵、胚胎、胎儿等都是安全的。但也有相反的观察资料，如国外发现孕妇每周使用 20 小时以上电脑，流产率可增加 80%，甚至娩出畸形胎儿。另外，孕妇长时间使用电脑，其下一代发生听力障碍的危险增加 84 倍。

※ **金点子**　尽管电脑的辐射量很小，但毕竟还是有一定的电磁辐射，从防微杜渐的角度看，强化对包括电脑在内的电器的防范措施还是需要的。

● 挑选正规厂家的名牌家电产品，尽量减少辐射量。

● 保持一定的安全距离。如使用低辐射量的屏幕、不让屏幕直接对着孕妇的腹部等；远离微波炉至少 1 米以外；电视与人的距离应在 4～5 米；与灯管距离应在 2～3 米。

● 不要将家用电器摆放得过于集中，电视机、电脑、冰箱等更不宜集中摆放在孕妇卧室里。

● 缩短使用电器时间。孕妇连续操作电脑要限在 4 个小时以内，不接听手机时不要将手机挂在胸前。

● 有条件的孕妇可穿防辐射服装，使用电脑、电视防辐射屏，防辐射窗帘等。

容易与"怪胎"结缘的孕妈妈

"怪胎"，医学上称为畸形，表现形式五花八门，常见的有无脑儿、大头儿、脊柱裂、联体胎、内脏翻出、肢体短小、巨腹、三条腿、四条腿、独眼、先天性心脏病等。据有关专家统计，此类"怪胎"约占新生儿的 1% ～ 2%。

研究资料显示，以下几类孕妇有此种风险，应高度提防之。

❋ **携带病理遗传基因的孕妇** 人类的遗传病约有 3000 多种，如先天愚型、脊柱畸形、心脏与大脑畸形、短颈、先天性睾丸发育不全症、先天性卵巢发育不全症等。做好孕前检查，是堵塞此类怪胎来源的唯一手段。

❋ **高龄孕妇** 医学上将 35 岁以上的孕妇称为高龄孕妇，生"怪胎"的危险增高。以先天愚型为例，35 岁以后的孕妇生下此种畸形胎儿的概率为 1/400，到 40 岁以后其概率上升到 1/300。故无特殊情况，女子应该在 35 岁前完成生育。

❋ **生病用药的孕妇** 病毒与不少药物有致畸作用，如风疹、肝炎病毒可导致先天性心脏病、白内障、聋哑等畸形，特别是在孕早期 3 个月。孕妇患病后则应根据所患疾病的性质以及用药情况分别对待。若患病后必须使用抗疟药、抗癌药、解热镇痛药等容易引起胎儿畸形的药物，应听从医生建议，当机立断终止妊娠，不得固执己见。

❋ **缺乏维生素的孕妇** 如维生素 A 缺乏，可引起胎儿腭裂（俗称"狼咽"）、唇裂（俗称"兔唇"）、独眼；叶酸不足则可造成无脑、脊柱裂、脊膜膨出。为此，孕期一定要适当多安排一些富含

维生素的食品，必要时可在医生指导下服用维生素药物来补足，而且越早越好。多食用富含维生素的食物，对于孕妇具有特殊的意义。

❋ **食用污染食物的孕妇** 农药、汞、铅、砷、苯以及黄曲霉素，通过食物经母体侵入胎儿体内，可损伤和破坏细胞染色体，引起诸如黑孩、肢体残缺、小脑畸形、痴呆、多囊肾等异常。更为糟糕的是这些污染物即使很小剂量，孕妇安然无恙，但胎儿已深受其害。所以，搞好家庭及个人的饮食卫生，尽量选择没有污染的食品，对怀疑已受污染的食品进行去污染处理（可用浸泡、清洗、日光曝晒等方法）。

❋ **逗猫玩狗的孕妇** 猫、狗等宠物常携带有一种称为弓形体的寄生虫，可侵入孕妇体内而干扰胎儿的正常发育，引起畸形。不难明白，孕期拒绝猫、狗等宠物也是优生一招。

❋ **浓妆艳抹的孕妇** 美国一项调查表明，每天浓妆艳抹的孕妇胎儿畸形的发生率是一般孕妇的 1.5 倍。对胎儿发育产生不良影响的"祸首"是化妆品中所含的铅、砷、汞等有毒物质，这些物质被孕妇的皮肤和黏膜吸收后，可透过血胎屏障，潜入胎儿血液循环，干扰胎儿发育。其次是化妆品中一些成分经阳光中紫外线照射后，产生有致畸作用的芳香胺类化合物。故孕期最好远离化妆品，以保胎儿安全。

❋ **患有性病的孕妇** 梅毒等性病病原体（如梅毒螺旋体）可通过胎盘传播给胎儿，谓之胎传梅毒。胎儿出生后面容消瘦，如同小老头，日夜躁动不安。故为了下一代的健康，育龄夫妻一定要洁身自爱，保持性专一，有性病者治愈后再考虑受孕。

❋ **特殊职业孕妇** 如从事农药生产或使用的孕妇接触有机磷与有机氯的机会多，易致胎儿畸形或早产；从事铅业生产和浇字铸版业的孕妇，因吸收空气中的铅尘，可致胎儿神经发育受损而发生智力缺陷或痴呆；从事油漆业、塑料加工或制革业的孕妇常受到苯、甲苯或苯化合物的侵害，可能导致胎儿再生障碍性贫血和死胎；从事采汞业或含汞产品生产（如荧光灯、血压计等）的孕妇长期接触汞，可致流产、早产；从事纺织、木材加工、锻压等工种的孕妇可因受噪音侵害，导致胎儿发育缓慢；从事医疗卫生工作的孕妇常受放射性物质、麻醉气体、毒药或消毒剂等物质侵害，胎儿易发生唇裂、腭裂等畸形。故从事上述职业的女性在怀孕前 3 个月和怀孕后，要特别注意加强个人防护，有条件者最好暂时调换工种，以确保母婴健康。

第三章 "我爱你有几分"
——做好孕期护理功课

"你问我爱你有多深，我爱你有几分？我的情也真，我的爱也真，月亮代表我的心……"当你以孕妈妈的身份来哼这支流行歌曲的时候，不要忘记你身体里的器官比你的先生更需要你的爱。奥秘在于孕期会发生许多生理变化，导致体内诸多器官受到影响，将你月亮般的爱及时地输送到这些器官，便成了你必做的一门孕期保健功课。

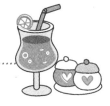

孕期护肤功课

❀ 孕期皮肤问题

● 面部冒出黄褐斑、蝴蝶斑，乳头变黑，皆因孕期肾上腺皮质激素分泌增加，引起皮肤色素沉着所致。

● 腹部妊娠纹"亮相"，乃是腹壁被增大的子宫撑大，致使腹壁的弹力纤维断裂而形成紫红色纹路。

● 痤疮登场，乃因皮肤血液循环增加，油脂的分泌量增多所形成。

● 皮肤多汗。

● 毛发异常，如、腹部、乳头周围等不该长毛的部位生出毛发，或毛发变得更干或更油性，甚至变色。

● 静脉曲张，皮肤表面"青筋"突起，以两腿及外阴处最为明显，可呈蚯蚓状，并有酸胀和疼痛感觉，常常合并下肢浮肿，多发生于孕晚期，与静脉血管中的血流量增多而充盈有关。

● 反复出现暂时性的、没有明显缘由的皮疹和瘙痒。

❀ 应对办法 你由一只"白天鹅"变成了地地道道的"丑小鸭"，甚至丑到家了，都是拜妊娠激素所赐。一般说来，痤疮、黄褐斑等色素沉着可在分娩后逐渐减轻、消失，故可不必处理，也可通过补充叶酸来改善。妊娠纹则没这么简单，不会像黄褐斑那样可在产后消失，仅是颜色由紫红变为白色罢了，改善办法是别让体重增加太快；用按摩油或富含维生素 E 的润肤霜涂擦腹部；做轻柔的运动等。穿弹力袜或使用弹力绷带，可使静脉曲张减轻。

❈ 护肤金点子

● 适当多饮水，控制体重增长速度与幅度，注意保持皮肤的清洁卫生，不用碱性浴皂洗浴。

● 孕期皮肤格外敏感，做好防晒工作很重要，如避免在日光最强的时段做户外活动，外出时戴帽子或打遮阳伞等，或使用指数高的防晒霜。

● 多吃点水果、蔬菜，补足维生素C，有望减轻皮肤色素沉着。

● 注意清洗、保养头发，防止产后脱发。

● 平时多进行腹部肌肉锻炼，保持腹肌的弹性良好，可能减轻甚至不出现妊娠纹。

● 化纤类衣物可刺激皮肤，使瘙痒症状加重，故孕期最好穿棉制品内衣，瘙痒严重者可用炉甘石洗液止痒。如果皮疹持续3天以上或瘙痒加重，一定要去医院就诊。

● 减少工作，避免长时间站立，坐下或睡眠时抬高脚部，鞋袜宽松，防止或减轻静脉曲张。

● 减少泡澡时间，或者加入浴油，有助于保持皮肤的弹性。

孕期护眼功课

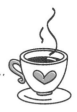

❈ 孕期眼睛问题

● 眼角膜（俗称黑眼仁）轻度水肿，形成轻度屈光不正，看近物变得模糊或呈现重影，孕7~9个月最为明显。

● 近视眼患者近视度数轻微增加。

● 泪腺分泌减少，出现干涩感。

❋ **应对办法** 看似眼病，其实是眼睛在妊娠激素作用下发生的一些功能性改变，一般在分娩后 6 ～ 8 周即可自动恢复，视力也趋于正常。即使因头部静脉压降低而引起的低眼压，大多数也可在产后 2 个月恢复到孕前水平。如果孕期视力变化太大，而且不能在预期的时间内恢复，则要考虑糖尿病或高血压作祟，需要及时就医，不可怠慢。

❋ **护眼金点子**

● 做好孕前检查，发现眼病及时治愈，暂时不能治愈的也要控制好病情再考虑怀孕。如果带病妊娠，孕期激素的变化可能导致原有的眼病恶化。

● 均衡饮食，多食用富含维生素 A、维生素 C 与叶黄素的食物，防止视力下降，如柑橘、胡萝卜、芒果、甘薯、杏子、哈密瓜、香蕉、酪梨、芥菜、玉米、黄瓜、嫩豌豆、青椒、黄椒、奇异果、猕猴桃、鲜枣、菠菜等。若眼睛出现干涩感，含 ω ～ 3 脂肪酸较多的食物可有效化解，如三文鱼、亚麻籽油、菜籽油、核桃油、橄榄油、马齿苋、杏仁、羽衣甘蓝等。

● 定期查视力。最好每隔 2 个月做一次眼科检查，若发现视力变化较大，应及时测血压、查血糖或尿糖，提防糖尿病、高血压作祟。另外，如果以前的眼镜不合适了，千万别凑合着用，也不要随便扔掉（生完宝宝就又能派上用场了），建议暂时先配一幅舒适的"孕妇眼镜"。如果近视度加深，可在分娩 1 个月后再配眼镜，因为这时验出的度数才准确。

● 正确对待隐形眼镜。孕期的眼部变化，如角膜含水量增加、透气性变差等情况出现，已不适宜再戴隐形眼镜了。如果勉为其难，容易发生缺氧而诱发或加重眼角膜水肿，或导致眼球新生血管增生，甚至角膜上皮脱落；如果隐形眼镜不干净，还容易招惹细菌入侵，诱发角膜发炎或溃疡形成，后果严重。所以，孕期最好暂时远离隐形眼镜，至少在孕末期3个月停戴，待分娩后6～8周（最好3个月）再重新佩戴。如果实在不愿舍弃，或为特殊需要，可试试变通做法，如选择舒适的隐形眼镜，并做好镜片清洁保养，或使用日抛式隐形眼镜，用完就扔，一旦出现不适症状，务必尽快找眼科医生诊治，切勿拖延，以免造成无法弥补的遗憾。

● 调整生活方式，如减少阅读，缩短看电视及电脑等用眼时间，每30分钟休息10分钟； 勤洗手，勿用手揉眼睛，以减少眼角膜的损伤及感染；夏、秋季节注意防晒，并尽量少在干燥的环境中逗留；少用或不用吹风机。

● 热敷眼睛，每天3～4次，每次5～10分钟。方法：将毛巾浸泡于40～50℃的温热水中，取出拧半干，趁热敷在额头及双眼部位，双眼轻闭，头向上仰。也可用茶壶盛满热水，两眼轻闭，接受来自壶嘴冒出的热气熏蒸。

● 做眼保健操。先用无名指取绿豆粒大小眼霜，在上眼睑和下眼睑部位各点上两点，上下打圈抹匀。然后从眼角处开始，用无名指指腹顺着从里到外的顺序打圈到眼尾，上下分别进行，并在眼尾轻轻按压。每天早、中、晚各做一次，每次做15～20遍。

● 安全使用眼药水，包括人工泪液、抗菌消炎与激素等几大类，使用前须向医生咨询，尤其是在孕早期和即将临产的阶段，不可随意擅自应用。一般说来，眼干涩明显可酌用人工泪液，细菌感染（如结膜炎、角膜炎）以红霉素、洁霉素眼药水为宜。氯霉素具有严重的骨髓抑制作用，孕妇使用后可能导致新生儿产生严重的不良反应；四环素容易导致胎儿畸形，并危害牙齿（形成四环素牙），皆不宜用。眼药水可经鼻泪管流到鼻腔，透过鼻黏膜的吸收而进入血液循环系统，为确保胎儿健康，点眼药水时应靠近眼睛内侧的泪点，

以较少药物的吸收量。

● 慎用药物。不少感冒、止咳或止痛药物含有抑制眼泪的成分，可加重干眼症症状，最好暂时远离。

● 特殊孕妈妈需要特别对待，如妊高征患者要当心眼底病变，如眼底血管痉挛、视网膜出血、水肿等；高度近视的孕妈妈要防止视网膜脱离，故要定期到医院做眼底检查。患有糖尿病者则要控制好血糖。

孕期护耳、鼻、喉功课

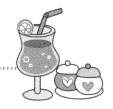

孕妈妈体内会出现一系列生理变化，如体内水分潴留，血管容量增加，外周血管扩张，血管阻力降低等，进而导致全身黏膜肿胀，并影响各器官的生理功能。耳、鼻、喉等器官也不例外，且以孕早期 3 个月和末期 3 个月容易发病，并出现症状。

孕期护耳功课

❀ 孕期耳朵问题 孕妈妈全身水量猛增约 4 升，这些水分主要潴留在组织间隙，耳朵也在其中，所以易发生症状或疾病，如分泌性中耳炎、梅尼埃综合征、听力减低、耳鸣等。

❀ 应对办法 从孕早期开始，孕妇的低频区（150 ~ 500 赫兹）听力有所下降，并在孕期的中、晚期继续加重，但幅度均在生理限度以内，待到产后 3 ~ 6 个月可望恢复正常。耳鸣也可随着孕期结束而逐渐恢复正常，并在以后妊娠中几乎不会重现；也可做做护耳操（方法：定息静坐，咬紧牙关，以两指捏鼻孔，怒睁双目，使气窜入耳窍，至感觉轰轰有声为止，每日数次，连做 2～3 天）。若得了分泌性中耳炎，宜多做吞咽动作，必要时到耳鼻喉科治疗。梅尼埃综合征发作时出现头晕，要静卧，进清淡低盐饮食，限制入水量，间歇期要勤锻炼以增强体质。

❋ 护耳金点子

● 多摄入富含维生素 A、叶酸、维生素 B_{12} 的食物，如鱼、禽、动物肝、蔬果、蘑菇等。

● 根据孕期以及妊娠反应的程度，合理安排工作、活动与休息，做到劳逸调度适当。

● 避开噪声，少听耳机，听时音量别开得太大，时间不要太长，每隔半小时让耳朵休息一下。

● 严防感冒，防止中耳炎发生。

孕期护鼻功课

❋ 孕期鼻子问题

● 常流鼻血：孕期，尤其是孕 7 个月后，血液中的雌激素浓度可超出孕前 20 倍以上，促使鼻黏膜发生肿胀、软化、充血，加上鼻腔血管壁脆性增加，故容易破裂而引起鼻出血。

● 妊娠期鼻炎（又叫血管舒缩性鼻炎）：雌激素水平增高，引起鼻黏膜的超敏反应，导致小血管扩张、组织水肿，出现鼻塞、打喷嚏、流涕等症状，约 20% 的孕妈妈可受累，分娩后可痊愈，且不留后遗症。

❋ 应对办法

● 孕妈妈一旦鼻子出血，应迅速坐下，用拇指和食指压住鼻翼根部，持续 5～10 分钟，并用冷湿毛巾敷额或鼻部，一般出血可止

住；如果出血严重，应在医生指导下合理使用黄体酮药物，降低雌激素对鼻黏膜的刺激作用而止血。

● 妊娠期鼻炎一般不用药物治疗。症状较重者可适当用点血管收缩剂，如 1% 麻黄素液滴鼻，疗程不超过 3 ～ 5 天。如无效时，可在清除鼻腔分泌物后，酌用鼻腔喷雾剂，或采用下鼻甲黏膜下注射给药，症状改善可保持 3 ～ 6 周。

❊ 护鼻金点子

● 多吃些富含维生素 C、维生素 E、维生素 K 的食物，如青菜、红豆、瘦肉、乳类、蛋类等，以增强血管弹性，改善鼻腔黏膜的血流循环，减低鼻出血或罹患鼻炎的概率。

● 改善环境，如定时开窗换气，勤洗头、洗澡，勤更换枕头、被褥，避免落尘和霉菌滋生，远离"二手烟"以及污浊的空气，减少对鼻黏膜的恶性刺激。

● 重视鼻腔卫生。每次洗脸结束时，不妨用湿毛巾洗洗鼻腔；保持口鼻的温暖湿润，减少干冷空气的刺激；室内空气干燥时，使用加湿器来补充空气湿度；避免过度刺激的气味，如蚊香、檀香、油漆、清洁剂等。

● 预防感冒。秋、冬寒冷季节或感冒流行期间，尽量少去公共场所，外出需戴口罩，室内可用白醋熏蒸的方法来进行空气消毒。如果不慎受凉，可及早服用生姜红糖水以驱除"寒邪"，尽量减少鼻炎发病。

孕期护咽、喉功课

❊ 孕期咽喉问题　一般从孕三四个月开始，咽喉部、声带等部位可出现水肿、松弛、疼痛、声音嘶哑甚至失音，容易误诊为急性咽喉炎。可累及 20% 的孕妈妈。

❊ 应对办法　大多数孕妈妈的咽喉症状，都会随着胎儿的降生而逐渐恢复正常，故轻症不必处理，较明显者也只做对症处理。若较重者如需动用药物（包括中药），一定要接受医生的指导。

❋ 护咽（喉）金点子

● 严防感冒。

● 讲话不要太频繁，避免大声喊叫与哭闹。

● 多喝开水，有咽喉不适感时可适当含服一些清凉剂含片。

● 防止胃食道反流。已有胃食道反流者应看医生。

孕期护牙功课

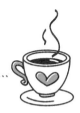

❋ **孕期口腔问题**　体内激素改变，口腔内细菌增多（约为正常人的 2.5 倍），偏爱酸甜食物或零食，进餐次数增多，牙齿的负担与受损的概率升高，加上疲劳或妊娠反应太重变得慵懒，忽略口腔卫生保健，导致口腔病高发，如龋病、牙龈炎、牙周炎等，民间因之有了"生一胎娃掉一颗牙"的说法。

❋ **应对办法**　口腔病不仅给孕妈妈带来了痛苦，还可能诱发流产、早产，或导致低体重儿的出生概率增加。孕妈妈患有牙周炎，胎儿发生早产或低出生体重的风险比健康孕妇高 7.5 倍；孕期牙周病变加重的孕妈妈，其风险可高达 10 倍。牙病轻者可选择在用药较为安全的孕中期治疗；牙病重者在孕早期可考虑终止怀孕，到了孕中晚期应选择较为安全的医疗措施处理。

❋ 护牙金点子

● 孕前请牙科大夫做一次全面的口腔检查，包括牙体和牙周检查，对于有问题的牙齿及牙周进行及时正规的治疗，直至痊愈，如

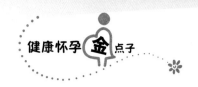

牙龈炎、牙周炎、龋病以及阻生智齿等。阻生智齿指口腔中最后一个磨牙（俗称"后槽牙"，以下颌第三磨牙最为多见），常受颌骨和其他牙齿的阻碍（部分牙体被牙龈所覆盖）而"姗姗来迟"，往往要待18岁以后才能萌出，而其牙体与牙龈之间存在较深的间隙（医学上称为"盲袋"），容易积留食物残渣，导致细菌滋生、繁殖而直接引起急性或慢性炎症，形成"智齿冠周炎"，且最容易发生在20～35岁之间，这个年龄段恰好是育龄女性选择怀孕的时间，所以成了埋伏在孕期的一颗"定时炸弹"，建议在孕前将其拔除，以绝后患。另外，有缺失牙要及时修复，以恢复咀嚼功能。如果检查没有牙病发现，则应进行常规的牙周维护与洁治，确保不将任何异常情况带入孕期。怀孕以后，还须请牙医做一两次口腔检查，作为产前医疗的一部分。

● 孕期出现口腔感染或牙痛，应及时就医。有些孕妇担心药物会影响胎儿，宁可自己忍痛，也不愿意用药、拔牙或做其他治疗。其实，普通的洗牙、根管治疗、牙齿补缀以及简单的拔牙，在孕期是可以进行的。至于药物，医生也会尽量权衡利弊，选用那些相对安全的药物，不会对胎儿造成伤害。

● 全面摄取营养，特别要注意安排富含钙、磷、维生素 C 与维生素 D 的食物，以维持口腔尤其是牙齿的正常代谢与健康。

● 践行"全面口腔清洁"新理念。不少人简单地将口腔清洁与刷牙等同起来，误认为只要牙刷一动就万事大吉。其实，你只要面镜张嘴就可明白，牙齿只占了口腔较小的一部分（约为25%），还有大部分（约为75%）牙刷"鞭长莫及"，成了清洁的"死角"。所以要更新认识，建立"全面口腔清洁"新理念，既要关注牙齿，也不要漏掉舌、颊、上腭等部分，按"口腔清洁两步战略"实施。

● 纠正不良小习惯，堵塞每一个损牙细节。

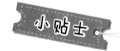

口腔清洁两步战略

＊**清洁第 1 步**：使用牙刷＋牙线，对付口腔的 25% 面积。请把握好以下细节：

① 每餐及吃过甜点后都应刷牙，选择合格的软毛牙刷（减少牙龈损伤）与含氟牙膏（有利于清除口腔细菌），刷牙宜温水，避免过冷、过热对牙本质的不良刺激。

② 使用牙线。取约 30 厘米长的牙线，两端打结成一圆形，将牙线缠绕在左右手的中指上，用食指与另一只手的拇指绷紧牙线，切入牙间隙，紧贴牙面成 "C" 字形，缓缓地从牙根向牙冠方向移动，每个牙面剔刮 4 ~ 6 次，清除附着在牙面上的牙垢和菌斑。用力不要过大，以免损伤牙龈；每清洁一个牙间隙要移动一段牙线，直到清洁完毕。

＊**清洁第 2 步**：使用杀菌漱口水，对付口腔剩下的 75% 面积，早、中、晚各漱口 1 次。目的是达到全面出击的效果，从根本上解决口臭、龋齿，牙龈炎等口腔问题的致病源头，有效预防各种口腔问题的发生。方法是含一口漱口水，反复漱洗口腔的各个部位，尽可能清除掉食物残渣和软垢，持续 1 分钟左右吐掉。注意：漱口水分为治疗性（如生物漱口水、抑制牙菌膜漱口水、含氟化物漱口水等）与美容性两种，前者适用于牙痛、牙龈炎、牙周炎患者；后者适合于没有口腔疾病的人。另外，漱口水不能过度频繁使用，每天最多用 3 次，否则会抑制口腔内正常菌群的数量，严重的还可能引发口腔真菌性病变，如鹅口疮等。

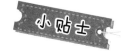

损牙小习惯黑名单

* **中午不刷牙**：一些人认为刷牙只是早、晚各一次的事，其实睡眠时细菌在口腔内的繁殖速度只是白天的 60%，也就是说白天的口腔细菌更多。应增加一次中午刷牙，即早、晚各刷牙 3 分钟，中午刷牙 4 分钟。刷牙最好安排在饭后半小时，以免损伤牙釉质。在刷牙的同时，合理使用牙线、牙间刷、符合要求的牙签等工具，必要时施行窝沟封闭，以弥补刷牙的不足之处。

* **吃夜宵或夜间吃零食**：相对于白天而言，人在夜间分泌的唾液较少，牙齿上的污垢得不到及时的"冲刷"。最新研究显示，晚上吃东西的人要比不吃者牙齿脱落更厉害，最好戒除。

* **用嘴呼吸**：鼻子不通气或锻炼时习惯用嘴呼吸，会损失更多唾液，增加患龋齿的概率。

* **咬指甲**：既伤指甲又伤牙，不仅影响牙齿美观，使上颌牙外突，还可增加罹患磨牙症的风险。

* **不用吸管喝饮料**：饮料中含有果汁、维生素 e 及防腐剂等酸性物质，频繁与牙齿"亲密触碰"会提升患龋齿的风险。所以喝饮料一定要用吸管，直接将饮料送到喉咙部位，最大限度地减少与牙齿接触。

* **泡游泳池**：游泳池里的水经过氯气杀毒处理，氯元素能腐蚀牙齿。相反，海水中略带咸味的水可以抑制口腔里的细菌，使口腔环境更健康。因此，夏秋季节以去海边游泳度假为上策。

* **嚼冰块**：夏秋季节嚼冰块解暑，有导致牙齿疼痛、断裂之虞。如果你特别想吃冰块，最好碾碎或磨成刨冰后再食用。

● 勤做牙齿保健操，如叩齿、转舌按摩、鼓漱，解便时咬紧牙关等。也可在餐后咀嚼无糖口香糖。

● 定期洁牙。刷牙和牙线也有力所不及的地方，如牙齿根部，细菌可能在此处集结，甚至形成顽固的牙垢危害牙龈。应每年或每2年洗一次牙，让牙齿彻底洁净。

● 正确对待药物牙膏。不少人误以为只要坚持使用药物牙膏，就可以保口腔一方平安。诚然，有些药物牙膏确有一些辅助作用，但要想真正获得健康还得去看牙医，对药物牙膏的选择应主动接受牙科医生的指导。

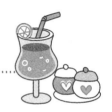

孕期护乳功课

✿ **孕期乳房问题**　自受孕的那一刻起，在体内激素的驱动下，乳房就拉开了"七十二变"的序幕，但要有明显感觉则须待孕1个月左右。随着孕期的进展，乳房的变化越来越显著。

● 孕1个月左右：伴随着嗜酸、晨吐等害喜症状的"亮相"，乳房日趋丰满、沉重、触痛、有刺痛感；乳晕因色素沉积而加深；乳晕内的汗腺明显；流向乳房的血液量增加，皮下有淡蓝色的静脉血管显影。

● 孕2个月左右：乳房明显膨胀，柔软，乳房上冒出一粒粒因乳腺肥大而引起的突起物，皮肤下静脉血管明显，乳头增大且突出。

● 孕3个月左右：乳房进一步增大，除了些许疼痛感外，还可能摸到乳腺因快速发育而形成的肿块。另外，乳房皮肤下一条条小血管突出，像要爆出来一样，状如蚯蚓，医学上称为静脉曲张。

● 孕4个月左右：压挤乳头可能有黏稠淡黄的乳汁溢出。

● 孕5～6个月：随着乳房的胀大，左、右乳头之间的距离逐

渐拉开，双乳开始向腋下扩展并下垂。乳房周围的皮肤缺乏弹性和张力，双乳的外侧还有可能出现少量的妊娠纹。乳晕更深更黑，皮肤下静脉曲张程度加重。

● 孕 7 ～ 9 个月：血液中的雌激素浓度超过孕前 20 倍以上，乳腺发育达到顶峰，肿胀感加重，轻按乳头也能流出乳汁，整个乳房重量相当于孕前的 2 ～ 3 倍。

❀ **应对办法** 乳头变黑，青筋密布好像爬满了蚯蚓，一碰就疼等变化，其实都是乳房悄悄地在为你未来喂养宝宝做准备，虽然给你带来了暂时的不适甚至烦恼，可这是造物主赋予女性的神圣使命。不必做医学处理，只需做好护理就行了。

❀ **护乳金点子** 与平时不同，孕期养护乳房至少要达到 3 个目标：一是尽量减轻乳房的不适感，助你顺利度过"十月怀胎"；二是让乳腺充分发育（乳腺发育越充分，日后分泌的乳汁就越多），为未来的小宝宝准备充足的"食粮"；三是防止"一朝分娩"后乳房滑坡。

● 与时俱进更换文胸，孕 3 个月时乳房可比孕前增加 2/3 个罩杯，到分娩时胸部大致会晋升 2 ～ 3 个罩杯，尺寸可增加 15 ～ 20 厘米。故你应从孕 4 周起着手对文胸"推陈出新"，到孕 7 个月时最好换用哺乳文胸。选购新文胸的原则是：能给乳房提供可靠的支撑和扶托，有效地预防乳房下垂；大小要能完全包住乳房、不挤压乳头；保障乳房血液循环畅通，促进乳汁分泌，提高乳房的抗病能力，保护乳头不受擦伤；质地柔软，不含化纤成分，以免乳房运动导致细小的化学纤维阻塞乳腺管而造成无奶的严重后果。

● 积极应对乳房疼痛。换穿宽松内衣，如孕妇专用内衣，减轻对乳房的压迫；酌用热敷、按摩等方式缓解痛感；如果乳房出现红肿热痛、乳头龟裂、乳头有血丝性分泌物及皮肤溃疡等异常征候，要及时看医生，提防急性乳腺炎甚至乳癌偷袭。

● 呵护乳头落到实处。乳头既是乳房的门户，又是日后喂奶的工具，务必悉心护理。

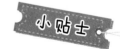

呵护乳头的技巧

* **清洗有技巧**：孕期皮脂腺分泌旺盛，加上孕 3 ～ 4 个月后乳腺可能分泌少量乳汁，容易在乳头上凝固结痂，不可强行清除，否则可损伤乳头。宜先用植物油（麻油、花生油或豆油）涂敷，使之变软后再用温水清洗；或者入睡前在乳头上覆盖一块涂满油脂的纱布，翌日晨起后再把硬痂样东西擦掉。

* **增加乳头坚韧性**：孕期约 5 个月后，常用干燥柔软的小毛巾轻柔地擦拭乳头皮肤，增加乳头表皮的坚韧性，使其趋于结实耐磨，经得起日后宝宝吸吮。否则，可能被宝宝吸破乳头皮肤，引起感染而影响乳汁分泌，给喂养带来麻烦。

* **矫正乳头内陷**：部分女性乳头内陷，日后宝宝含不住，无法吸乳，有造成哺育困难之虞，应从孕 7 个月起给予矫正。方法：将内陷的乳头擦洗干净后，一只手的手指压紧乳晕两侧，另一只手将乳头轻轻向外提拉，也可在乳头两侧和上下轻轻推动，将乳头挤出，每天操作数次。

* **防止乳头扁平**：乳头扁平虽不至于像乳头那样凹陷，但比一般的乳头显得短一些平一些，小宝宝不容易吸住。防范的办法是及时更新内衣，选穿合身且留有乳头空间的文胸，避免压迫乳房而妨碍乳头的正常发育。

● 科学按摩。按摩乳房有助于乳房血流畅通，刺激乳腺发育，且可减轻乳房胀痛等不适感。常用手法有两种：一种是手掌法，即

用手掌侧面轻按乳房（露出乳头），并围绕乳房均匀按摩，每天沐浴后或睡觉前做 2 ～ 3 分钟；另一种是手指法，将手指涂上爽身粉，用指腹或从乳房四周由内向外轻柔按摩，或在乳房周围以画圈方式轻柔按摩。注意：按摩频率与力道要适中，若按摩过程中出现下腹部疼痛等不适感觉应立刻停止。

● 睡眠宜用侧卧或仰卧。俯卧容易挤压乳房，导致血液循环不畅，妨碍促使乳腺发育的激素运送，累及乳腺发育，要尽量避免。

● 勤剪指甲，防止做乳房按摩时损伤皮肤，引起细菌感染。

● 忌用丰乳霜或减肥霜，因含有一定量性激素，可能会给乳腺发育蒙上阴影。

孕期护胃、肠功课

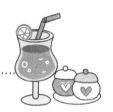

❋ 孕期胃肠问题

● 孕早期胃口变差，一闻到油腻气息就不舒服，尤其是恶心感一天胜过一天，早晨起床后的一段时间更令人难受，甚至哇哇地呕吐。

● 孕中期可出现胃部嘈杂、烧灼感，嘴里像含着黄连，总有一丝苦涩的味儿。

● 孕末期，肚子崛起已到"极顶"，可感觉到胸骨后间歇性地不舒服，仿佛有热乎乎的液体往上冒。

● 如果孕妈妈在孕前就患有胃溃疡病，早孕阶段由于胃酸分泌减少，症状可以部分减轻，但到了孕末期和分娩后，胃酸分泌逐渐恢复正常，溃疡病即可加重、恶化，发生呕血、便血等消化道大出血。如果孕前患有肝脏疾病尤其是肝硬化，怀孕后肝脏负担加重，腹腔静脉压力升高，食道与胃底静脉大多处于曲张状态，一旦进食不当（如食物太过坚硬或粗糙）使曲张的静脉血管破裂，则可发生令人措手不及的消化道大出血，严重威胁母婴双方的生命。

✳ **应对办法** 孕早期绒毛膜促性腺激素分泌旺盛，加上胎盘激素与肾上腺皮质激素的作用，致使胃肠黏膜发生充血、水肿等变化，恶心、呕吐等早孕反应的症状便"应运而生"。到了孕中期，早孕反应减轻，但体内出现大量孕激素，导致全身肌肉松弛，胃肠肌肉的张力随之明显下降，蠕动减弱、减少，胃排空与肠道输送食物的时间延长，造成胃液与食物过久地停留于消化道，增强了对胃肠黏膜的刺激，胃部嘈杂、不适或火烧火燎的灼热感等便可陆续登场。到了孕后期，胎儿个头越来越大，胃肠受到日益增大的子宫推挤，使胃向右上方移位，形成不同程度的水平位，胃内容物很容易反流到食道，日久形成反流性食道炎，随之出现胸骨后不适感，不时有热乎乎的东西往上冒。这些现象都属于生理范畴，不必做特殊处理，只需通过护理使之得以改善即可。但要注意，这些生理现象存在着隐患——消化道出血，其中肝病引起的上消化道出血最危险，此时性质则已发生变化，属于病理现象了，需要及时看医生，耽搁不得。

✳ **护理金点子**

● 育龄女性要做好孕前准备工作，如增加营养、戒除烟酒、合理运动等，目的是增强体质、提高抗病能力，为"十月怀胎"创造良好的身体条件。特别是患有溃疡病、肝脏病者，应予以积极治疗，最好是治愈后再受孕，至少也要待病情稳定后再考虑生育问题，以防止妊娠促使病情恶化而导致消化道出血。

● 进入孕期后要根据自身的实际情况，分阶段进行科学地调养。

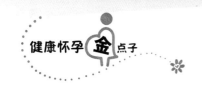

如早孕反应期宜遵循"随心顺口"的饮食原则，少吃多餐、多食维生素丰富的蔬菜与水果，以减轻孕吐症状，并保证营养成分的补充；当出现胃部灼热感后，应避免饱食及产酸多的食物，如甘薯、南瓜等含糖分较多的品种，或者在医生指导下服用胃舒平等药物来抑制胃酸的分泌；如果发生反流性食道炎，除了避开坚硬粗糙的食物、细嚼慢咽、限制酸辣食品以保护胃肠黏膜等措施外，就是使用药物减少胃酸反流，如含有抗酸药和二甲基硅油的复方制剂，此种药物可在胃及食管下段形成一个保护层，且可在胃内散气，降低胃内压力，起到减少打嗝与抵制反流的效果。

● 孕期生活一定要有规律，保证足够的卧床时间与睡眠。注意防止腹泻，以免诱发或加重消化道出血。

孕期护心功课

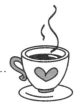

❋ **孕期心脏问题**　在孕酮等妊娠激素的影响下，伴随着胎儿的发育，子宫、胎盘逐渐长大，循环血量从孕6周开始增加，孕32～34周达高峰，血液容量增加40%～50%，心跳次数增加10%～20%，心输出量增加30%～40%，致使心脏负担大大增加。换言之，当你沉浸在孕育新生命的喜悦中时，却不知道你的心脏正在接受生理极限的挑战。不过，正常心脏完全能够通过代偿，获得挑战的胜券。但若遭遇到某些致病因子的偷袭，就很可能会出现意外，导致孕期心脏病发生。

● 妊高征心脏病：好发于孕20周左右，主要有高血压、水肿与蛋白尿3大症状。

● 围生期心肌病：多在孕末期 3 个月高发，以心室扩张、心肌肥厚、心室收缩功能减退等病变为特征，最终导致心律失常甚至心力衰竭。

※ **应对办法**

● 积极防治妊高征，消除妊高征心脏病的病理基础。

● 做好孕期保健，包括提供足量蛋白质、维生素等营养素，防止贫血或营养不良。

● 做好孕期检查，做到有问题早发现、早处理。

※ **护心金点子**

● 孕前一定要到医院做一次心脏检查，请医生评估心脏健康情况，能否耐受"十月怀胎"，并决定是否受孕。

● 孕前检查，除仔细检查心脏外，别漏掉口腔、血常规检查，因为牙病（如龋齿、牙周病、齿龈炎等）、贫血等都是孕期心脏病的诱发因素，务必治愈再考虑怀孕。

● 进入孕期后要积极防治妊高征，消除患心脏病的病理基础。如注意休息，每日至少保证 10 小时睡眠，定时测量血压，观察下肢是否水肿，若有异常及时向医生求助。

● 吃好三餐，注意摄取富含蛋白质、维生素和低碳水化合物的饮食，针对性地补足相关营养素，如维生素 C 与钙能改善胆固醇代谢，预防心血管病；镁能降低血压，有助于调理孕妇的心脏活动。适度限制盐的摄入量，一天不超过 5 克，过多会增加水钠潴留，加重心脏负担。孕期体重增加也要适度，防止肥胖，否则与高盐一样可使心脏过劳而患病。

● 要强化防病措施，如感冒、腹泻、牙病、贫血等皆有诱发孕期心衰之虞。如果不幸中招，要及时去医院，并遵医嘱治疗，惧怕药物累及胎儿而忍病不服药，或者擅自服药等做法，都是有害于优

生的谬误之举，不可为之。

● 一定要坚持孕期检查，心脏病孕妈妈还要做得更勤一些，如孕早期宜每 2 周查一次，孕 5 个月后每 1 周查一次，至少在预产期前 2 周住院休息等待分娩。每次检查除做产科常规项目外，还应测呼吸、数脉搏，注意有无水肿，目的是尽量降低心衰的发生率和死亡率。医学资料显示，未做孕期检查的心脏病孕妇比常做者，心力衰竭的发生率和死亡率要高出数倍甚至 10 倍，绝对不可疏忽。

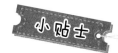

孕前心脏检查

心脏病患者能否胜任怀孕大业，取决于多种因素，包括心脏病的种类、病变程度、心功能状况以及有无并发症等。评估时既要慎重考虑妊娠可能加重心脏负担而危及生命，也要避免顾虑太多，致使能胜任者也丧失生育机会。医学上常用"纽约心脏学会"的标准对患者的心脏功能进行评级。

＊Ⅰ级：没有心脏病症状，身体活动不受限制，平常活动不会引起不适。

＊Ⅱ级：身体活动稍受限制，休息时无不适，但进行平常的身体活动即出现疲倦、心悸、心绞痛和呼吸困难等症状。

＊Ⅲ级：身体活动受限制，休息时无不适，但在轻微身体活动后即有疲倦、心悸、心绞痛和呼吸困难等症状。

＊Ⅳ级：静止休息时也有心脏病症状，任何身体活动都会加剧症状。

医学研究显示，心脏功能属于第Ⅰ、第Ⅱ级者比较安全，也不会影响胎儿生命；心脏功能属第Ⅲ级者有 1/3 在孕期发生心脏代偿不足而衰竭，胎儿死亡率达 12%；心功能第Ⅳ级者孕期心衰发病率在 1/3 以上，胎儿死亡率可高达 30%。另外，即使轻微的心脏病患者胎儿的死亡率未见增长，但早产儿和子宫内生长迟缓等发生比例仍比正常孕妇高；下一代遗传先天性心脏病的比例也会增加，相当于正常人的 6 倍。

结论：心功能受损轻微，仅为Ⅰ～Ⅱ级者可以生儿育女，但以下情况者不宜怀孕，做好避孕事宜为上策：

* 心功能Ⅲ级或Ⅲ级以上的育龄女性；

* 风湿性心脏病伴有心房颤动者或心率快难以控制者；

* 先天性心脏病有明显发绀或肺动脉高压症者；

* 心脏明显扩大（提示有心肌损害或严重瓣膜病变）或曾有脑栓塞恢复不全者；

* 曾有心力衰竭史或伴有严重的内科并发症，如慢性肾炎、肺结核者。

即使心脏功能Ⅰ～Ⅱ级的育龄女性，也须在专科大夫的监测下生育，增加孕检次数与频率，定期做心电图、超声心动图检查，一旦出现心衰先兆立即住院治疗，必要时终止妊娠，以确保孕妈妈的安全。

孕期护肝功课

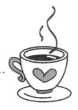

❋ **孕期肝脏问题**

● 生理现象：由于孕期养分摄取明显增多，雌激素、孕激素及胎盘分泌的各类激素水平也上升不少，这些都需要在肝内代谢或分

解，致使肝脏负重较大，于是出现肝脏体积增大，肝功能轻度异常，如血液中胆红质、转氨酶升高，白蛋白下降。

● 病理变化：发生妊娠肝内胆汁瘀积症（俗称"胎气病"）、急性脂肪肝、妊娠剧吐肝损害、妊高征肝损害等，统称为孕期特发性肝病，百分百属于疾病了。

❋ **应对办法**　首先要进行鉴别，搞清肝脏变化的性质。肝脏的生理性改变有 3 大特点：一是发生的时间，一般都在孕后期 3 个月，孕早、中期不会出现；二是改变的概率较低，如胆红质升高的孕妈妈仅占正常妊娠的 8%，转氨酶升高者更低，只占 7.3%。换言之，90% 的孕妈妈仍旧是正常的。同时，改变的幅度也较轻微，以转氨酶为例，不会超过正常值的 1 倍；三是分娩后胆红质、转氨酶与白蛋白等指标都会迅速恢复到正常范围。换言之，符合这三大改变者，应考虑为生理性，不足为虑，加强护理即可。如果考虑为特发肝病，则须小心伺候，按病种进行针对性地处理。

❋ **护肝金点子**

● 做好孕前检查，发现肝病应给予积极合理的治疗，治愈或病情稳定后再考虑怀孕，切忌将肝病带入孕期。以脂肪肝为例，先要查血、做 B 超搞清肝脏的功能，如果肝功能指标异常，B 超提示肝细胞脂肪成分持续不减或者进行性增多，务必给予充分有效的治疗，待肝功能稳定后再怀孕。当然，轻度脂肪肝，或有脂肪肝但经长时间观察肝功能正常者，均不在此列，可以正常怀孕。

● 加强孕期保健，定期做孕检，积极防治孕吐反应、妊高征等孕期合并症，确保肝脏不受干扰或损害。

● 防范食物污染。包括蔬菜、瓜果的农药残留；某些食品添加剂，如面粉增白剂、防腐剂；水源污染，如一些化学有毒物质对饮用水的污染；熏烤食物及变质食物，如烂姜、发红的元宵、长芽的土豆等。食物污染虽然在短时间内不致造成危害，但长期慢性毒害作用的积累完全能使肝脏功能受损。

● 拒绝肝炎病毒侵袭。孕期肝脏负担加重，加上免疫功能发生改变，对肝炎病毒的抵抗力降低，所以孕妈妈容易遭受肝炎病毒偷袭。最有效的手段是孕前接种疫苗，如甲型、乙型肝炎疫苗。以甲型肝炎为例，疫苗应用近 10 年，受益者接近 1 亿人，致使该型肝炎的感染率以每年平均 22% 的速度下降，估计 20 年后可消灭此病。

● 合理进餐。三餐安排突出蛋白质与维生素的地位，对延缓肝脏组织的老化，加速肝细胞的修复、更新与解毒能力的增强大有裨益。此类食物有蛋类、鱼、禽、豆制品、动物肝等，可供选择。

● 不要随便用药，尤其是口服药，几乎 100% 通过肝脏处理。即使是营养药或补药，也要接受医生的指导，不可自作主张，以免增加肝脏的负担。

● 多喝白开水。白开水要保持新鲜，每天 3 ～ 4 次，每次 1 小碗。白开水可增加循环血量，增进肝细胞活力，有利于代谢废物的排除而收到护肝之效。

● 保持一份好心情。学会自我调节情绪，尽力做到心平气和，心胸舒畅，乐观开朗。遇到生气之事，要多宽慰自己，生气不要超过 3 分钟。

● 合理运动。运动是保肝的有效方法之一，既可以削减超标体重，防止肥胖，消除过多脂肪对肝脏的危害，又能促进气体交换，加快血液循环，保障肝脏能得到更多的氧气与养料。不过，孕期不同于孕前，应在妇产科医生的指导下进行项目选择与锻炼。

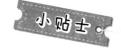

孕期特发性肝病

孕期肝内胆汁郁积症（"胎气病"）

*病因：医学专家归咎于妊娠致血中雌激素水平增高，以及胎儿对胆管的压迫。雌激素可使胆道分泌功能减退，妨碍肝细胞对胆盐的摄入、转运和排泄，胆管受压后同样引起胆汁引流不畅，随之郁积于肝内。胆汁内的胆盐蓄积于血液与皮下，并刺激感觉神经末梢，使孕妇发生全身瘙痒与皮肤发黄（黄疸）。

*症状：孕七八个月后腹部皮肤开始出现瘙痒，少数痒感遍及全身，夜间加重，四肢末梢尤甚。有的仅为轻度瘙痒，有的则奇痒难忍。继而黄疸"亮相"，但分娩后瘙痒和黄疸可在一两天内完全消失，故又称特发性妊娠黄疸或妊娠多发性黄疸。对胎儿威胁较大，发生宫内窘迫的概率可达 32%～65%，胎儿死亡率可比正常孕妇高 4 倍。另外，孕妇发生早产、产后出血等的可能性也增大。

*处理：定期到妇产科检查，临产期更不可大意，发现异常加强监护。酌选苯巴比妥、熊去氧胆酸等药物进行利胆治疗。监护胎儿，预防早产，并适时终止妊娠。

妊娠特发性脂肪肝（妊娠急性脂肪肝）

*病因：肝脏是脂肪代谢的重要器官，怀孕后激素发生变化，导致肝内脂肪代谢异常。胆固醇和甘油三酯的含量增加，并迅速堆积于肝细胞中，使肝细胞肿胀并发生脂肪变性，当脂肪量超过肝脏总重量的 5%～25% 时即形成脂肪肝。同时，肾、胰、脑、骨髓等也出现脂肪变性，最后造成多器官衰竭而危及母胎双方的生命。

＊**症状**：多发生于孕36～40周，合并妊高征的孕妈妈，或怀有双胎和男胎的初产妇尤为高发。常于上呼吸道感染或静滴大剂量四环素后起病，以恶心、呕吐，多喜冷食开始，继之乏力，尿黄及严重水肿，黄疸迅速加深，伴出血倾向及肾功能衰竭。病初神志大多清醒，临终前开始出现昏迷。孕妇多死于消化道出血、肝性脑病、脑水肿和急性肾功能衰竭；胎儿则多因胎盘纤维性病变和多灶性梗塞，致胎盘功能不足而夭亡。

＊**处理**：病情凶险，死亡率高，力求早诊断，早治疗，一旦诊断明确，应早做剖宫产手术终止妊娠。妊娠终止后常可迅速康复；自然分娩、引产只会加重病情，有弊无利。另外，做好呼吸道感染的预防，避免使用四环素有助于减少该病的发生。值得庆幸的是，只要活下来，母子通常都不会留下后遗症。

妊娠剧吐肝损害

＊**病因**：较久且频繁的孕吐反应，可因饮食摄入不足而引起营养不良，导致肝糖原的合成和贮备减少，进而造成肝细胞脂肪变性甚至坏死等肝脏实质受损，血液中转氨酶、胆红素和尿胆原增加，全身出现黄疸，并可有出血倾向。随着妊娠呕吐的控制与缓解，肝功能损害可以完全复原。

＊**症状**：早孕期呕吐剧烈、频繁，进食少甚至不能进食，尿量减少，皮肤脱水，可见黄疸，与妊娠反应时间及程度同步出现。

＊**处理**：住院治疗，及时止吐，迅速补充液体和能量，同时给予缓解焦虑情绪等心理治疗。一般待热量及营养物质补足后，肝损伤即可消失。如果效果不佳，或合并心、肾功能异常，可考虑终止妊娠。

妊高征肝损害

＊**病因**：妊高征可引起全身小动脉血管发生痉挛，致使管腔变

得狭窄，阻力增大，累及肝脏等器官的血液供应，造成肝脏因缺血而出现损害。

＊ **症状**：孕妈妈首先有妊高征的表现，如血压升高，水肿，蛋白尿等，在此基础上出现肝区不适或疼痛、黄疸以及出血倾向等异常。查血可见转氨酶、胆碱酯酶等肝功能指标升高，但肝炎病毒标志阴性。

＊ **处理**：积极治疗高血压，加强临产护理，待病情平稳后尽快终止妊娠，并做好新生儿抢救的准备。

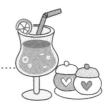

孕期护肾功课

❋ 孕期肾脏问题

● 生理性变化：如肾脏代偿性增大，肾小球滤过率和肾脏血浆流量增加，尿中可查出少量蛋白、糖分与氨基酸，而肌酐、尿酸等水平则较低；肾盂与输尿管可有轻度积水，除遭受妊娠子宫的压迫外，妊娠激素——黄体酮的分泌增加，引起肾盂、输尿管肌肉松弛也是一个原因。所以，这种肾积水是一种生理状态，而且几乎都发生在右侧，分娩后积水会很快消失。另外，孕3个月以后，常常出现尿次增多或排尿时有灼热感，但化验尿液或做尿培养都属正常，乃是增大的子宫压迫膀胱所致，医学称为膀胱刺激症。

● 病理改变：尿路感染（包括肾盂肾炎、输尿管炎、膀胱炎以及尿道炎等）、妊娠中毒性肾病以及肾结石。

❋ **应对办法**　生理性变化不必担忧，也无须治疗。病理改变则应寻找原因，积极处理，不可延误。

❋ 护肾金点子

● 做好孕前检查，包括自查与医检，目的是了解自己的肾功能情况，尤其是要将那些症状不明显的隐匿性肾病侦查出来，避免其暗藏于体内，待机发难。自查主要是自省有无疲倦乏力感，或观察尿中有无泡沫增多、颜色变深或浑浊等征象。医检则应留取小便标本，送医院化验科检查尿常规，查看尿液中是否存在红细胞、白细胞或蛋白质超标；然后进行抽血化验，了解肾功能有否减低或损害。一旦发现肾脏疾患，无论轻重，都要在专科医生的指导下实施正规治疗，直到痊愈，或者控制良好后（血压、肾功能正常，尿蛋白定量小于 3.5 克，无严重的小管间质和血管病变）才考虑怀孕，防止将疾病带入孕期，成为孕期的"暗礁"或"定时炸弹"。进入孕期以后还应继续密切监测，有状况须立刻去医院处理，不可耽误。但糖尿病肾病、慢性肾衰或正在进行透析治疗的女性则不能怀孕。

● 饮食均衡，可适量食用具有护肾利尿作用的食物，如动物肝、瘦肉、胡萝卜、冬瓜、番茄、柑橘、柿子、干果类等，因为这些食物内含丰富的蛋白质、维生素、锌类等微量元素，有利于提高人体的免疫力。同时，有意识地多食用一些偏碱性的食品，如牛奶、豆制品、魔芋、萝卜、土豆、莴苣、南瓜、西瓜、香蕉、苹果、柿子等。

● 定期查尿。从怀孕初期开始，定期（最好每月 1 次）到医院检查尿常规，必要时做尿培养，及早发现可能存在的尿路感染等疾患。

● 慎用药物。生病务必请医生开处方，尽量避开对胎儿和肾脏有毒副作用的药物，如抗感冒药、部分抗生素（庆大霉素、卡那霉素、链霉素、头孢菌素）等。

● 多饮水，多食用富含水分的瓜果，勤上厕所，发挥冲洗尿

路的作用，有尿不要憋，否则，积存的小便会成为水浊之气而侵害肾脏。

● 多按摩。每天晨起与晚睡前做自我按摩，手法有按（两手对搓至手心热后，分别放在腰部两侧，手掌贴着皮肤，上下按摩腰部，直到有热感为止，每次约200下）、搓（两手对掌搓热后，以左手搓右脚心，以右手搓左脚心，每次搓300下，早、晚各一次）、揉（如脚底涌泉穴、腰部双肾区）等。

● 防止孕期便秘，保持大便畅通。若大便不畅，宿便停积，浊气上攻，不仅使人心烦气躁，胸闷气促，而且会伤及肾脏，导致腰酸疲惫，恶心呕吐。方法有：每天定时如厕，多吃点蔬菜、水果、粗粮等富含膳食纤维的食物，多喝水等。

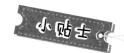

孕期肾脏疾病

尿路感染

* **病因**：一方面，胎盘产生大量孕激素，使输尿管平滑肌松弛及蠕动减弱，导致膀胱过度充盈、排尿不尽、膀胱内残余尿增多；另一方面，随胎儿生长而增大的子宫压迫膀胱、直肠、输尿管等器官，致使尿液排出不畅，潴留于尿路中。双管齐下，导致细菌乘机入侵，并生长、繁殖而致炎症临身，包括肾盂肾炎、输尿管炎、膀胱炎以及尿道炎等。

* **症状**：孕妈妈发烧，腰痛、尿急、尿痛、排尿次数增多等。

* **防治**：定期到医院检查尿液，必要时做尿培养以确定诊断，并根据细菌种类与药敏试验选择有效的抗生素，剂量要足，疗程要够。所用的药物尚须考虑对胎儿和肾脏有无毒性，如庆大霉素、卡那霉素、链霉素等损肾或损伤听力药物均在禁用之列。

妊娠中毒性肾病

*病因：在妊娠激素的作用下，如果又有血容量不足、微血管性溶血、肾血管痉挛等病变作祟，很容易发生中毒性肾病。此病是造成孕期肾衰竭的元凶，对母胎的危害最严重，发病率也较高，尤以年轻的初产妇和高年初产妇多见。另外，羊水过多、多胎、葡萄胎、高血压等也可成为此病的病因。

*症状：孕妈妈出现蛋白尿、水肿、高血压，重者可伴有头痛与视物不清、呕吐、抽搐、昏迷，病死率很高。

*防治：力争早发现、早诊断、早治疗。一般在孕6个月左右，若孕妇出现两下肢、足背水肿，应立即去医院查尿。如果尿中出现蛋白质，血压开始升高，即可确认为妊娠中毒性肾病。此时，必须卧床休息，严密观察水肿、血压、蛋白尿发展情况以及肾功能；适当限制饮水量和食盐；加强营养，补充多种维生素；按照医生要求进行有效地降压治疗，减轻水肿。病情严重者应住院治疗。

肾结石

*病因：孕期内分泌发生变化，代谢加快，使得肾盂、输尿管的收缩蠕动作用减退，并发生一定程度的扩张，尿流变缓，尿液中的结晶物质很容易沉淀下来变为结石。另外，增大了的子宫压迫输尿管，使输尿管发生一定程度的扩张和积水，也是肾结石形成的一个诱因。

*症状：孕期肾结石以右侧肾为多，表现为右腰部疼痛，痛感可向大腿放射。查尿可见红细胞。

*防治：怀孕以后每天要有一定量的活动，如散步、做体操等，促进肾盂及输尿管蠕动，防止子宫长时间压迫输尿管。多喝水，多排尿，特别是夜间要注意喝水，防止尿液浓缩，尿结晶物质沉淀而形成结石。不要偏食，特别注意不要多吃某些容易诱发肾结石的食

物，如菠菜、白薯、豆类等。孕期肾结石应尽量采用非手术治疗，如果没有反复发作，可以等待分娩后再进行排石治疗。

孕期护阴功课

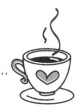

❋ **孕期阴道问题**

● 生理变化：阴道黏膜充血水肿，上皮细胞糖原积聚以便产生乳酸，提升阴道酸度而抑制细菌生长。阴道肌层日渐变得肥厚，周围的结缔组织变软，伸展性增强，有利于分娩时阴道充分扩张、伸展。会阴部与阴道血管增多，腿部或阴道口及外阴处或可见到静脉曲张。随之而来的就是阴道分泌物增多（或清澈或呈淡黄色），使你产生会阴部总是湿漉漉的难受感，但不痒也不痛；肛门处可能出现坠胀感，或便后手纸上有血迹，原来是新冒出的痔疮或原有的痔疮加重了。别紧张，这些变化都是在为日后"一朝分娩"做准备，指挥这些变化的则是黄体素、雌激素等妊娠激素，所以属于生理性，不必大惊小怪。

● 病理变化：致病菌侵入阴道，引起多种阴道炎。

❋ **应对办法** 生理性变化不要紧张或担忧，对付分泌物只需注意清洁卫生，使用卫生护垫就行了。对于痔疮，则应视轻重不同而请医生酌情处置。病理性改变，如各种阴道炎，则需要请医生处理。

❋ **护阴金点子**

● 孕前进行优生咨询，全面检查身体，如果患有阴道炎须先治疗，治愈后再孕育。

● 孕期做好外阴部清洁卫生。如每天早、晚用清水清洗（被医生誉为最好的清洗方式），以保持外阴的干爽与清洁，可在清水中加入少许食盐，但不得随便动用清洗液来冲洗阴道，以免破坏阴道内的菌群平衡。也不要使用抗菌香皂或沐浴露，目的是尽量减少对外阴的不适当刺激。

● 注意肛门清洁，防止肛门处的细菌向阴道迁徙，大便后要用清水洗净。不要随意搔抓，避免将寄生在指甲、肛门等处的致病菌带入阴道，所以孕妈妈要勤剪指甲，勤洗手。

● 多吃富含维生素（尤其是维生素 C）的食物，如蔬菜与水果；少吃辛辣、甜腻食品，有助于减少或避免阴道炎发病。

● 以孕育大业为重，勿盲目赶潮流、追时尚，例如，气泡浴、温泉浴、桑拿浴、穿丁字裤等紧身内裤，都有增加阴道炎的发病风险。另外，不要裸睡，因为真菌无处不在。洗澡使用淋浴，尽量避免盆浴。

● 内衣、内裤别用洗衣机洗，因为洗衣机常有残留水，可滋生霉菌，并随着洗衣过程传染给衣物。最好用手搓洗，选用肥皂做清洗剂。

● 阴部是女性身体最敏感的部位之一，若出现外阴瘙痒、分泌物异常（如白带呈豆渣状、凝乳状，或有臭味），可能是阴道炎临身的信号，应该尽早去医院进行医学处理。

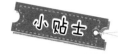

孕期阴道炎

孕期霉菌性阴道炎

又称"念珠菌性阴道炎"，孕期最常见的妇科炎症之一，发病率约为非孕期的 3 倍多。奥妙在于怀孕后性激素水平上升，加上阴道充血、分泌旺盛、外阴湿润、尿糖含量高等变化，为霉菌繁衍增殖提供了非常肥沃的"土壤"。

* 病原：白色念珠菌。

* 症状：可发生于孕期各阶段，阴部发痒，阴道发红有灼痛感，分泌物呈黄色黏稠状，类似奶酪或豆腐渣样，容易反复发作。

* 治疗：根据病情，一般考虑在孕3个月后着手治疗，忌用口服药物（有致畸胎的危险），常以凯尼丁栓剂、达克宁栓、米可定泡腾阴道片或制霉菌素栓剂等阴道塞剂为主，同时于外阴部涂抹止痒药膏（3%硼酸液湿敷）。

* 预防：选择棉质透气材料做的内衣裤，维持会阴部的通风与干爽。会阴部毛发过为浓密者可稍做修剪。换下的内裤须用60℃以上的热水浸泡或煮沸消毒。控制饮食，加强锻炼，保持血糖水平始终处于正常范围。

孕期滴虫性阴道炎

又一种常见的孕期妇科炎症，孕妇感染率在1%～2%。

* 病原：阴道毛滴虫。约有3%～15%的健康妇女带有滴虫，寄生于尿道、尿道旁腺、膀胱或肾盂等处，但并不一定引发阴道炎。怀孕后由于阴道酸碱度改变，滴虫繁殖快，炎症随之发生或加重。

* 症状：会阴瘙痒、灼热、疼痛，比霉菌感染更甚。阴道分泌物呈水样且有泡泡，伴有臭味，严重者白带混有血液。当炎症侵及尿道后，可出现尿频、尿急、尿痛及尿血等尿道刺激症状。

* 治疗：甲硝唑等治疗滴虫病的特效药有可能导致胎儿畸形，故不宜在孕早期3个月内使用，一般主张孕20周以后再用。用法有两种：一种是口服，甲硝唑200毫克，每日3次，连续口服7天；另一种方法是阴道塞药，全身吸收少，局部药物浓度大，对孕妇及胎儿更为安全。用法：每晚睡前清洗外阴后，将甲硝唑栓剂1枚，或甲硝唑片200～400毫克，置入阴道深处，10日为1个疗程。

* 预防：孕前做好妇科普查，发现滴虫积极治疗，直至痊愈。

尽量不使用公共浴池、浴盆、游泳池、坐厕等，减少间接传染。内裤和洗涤用的毛巾、浴巾应煮沸 5 ~ 10 分钟。

孕期细菌性阴道炎

发病率仅次于前述两种阴道炎，以美国为例，平均每 6 个孕妈妈中就有 1 个中招者。

* **病原**：厌氧菌、加德纳菌及支原体。

* **症状**：外阴瘙痒或不痒，严重者阴部红肿，阴道分泌物呈灰黄色，带有特殊的鱼腥臭味。

* **治疗**：根据症状轻重及孕妇状况决定治疗措施，以阴道抗菌素塞剂及口服抗菌药为主。

* **预防**：同滴虫性阴道炎。

孕期护肛功课

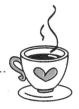

❋ 孕期肛门问题

● 痔疮：孕后期 28 ~ 36 周，痔疮往往增多且加重。可引起肛门坠胀、瘙痒、疼痛等不适感；甚至因痔疮破裂出血或感染，引起贫血、肛门脓肿等并发症；严重者可累及腹中胎儿，造成发育迟缓，出生体重低等不良后果，或者诱发流产、早产及其他产科并发症，增加孕期风险。

● 肛门直肠脱出（简称脱肛）：与痔疮不同，当孕妈妈"一朝分娩"后，随着上述致病因子的解除，脱肛的症状可逐渐改善，甚至消失。

● 肛裂：排便过程中出现撕裂样或烧灼样或刀割样疼痛、大便带血或滴下鲜血以及瘙痒等为主要症状，虽不至于影响分娩，但会给孕妈妈带来痛苦，影响情绪与心理。

❀ **应对办法** 在医生指导下采用对症疗法，以减轻症状。

● 熏洗坐浴，适合于痔疮、肛裂等疾病。方法是选用大黄、黄柏、黄芩、苦参、艾叶、槐花、马齿苋、侧柏叶等中草药煎水，每日便后或早、晚各一次，趁热先熏后洗患处，然后坐浴，每次15～20分钟。坐浴可促进肛门部位的血液循环，消散痔核瘀血，起到消炎、止痛的作用。坐浴后可酌情涂抹痔疮宁栓等外用药物。

● 调整饮食，多吃点含膳食纤维、润畅通便作用较强的蔬菜和水果，如芹菜、黄花菜、木耳、苹果、桃、梨、香蕉、瓜类等食物，改善便秘。已有排便困难者，可食用蜂蜜或含植物油的食物，如芝麻、核桃仁等。记住：辣椒、花椒、胡椒、姜、葱、蒜等辛辣刺激之品应暂时远离，避免对患病肛门的刺激。

● 有针对性地做一些应急处理。如时间较久的肛裂，可用20%的硝酸银局部烧灼，再用沾有生理盐水的棉签擦去多余的硝酸银，每天一次；较重的脱肛可多做缩肛运动，方法是先用力收缩肛门，然后放松，使肛门一紧一松，重复做20遍，以增强肛门括约肌的力量；痔疮若有脱出，可先用热水洗净，再用手指将痔轻轻地推入深处，然后塞进一颗刺激性小的肛门栓。必要时可在肛门口用多层纱布抵住，外加丁字带固定。

❀ **提醒孕妈妈** 症状加重时，一定要及时到正规医院的肛肠门诊就医，在医生的指导下使用对胎儿没有影响的药物，如外涂太宁乳膏等。手术最好在分娩以后再考虑，如痔疮切除、肛裂套扎、冷冻或激光治疗等，皆有一定风险。只要不是大量或频繁出血，应尽量在保养上下功夫，挨过孕期再进行彻底治疗为上策。

❄ 护肛金点子

● 孕前治好肛门疾病，如痔疮、肛裂、脱肛等，争取别带病怀孕。

● 吃好三餐。膳食原则是"一忌"、"三少"、"两多"，即忌烟酒，少食辛辣葱蒜、油炸炙烤、不易消化的食品，多吃富含纤维素、有润肠通便作用的芹菜、香蕉、韭菜、芝麻、核桃等，多喝水。进餐细嚼慢咽，少说话，防止把鱼刺等异物吞入。医生曾发现有鱼刺、鸡骨、缝衣针、芦柴片等异物刺在肛门部引起感染的病例，当引以为戒。

● 定时如厕，早餐前后为最佳时间，如厕采用坐式，保持一天排便 1 ～ 2 次。

① 按照排便过程的规律性进行排便，即在前一个排便动作完成后安静休息一会，待粪便从直肠上部下移产生第二次排便感时，再做第二个排便动作，慢慢增加力度，顺势排出粪块。不要在两次排便动作的间歇期间过分用力强行排便，否则容易造成肛门损伤，诱发肛裂或造成肛门松弛或直肠脱出的不良后果。

② 宜打速决战。实际排便动作所需时间极短，每一个排便动作只有几秒钟，2 ～ 3 个排便动作的时间加起来也不过 1 分钟左右。如果蹲厕时间超过三五分钟仍无便意感，就应结束，蹲厕过久容易诱发痔疮，切忌蹲在厕里看书、看报，否则会增加腹压和肛门周围血流的压力，导致或加重痔疮。

③ 排便结束后，先用温水清洗局部，保证肛部的清洁；再用热毛巾按压肛门，按顺时针和逆时针方向各按摩 15 次。

● 防治便秘。差不多所有肛门直肠疾患都与便秘有某种渊源，推荐食疗法，如白木耳 25 克炖冰糖，睡前吃；或金针菜、红砂糖各 60 克，水煮后食之。也可用黄金双歧因子，增加肠道益生菌，平衡

肠内的微生态环境。排便困难时可考虑动用润肠通便药物，如麻仁润肠丸、果导片等，但不宜用泻药，更不可用灌肠方法来通便，因为压力太大有造成流产或早产之虞。

● 温水坐浴。将肛门置于温水中浸泡，既可洗净肛门皮肤皱褶内的污物，还能促进局部血液循环。做法是，排便后或每天晚上睡觉前坐浴 1 次，每次掌握在 10 分钟左右，用温热水，不能太烫，以免烫伤皮肤。坐浴时可配合使用药物，如肛门部潮湿，或分泌物较多，可用 1‰ 的高锰酸钾水或稀明矾水坐浴。肛门部干裂疼痛者，可用 0.5‰ 的新洁尔灭水坐浴。也可选用艾叶、槐花、马齿苋、侧柏叶等草药坐浴或熏洗。至于有刺激性的药水，如酒精、来苏水、肥皂水等不宜使用。肛门喜干不喜湿，坐浴后要用干布或吸水纸将局部擦干，有条件者上一点扑粉更好。

● 适时热敷。热敷能改善肛门部的血液循环，降低局部张力，与坐浴有异曲同工之效。热水袋质地柔软，可以敷到凹陷于臀内的肛门部，对痔疮引起的肿胀、疼痛及其他不适感均有一定的缓解作用，对肛门坠胀（里急后重）的效果也不错。另外，也可用黄沙、食盐炒热，用布袋包好后做局部热敷。必要时也可用中药浸湿隔水蒸后用布包好做局部热敷，应在中医师的指导下进行。热敷有两个技巧：热水袋内装水不能太满，要留 1/3 左右空隙，并拧紧口塞，以防漏水和损坏热水袋；防烫伤，水太烫时可在热水袋外包一层布或做个套子，每次热敷时间一般不要超过 1 小时，每天可热敷 2 ～ 3 次。

● 坚持做运动（除非有活动禁忌证），如散步、做操及打太极拳等，防止久坐不动。

第四章 "不经历风雨怎么见彩虹"

——孕期 18 个症状的化解之道

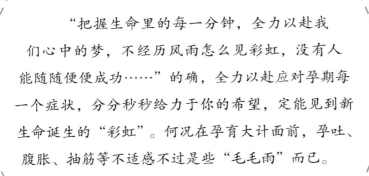

"把握生命里的每一分钟，全力以赴我们心中的梦，不经历风雨怎么见彩虹，没有人能随随便便成功……"的确，全力以赴应对孕期每一个症状，分分秒秒给力于你的希望，定能见到新生命诞生的"彩虹"。何况在孕育大计面前，孕吐、腹胀、抽筋等不适感不过是些"毛毛雨"而已。

孕期呕吐化解之道

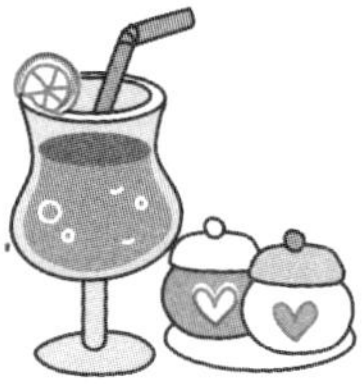

❋ **原因探秘** 孕期呕吐的原因至今仍无定论，说法较多，比较靠谱的有以下几种。

● 激素学说：怀孕后体内激素水平会出现大起大落地波动，以绒毛膜促性腺激素为例，最初产生于精卵结合后的第 7 天，在孕期第 8 ~ 12 周达到高峰，孕中后期又急剧下降，分娩 2 天之后消失，这个波动曲线与孕吐的状况正好吻合，提示两者之间有一定的因果关系。

● 免疫学说：孕妈妈体内会产生一种把胎儿当成“异物”的、想排斥胎宝宝的免疫力，“孕吐”就是由此产生的一种变态反应。

● 遗传学说：调查显示，恶心、呕吐症状可由妈妈传给女儿，表明孕吐很可能具有家族遗传性。

❋ **主要表现** 恶心、呕吐，可轻可重，通常在怀孕的头 3 个月“闪亮登场”，清晨最为频繁，又称为早孕反应。

❋ **医学解析** 孕吐是早孕反应的一种常见症状，更是一种生理现象，最新研究还发现了一些好消息，如一些专家认为孕吐是胎儿发出的要求妈妈调整生活（包括饮食、运动、睡眠等）的信息，以适应、满足小小生命生长发育的需要；另一些专家发现孕吐越重流产的风险越低，因为孕吐反应能让孕妈妈免于摄取含有毒素的食物；还有专家观察到孕吐反应大的母亲生下的孩子更聪明，推测可能是与妊娠反应有关的激素能促进胎儿大脑发育之故。另外，孕吐能降低孕妈妈罹患乳腺癌的风险。当然也有弊端，如有专家发现孕吐反应较重的孕妈妈，生下的孩子日后可能会成为"胖墩儿"等。但总体来说利大于弊，不必担忧或害怕。

❋ **化解金点子** 孕吐轻者不必理会，只需情绪稳定，适当休息，注意调节饮食即可，因为多数在孕 12 周左右会自行消失，虽说孕吐暂时影响了营养的均衡吸收，但此期胎儿尚处于器官形成阶段，对营养的需求相对较少，到了真正需要大量养分的发育阶段后，孕吐反应基本已经过去了，不会对其发育产生多大的影响。但反应较重者，还是采取一些缓解措施为好。

● 少量多餐。每天多吃几餐，每餐少吃点，不让胃部有过饱或者过饿的感觉。尽量少吃或不吃油腻、高脂、辛辣食品。

● 孕吐多在清晨空腹时较重，不妨在床头放一些体积小、含水分少的食物，如饼干、鸡蛋、巧克力、干面包、烧饼、水果等，起床前吃一点，有助于减轻胃部的不适感，吃时一定要细嚼慢咽。苹果特别值得推荐，既可补充水分、维生素与必需的矿物元素，还能调节水及电解质平衡，可谓一举多得。

● 孕妈妈一旦出现恶心感时，立即找一个能躺下来的地方静静休息片刻，闭上眼睛，不与任何人说话，心里什么都不想。待感觉好些再慢慢起身，缓慢地来回走动或做瑜伽等运动，也会使你感到舒适一些。

● 用点维生素，以维生素 B_6 为佳。可先从香蕉、鳄梨、瘦肉、鱼肉和坚果中摄取，效果不好再动用维生素 B_6 的药物制剂，饭后服用。但不可大剂量或长时间服用维生素 B_6，否则可能导致胎儿患上维生素 B_6 依赖症，出生后容易发生兴奋烦躁、哭闹不安、反复惊厥等险情。所以接受专科医生的指导非常重要，不可擅自行事。

● 吃点生姜。一项 32 名孕妈妈参与的实验表明，每天服用 10克生姜，4 天之后孕吐现象明显改善，其效果胜过维生素 B_6。

● 喝点水果汁。如苹果柠檬汁（苹果、柠檬比例为10∶1）、火龙果雪梨汁（火龙果、雪梨比例为1∶12）、柚子香橙蜜汁（柚子、香橙、蜂蜜或冰糖水比例为1∶20∶1）、番茄木瓜蜜汁（番茄、木瓜、蜂蜜或冰糖水比例为5∶8∶1）、菠萝芹菜蜜汁（菠萝、芹菜、蜂蜜或冰糖水比例为5∶1∶1）、大杂烩果汁（苹果、香梨、香橙、猕猴桃比例为3∶2∶2∶6）等。

● 试试食疗方。

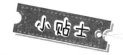

孕吐食疗方

* **生姜橘皮**：生姜、橘皮各10克，红糖调味，煮成糖水代茶饮。

* **梅干菜瘦猪肉**：梅干菜1克，榨菜15克，瘦猪肉丝100克，食盐、味精适量，煮汤服食。

* **柿蒂灶心土**：柿蒂15克，灶心土30克，水煎滤汁，调白糖服食。

* **丁香梨**：梨1只，丁香15枚，梨去核放入丁香，密闭蒸熟，去丁香食梨。

* **绿豆粥**：绿豆50克，粳米250克，洗净。锅内放入适量清水，加入洗净的绿豆与粳米，大火烧沸后改用小火熬粥，调入冰糖即可。

* **醋蛋汤**：鸡蛋2个磕入碗内，用筷子搅匀，加入白糖30克、米醋100克调匀待用。锅置火上，加清水适量，大火煮开后淋入调匀的鸡蛋液，煮沸即可。

* **椰汁奶糊**：红枣3枚去核。椰汁1杯与粟粉5汤匙兑浆。白糖200克、鲜奶2杯与红枣加水3杯煮开，缓慢加入粟粉浆，并搅拌成糊状，一直搅拌到烧开后食用。

＊**陈皮卤牛肉：**陈皮用水稍微泡软。葱洗净切断。牛肉洗净切成薄片，加酱油拌匀，腌 10 分钟。将腌好的牛肉一片一片地放入热油中，炸到稍干一些。将陈皮、葱、姜先爆香，加入酱油、糖、水和牛肉稍炒一下。取出牛肉，加入拌好的卤料，包括陈皮、葱、姜、酱油、糖等，炖至卤汁变干即可食用。

＊**烤全麦三明治：**全麦面包 1 个放入烤箱稍烤一下，取出切成 4 小块。先在表面上抹上一层葡萄酱，然后把葡萄干、核桃、杏仁片、樱桃各适量放在上面，再撒上起司粉即成。

＊**清蒸鲤鱼：**新鲜鲤鱼 1 条洗净，两面各斜切几刀，上锅清蒸，不加任何调料，水开后 8 分钟熄火，待鱼熟后食用之。

孕期抽筋化解之道

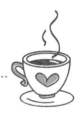

❀ 原因探秘

● 血钙低落：血中钙水平与肌肉（尤其是骨骼肌）的收缩及神经细胞的调节关系密切，当血钙减低后神经兴奋性增高，导致所支配的腿或脚部肌肉痉挛，抽筋症状便"应运而生"了。由于夜间血钙水平低于日间水平，故孕期抽筋多在夜间发作。

● 过度劳累：孕期体重增加，腿部肌肉的负担本来就大于孕前，经常处于疲劳状态。如果又站立或行走过多，腿部肌肉负担更重，致使局部酸性代谢产物堆积，自然会抽筋。

● 睡眠不当：如睡眠过多可使血液循环减慢，二氧化碳等代谢废物堆积而诱发肌肉痉挛。睡觉姿势不对，如长时间仰卧，被

子压住脚面，或脚面抵在床铺上，造成血液循环不良，也可诱发抽筋。另外，冬、春等气温低的季节盖的被子过薄，夏秋季节将腿脚露到被外受凉，或者直接让风扇或冷气对着小腿吹，也可导致同样后果。

● 嗜吃荤食：蛋白质摄入过多，累及碳水化合物的代谢，引起酸性代谢产物堆积，导致电解质紊乱而致抽筋发作。

● 妊娠子痫：常发生于高血压孕妇，是孕期高血压的严重并发症。发作时烦躁不安，全身肌肉绷紧，四肢阵发性痉挛，有时甚至会摔下床来，或咬伤自己的舌头。

❊ **主要表现**　约有半数孕妈妈怀孕四五个月时，会与一种怪怪的不适甚至疼痛感"狭路相逢"，多在小腿肚部位，好发于夜间，疼痛持续约数分钟到 1 刻钟，可在短时间内重复发生。俗称抽筋，医学叫作小腿肌肉痉挛，指腓肠肌和脚部肌肉发生强直性收缩。

❊ **医学解析**　唯有妊娠子痫是一种疾病，一旦发生须立即抢救，紧急给予硫酸镁控制抽搐，并及时分娩，必要时可紧急实施剖宫产，以确保母婴安全。

❊ **化解金点子**

● 孕期抽筋症状发作突然，且多发生在夜间，孕妇及其丈夫应懂得一些急救之道，以减轻痛苦。如丈夫可对抽筋部位进行揉捏按摩，动作力求轻柔舒缓，让处于持续收缩状态的肌肉得到放松，保持在伸展状态。也可用热毛巾热敷抽筋部位。也可孕妇自疗，可分 3 步操作：首先，将脚趾用力向上翘，或用力将足跟向下蹬，使踝关节过度屈曲，腓肠肌拉紧，症状便可迅速缓解；接着将脚慢慢伸直，小腿扳向心脏位置的方向；最后轻柔地按摩抽筋部位。

● 若为妊娠子痫，应及时入医院救治，不可耽搁。

● 孕期要强化防范举措。如适时补钙、注意休息、合理睡眠、均衡膳食以及定期产检，严密监测血压变化，及早发现血压异常，并用药加以控制，阻止子痫发生。

小贴士

孕期补钙要点

首选食补法，即多安排含钙丰富的食物，如芝麻、牛奶、排骨、虾皮、田螺、豆类、绿色蔬菜、海产品等，同时多晒太阳，合成更多的维生素 D，以促进钙的吸收与利用。另外，三餐食谱要遵循高蛋白、低脂肪、少盐的原则。奥妙在于蛋白质可促进食物中的钙吸收，而脂肪可干扰钙的吸收，盐分中的钠可增加体内钙的流失。

如果缺乏含钙食物，尚须药补。购服钙剂要注意以下 5 点：

*选择钙剂要看清药瓶标签上的钙含量，保证每天额外补充元素钙 600 毫克左右。

*纯净、高浓度的碳酸钙较为理想，既不含糖、钠、脂肪、胆固醇，也无铅、镉等重金属污染，很安全。而源于动物骨、牡蛎壳、扇贝壳和珍珠等的钙剂则不然，因草场和海水的污染，往往混有铅和其他重金属，容易引起孕妇中毒。

*搭配适量维生素 D。维生素 D 可帮助肠道钙的吸收，减少肾脏钙离子的排出，促进钙离子沉积于骨骼中。研究资料显示，缺乏维生素 D 可使钙的吸收率降至 10% 以下。

*补钙应从怀孕准备阶段拉开序幕，贯穿整个孕期，包括产后哺乳期。

*服用钙剂后如果出现大便干结，可饮用适量蜂蜜水润肠通便。

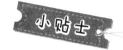

孕期预防抽筋的要领

孕期休息要领

＊孕期避免过久站立或行走，尽量给腿部肌肉减负。

＊休息时可平躺，将脚部稍抬高，脚趾向上伸展，使小腿后部肌肉舒展，以减轻肿胀与不适感。

＊勤做肌肉按摩，尤其是多按摩腿脚部，并辅以热敷，以改善血液循环，及时排出代谢废物。

＊睡前用姜水泡脚 10 ～ 15 分钟。方法是，将生姜切片加水煮开，倒入小桶内，待稍凉后将脚伸入，让水漫到小腿肚以上即可。

孕期睡眠要领

＊合理把握睡眠时间，不要过多。

＊采用侧卧睡姿，避免被褥等压迫腿脚部。

＊平时适度运动，如散步等。

＊注意睡眠保暖，勿将小腿裸露并直对风扇或冷气。

＊睡前热水泡脚 10 分钟。

孕期疲劳化解之道

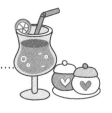

❋ **原因探秘** 缘于体内激素的改变，尤其是孕酮的急剧增加，加上孕吐反应耗损体力，失眠、尿频、背痛等导致睡眠质量下降，引起或加重疲劳感。

❀ **主要表现** 没有精神，总是感觉劳累，甚至无法坚持站立或行走，老是想睡或者窝在沙发上。

❀ **医学解析** 孕期疲劳感时轻时重，如孕早期疲劳感较明显，到了孕中期则大大好转，可进入孕末期后又觉得打不起精神来，与孕期的不同生理改变以及不适症状的轻重密切相关。

❀ **应对之策** 顺应孕期的生理变化，并调整你的作息。如提早入睡，并养成午睡习惯；取消不必要的社交活动，适当多静养；缩短工作时间，或者告病假，以减少体力消耗。吃好"孕妇餐"，孕期一般需要每天多摄入大约300卡热量，但不要用薯片或糖果等垃圾食品来补充，而应由粗细粮搭配的主食、脱脂奶、瘦肉、蛋类以及水果、蔬菜等食物构成，同时喝足量的水。多做短距离散步、伸懒腰、做深呼吸等温柔活动，并尽量放松心态，疲劳感往往会减轻。

❀ **预防金点子**

● 做按摩，包括自我按摩、他人辅助按摩等方式。

● 泡澡或泡脚（注意水温以30～35℃为佳，泡澡的时间以15～30分钟为宜）。但泡温泉不恰当，因为温泉水温较高，可能影响到胎儿神经管的发育，应远离。

● 唱唱歌或听听音乐。最好在家中进行，KTV或包厢人太多，容易传播疾病，不适宜。音乐宜选择舒缓、优美，自己听着舒畅的乐曲，包括古典乐、流行乐、轻音乐、爵士乐等。

● 多与其他孕妈妈或曾经的孕妈妈聊天，心中有苦不妨向丈夫、闺蜜诉说，以排遣内心的积郁，恢复健康心态。

● 保证睡眠质量。

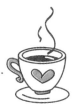

孕期尿频化解之道

❋ **原因探秘** 整个孕期有两个时段发生尿频：一个是怀孕初期的3个月内，大约有一半的女性与尿频"狭路相逢"；另一个则是孕末期3个月，遭受尿频困扰的女性可增至八成。时段不同，原因也不一样。

● 孕早期尿频的两个原因：一个是激素改变，绒毛膜促性腺激素（hCG）分泌增多，引起盆腔充血，致使紧靠其后的膀胱受到挤压而引起尿频。正因为如此，频繁的尿意常被认定为继停经之后的又一个受孕信号，甚至不少女性就是在出现尿频而去医院检查才发现自己怀孕的。另一个是子宫因胚胎发育而逐渐变大，造成盆腔内器官相对位置发生变化，导致膀胱承受的压力增加，容量减少，即便只有很少的尿液也会产生尿意，从而引起尿频。此种尿频有一个特殊之处，表现为夜尿增多。奥妙在于白天孕妈妈多为坐姿或站立，子宫可压迫腹腔内的大血管（如下腔静脉），使下肢静脉回流障碍，肾血流减少，故尿量并不太多；夜间则不同，由于睡眠而卧床，子宫对下腔静脉的压迫减轻，肾血流量随之增加，尿频现象便突出了。一般到了孕期的第4个月，子宫开始从盆腔向上移位于腹腔中，膀胱所受压力减轻，尿频现象减缓。

● 孕末期尿频的两个原因：一个是孕8个月后胎儿头部开始下降，使得子宫重心重返盆腔内，膀胱受压症状再次加重，膀胱变扁，贮尿量明显减少，因而排尿次数再次增多，大约每1～2小时即可排1次尿，甚至更短。可以说，孕末期尿频是胎头下降到盆腔的标志，提醒你应该到医院检查一下，看是否即将临产了。另一个是孕妈妈代谢产物增加，加上胎儿的代谢产物也要由母体排出，于是肾脏的负荷加大，尿量势必增多。

❀ **主要表现** 小便次数明显增多，如白天超过6次，夜间超过2次。另外，孕早期多表现为夜间尿频；孕末期多有压力性尿失禁，表现为孕妈妈在笑、咳嗽或打喷嚏等增大腹压的活动时出现漏尿现象。

❀ **医学解析** 孕期尿频乃是一种常见的生理现象，应顺其自然，有尿就如厕就是了。绝对不可憋尿。憋尿的危害很大，既可能损害膀胱的弹性，减低其及时排除废物的灵敏度（严重憋尿者甚至不能自行排尿，造成尿潴留，需要到医院行导尿术），还可能给细菌入侵以可乘之机，招致尿路感染。不过，某些疾病也可能"趁火打劫"，如细菌侵犯泌尿系统，引起膀胱发炎；或激素变化导致各种胰岛素抵抗激素分泌量增多，诱发妊娠糖尿病等。这些情况引起的尿频则属于病理性范畴了，需要认真对待及时就医。

❀ **化解金点子** 关键在于学会判断尿频属于生理性还是病理性。生理性尿频的特点是：只是小便次数增多，没有尿急、尿痛、发热、腰痛等症状；尿色正常，不浑浊，无血尿；分娩后几天消失。病理性尿频则迥然不同，如小便频数增加的同时伴有尿急、尿痛、发热、腰痛等症状，总有尿不干净的感觉，应疑及尿路感染；尿液混浊，或出现血尿，要考虑膀胱结石或结核；多尿且多渴、多饮等"三多"症状，要想到"攀"上妊娠糖尿病的可能。

生理性尿频除本着想尿就尿的原则对待外，也可采用一些小技巧，尽量减少尿频对睡眠的干扰。

● 合理饮水。怀孕期间，孕妈妈体内的血流量增加了1倍或以上，必须补足水分以满足循环和消化的需要，并保持自身的肌肤健康。一些孕妇为减少如厕次数，尤其是有尿失禁者，自作聪明地用限制喝水的办法来避免尴尬，实属谬误之举。要知道，中断了水分的摄取会招来更大的麻烦——便秘。化解此两难选择的办法是合理补水，一般每隔2小时饮水一次，每日6～8次，每次200毫升左右，

但临睡前 1 ~ 2 小时内最好不要喝水。

● 少吃利尿食物，尤其是晚餐，如西瓜、蛤蜊、茯苓、昆布、玉米须等。

● 出门前、参加会议或重要活动前，应主动如厕一次，力求将小便排净。

● 有些孕妇的尿频可能是心理问题，比如精神紧张，往往要常跑厕所才能缓解心中的压力。尿频仅见于白天，或夜间入睡前，谓之精神性尿频，设法放松心情当为最佳解决办法。

● 使用护垫，以防"突发事件"。

● 在医生指导下多做缩肛运动，增强骨盆肌肉力量，以控制排尿，预防压力性尿失禁发生。

病理性尿频的应对之道：

● 保持外阴部的清洁。

● 避免仰卧，多用侧卧。侧卧可减轻子宫对输尿管的压迫，防止肾盂、输尿管积存尿液而感染。

● 患上泌尿系统感染、结石、结核或糖尿病等疾病的孕妇要积极正规治疗，不可延误。

孕期瘙痒化解之道

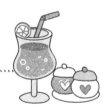

❋ 原因探秘

● 过敏，如使用化妆品、某些药物或接触了过敏原以及气候变化等，引起皮肤的过敏性炎症反应。

● 霉菌或滴虫作祟。孕期阴道分泌物增多，局部潮湿，加上卫生措施未能跟上，霉菌或滴虫乘机入侵，引起霉菌或滴虫性阴道炎而瘙痒。

● 孕期生理性瘙痒。

● 妊娠期肝内胆汁瘀积症。

✳ **主要表现** 过敏所致瘙痒，表现为全身或局部暴露的皮肤上出现疹子或风团。霉菌性阴道炎表现为外阴与阴道瘙痒、灼痛，白带增多且呈豆渣样；滴虫性阴道炎则出现外阴瘙痒或蚁行感，白带如稀薄泡沫状。生理性瘙痒的痒感往往集中于腹部，程度较轻微，无伴发症状，对母胎双方的健康无甚影响。妊娠期肝内胆汁瘀积症的瘙痒感很顽固，可伴有黄疸（表现为眼巩膜、皮肤或尿色变黄）、呕吐、恶心等证候。

✳ **医学解析** 过敏、阴道炎等瘙痒，通过消除病因及对症处理即可消失；生理性瘙痒多发生于孕末期，奥妙在于胎儿不断长大，孕妇的腹壁过度伸展，肌肤日益膨胀，紫色或淡红色纹路纷纷"亮相"，腹壁的感觉神经末梢受到刺激。前者就是常说的妊娠纹，后者则引起痒感，对母胎双方影响不大。肝内胆汁瘀积症祸起胆汁瘀积于末梢血管内，不断地刺激神经末梢，产生顽固的瘙痒感，发生率虽只有2%左右，但危害大，如引发早产、胎儿宫内发育迟缓、胎儿窘迫（发生率高达32%～65%），甚至胎死宫内（胎儿死亡率是正常妊娠的4倍）、孕妈妈产后出血等。

✳ **化解金点子**

● 首先要判断清楚瘙痒的性质是生理性还是病理性。

● 过敏所致瘙痒，须立即脱离过敏原，局部应用炉甘石洗剂止痒，较重者口服扑尔敏、维生素C等抗过敏药物。

● 霉菌性或滴虫性阴道炎，应使用对付霉菌、滴虫的药物，前者宜用2%～3%的苏打液冲洗外阴或坐浴，阴道用制霉菌素、克霉唑软膏；后者以1%的乳酸或醋酸坐浴为妥，阴道放入灭滴灵片剂。两者的阴道用药都须选择在孕情比较稳定的孕中期（孕4～6个月）

施行，尽量减少对妊娠的干扰。

● 生理性瘙痒者须调整食谱，多吃新鲜果蔬（补足水）、猪皮、芝麻、核桃等食物，减少辣椒、韭菜、大蒜等刺激性食物；不用热水、肥皂水擦洗，尽量不抓挠，避免再刺激而加剧痒感，可用温水毛巾热敷后涂些炉甘石洗剂；保持心情愉悦及大便通畅；选用专用妊娠霜涂搽腹部，既可止痒，还能有效地防止或减少妊娠纹产生。

● 若为胆汁瘀积症，要按高危妊娠对待，立即住院治疗。在医生采用中西药物（如地塞米松等）及对症处理的同时，孕妈妈要学会自己数胎动，先生等家属听胎心，密切关注腹中胎儿的情况，一旦发现异常及时向医生报告。必要时果断地终止妊娠，使胎儿脱离母体不良环境。原则是，对孕期已满37周的孕妇及早做剖宫产；孕期已过35周，但经正规治疗病情未得到控制者，也要及时终止妊娠，避免胎死腹中的悲剧上演。按照目前的医学水平，只要适时与产科医生保持联系，严守医嘱，绝大多数胆汁瘀积症都能治愈，不留下任何后遗症。胆汁瘀积症也是能预防的，主要是控制胆固醇的摄入，因为胆固醇是合成胆酸与雌激素的原材料，胆固醇少了，血液中的胆酸浓度自然降低。具体措施就是调整食谱，少吃动物内脏、猪油、鸭油、鸡油、蛋黄、螺、贝、章鱼等高胆固醇食物，多吃新鲜蔬果；定量摄入蛋白，适当增加维生素与微量元素的摄取量。同时加强孕期保健，如平时多运动（以散步等方式为主），充分休息与睡眠，保持心情愉快。另外，坚持定期的产前检查也是不可疏忽的一招。

小贴士

生理性瘙痒与胆汁瘀积瘙痒的区别

＊看瘙痒出现的时间、进展与程度。胆汁瘀积症的瘙痒多于孕七八个月开始，个别可提前至孕3个月。痒感从脐周开始发难，后

延及腹部，再发展至四肢而遍及全身，抗过敏药无效。没有皮疹、风团等皮肤损害，程度重者可见道道挠痕。若无有效治疗可持续到分娩，分娩后2～3天或2周内不药而愈。一般瘙痒不同，可于孕期任何阶段发生，范围局限，多有疹子等皮肤损害，痒感轻，有因可查，去除病因即可减轻或消失。

＊看伴随症状。胆汁瘀积症出现瘙痒后的数日至数周内，约有1/4出现黄疸，表现为眼巩膜、皮肤或尿色变黄，并有呕吐、恶心等症候。一般瘙痒没有这些表现。

＊看家族史。如果孕妈妈的母亲当年怀孕时也发生过持续的皮肤瘙痒，应多考虑为胆汁瘀积症。因为此症与遗传有关，而一般瘙痒与遗传没有任何关系。至于黄疸等症状不太典型的孕妈妈，只要瘙痒持续3天没有消失，即应向医生求助。医生会通过验血查肝功与胆酸（胆酸可高达正常值的4倍以上）来确认或排除。

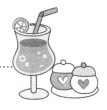

孕期眩晕化解之道

❉ 原因探秘　大多数孕妈妈的头晕，都是怀孕导致的种种生理变化所引起的，主要表现在3个方面。

● 血压降低，一般可比孕前低5～15毫米汞柱。

● 血糖水平降低。

● 生理性贫血。

❉ 主要表现　清晨起床或突然由坐姿变为站立时，或在人群拥挤、空气不太流畅的场所，突感脑内摇晃，头重脚轻，眼前发黑，甚至要摔倒。持续时间短暂，稍事休息即可减轻。

✽ **医学解析** 孕期种种生理改变，导致你的血压、血糖降低。以血压为例，其水平取决于有效循环血量、心输出量与全身血管阻力等 3 个因素，到了孕期，体内多了一个为胎儿服务的胎盘，将一部分血液集中于下腹部，有效循环血量因之而降低；二来逐渐增大的子宫压迫下腔静脉，使回流到心脏的血量减少，心脏的血液输出量随之减少，所以血压会有 5 ～ 15 毫米汞柱的降幅。同时，代谢也加快，胰岛素（促进糖分的分解与利用）分泌增多，体内血糖（尤其是空腹血糖）便相应偏低。血压、血糖都有所减低，因而出现头晕，属于生理性。一般说来，孕 6 周起孕妈妈体内血容量开始增加，到孕八九个月时可达高峰。遗憾的是此种血容量的增加主要表现为血浆增多，红细胞的增加较少，致使血液处于相对稀释状态，红细胞数和血红蛋白量相对下降，随之出现贫血症状。但这种"贫血"缘于妊娠激素的作用，并非疾病，故称为生理性贫血。同时，孕期对造血原材料铁质的需求也明显增多，此乃导致孕期生理性贫血的又一个因素。而贫血的常见症状之一就是头晕，另外还有眼花、疲乏无力等症状。不过，某些疾病（如耳病、缺铁性贫血、妊高征）也可引起头晕，则属于病理性头晕了，但为数很少。

✽ **化解金点子** 大多数孕期头晕都无碍于"十月怀胎"的大局，只要采取一些对策就可"大事化小，小事化无"。

● 重视三餐营养，吃好早餐尤为关键。多安排些奶、蛋、肉粥、蛋糕等高蛋白与高糖食物。为减少孕吐反应，可将三餐化整为零，少吃多餐，对于低血糖头晕有较好防范效果。

● 酌情增加富铁食品的比例，如畜禽血、动物肝、瘦肉、蛋黄、菠菜、菜花、苋菜、海带、黑木耳等。烹调菜肴多用铁锅，少用铝锅。必要时可在医生指导下适当补充铁剂，尽量减轻生理性贫血的程度，进而降低头晕的发生概率。

● 为防止低血压造成脑供血不足而引发头晕，应从生活细节着手，如避免长时间站立，最好每隔 30 分钟就坐下休息一会。坐姿以平坐为佳，坐累了可改为侧卧位，或在室内外散步，尽量避免仰卧或半卧。需要变换姿势或位置时，要尽量放慢速度。学会调控情绪，避免过度兴奋、紧张与劳累。洗澡水温不要过高，以防血管扩张致血压骤然下降。

● 病理性头晕程度大多比较严重，且发作频繁，多伴有其他症状。常见于耳病、缺铁性贫血与妊高征，应分别予以处理。

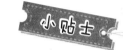

孕期头晕要点

孕期耳病致眩晕

孕后因体液代谢及激素分泌改变，可使耳病加重，出现频繁头晕甚至眩晕。来自医院耳科的信息表明，70% 的眩晕由耳科疾病（尤其是内耳———前庭病变）引起，提示头晕频繁或者有眩晕感的孕妈妈，有必要看耳科医生，以便明确耳科疾病，并按耳病治疗。

孕期缺铁性贫血致头晕

缺铁性贫血多发生于孕中后期，究其发病原委，孕期母胎双方的需铁量增加，孕妇本身食欲下降、胃液减少而影响铁摄取等因素难辞其咎。此种贫血与前面说的生理性贫血有本质的差别，引起头晕还在其次，严重的可直接干扰优生大局。以孕妈妈为例，贫血可能导致心肌缺氧，重者发生心力衰竭；免疫力下降，感染率比正常孕妇高 5～6 倍；分娩时宫缩无力，造成产程延长、产后出血等恶果。至于胎儿，由于贫血引起胎盘血液供应不良，有引起宫内发育迟缓、早产或胎死宫内之虞。

不过，孕期缺铁性贫血是可以预防的。如做好孕前检查，患有贫血者待治好之后再考虑受孕；孕期多吃含铁丰富的食物；定期查血红蛋白量，当每升血中的血红蛋白低于 100 克时，及时在医生的指导下使用硫酸亚铁等补铁的药物制剂，进行抗贫血治疗。做好这几条，你就不会遭受其害了。

另外，介绍几款抗孕期贫血的食疗方，可助你一臂之力。

花生枸杞蛋：食材：花生 100 克，鸡蛋 2 个，枸杞子 10 克，红糖 50 克，大枣 10 枚。做法：花生、枸杞子煮熟，放入红糖、大枣、鸡蛋，再煮片刻食用。每天 1 次，连食 10 ~ 15 天。

当归生姜羊肉汤：食材：当归、生姜各 15 克，羊肉 250 克，山药 30 克。做法：羊肉洗净切块，当归用纱布包好，再将山药、姜片放砂锅内加水适量炖汤，炖化后放入调味品，饮汤食肉。每周 3 ~ 4 次，连食 30 天。

枸杞大枣粥：食材：大枣 15 枚，枸杞 10 克，大米 50 克。做法：3 者一起共煮为粥。每天 3 ~ 4 次，连食 30 天。

妊高征致头晕

主要发生于孕 5 个月以后，除头晕外，表现为高血压、水肿与蛋白尿。此症后果严重，关乎母胎生命，必须及时住院治疗。病因至今未明，推测与孕妇高龄、肥胖、精神紧张、气温变化过大以及存在慢性疾病（如营养不良、高血压、肾炎、糖尿病）等有关。

关键在于提前预防，如孕前治愈或控制好相关疾病，进入孕期后保持愉快的心情，注意休息（每天休息不少于 10 小时），多吃一些富含蛋白质、维生素、铁、钙、镁、硒、锌等微量元素的食物及新鲜蔬果，减少动物脂肪及过量盐的摄入。头晕较重时及时看医生，疑为妊高征要立即住院监护，并根据孕程尽快结束妊娠，以保母子平安。

头晕一旦发作，无论是生理性还是病理性，应给予应急处理。

头晕应急预案

＊无论何种头晕，一旦发作，要立即坐下或侧卧休息，防止摔倒等意外发生。

＊尝试打打哈欠。打哈欠时呼吸加深，可以吸入更多的氧气，改善头晕症状。

＊有低血糖者，及时吃点饼干、糖块和水果等方便食品，以补足糖分。

＊一旦发生仰卧综合征，应立即侧卧，或侧卧后缓慢平坐，尽量减轻子宫对心脏和下肢静脉的压迫，恢复大脑血液供应。

＊按上述办法处理后头晕仍不缓解者，应向医生求助。

孕期气短化解之道

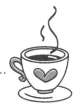

❋ **原因探秘** 孕早中期，黄体酮等激素增加，血容量增多，心跳、呼吸加快，以便吸入更多的氧气供生理所需，使你出现心慌气短。如果你又有喝咖啡或浓茶的习惯，摄取的咖啡因会使你的心跳更快，气短也更明显。

到了孕末期，增大的子宫对膈肌产生压力，你会感到呼吸更加费力，气短现象会更加明显，尤其是胎儿胎位比较高或者怀的是多胞胎者。

在临产前的几个星期，你会感到气短的症状有所减缓。相当多的孕妈妈有一种轻松感，奥秘在于胎儿下降进入了骨盆。

❋ **主要表现** 感觉吸入的气体不够用，用力做事甚至讲话时大

口喘粗气，或感到透不过气来。

❀ **医学解析** 孕期气短通常是生理性的，没有什么大碍，待胎儿一出生便万事大吉。不过，如果气短较严重，也可能是某种疾病的征兆，如缺铁性贫血、哮喘、肺炎或肺栓塞等。到孕末期心慌气短，夜间较重，应警惕围产期心肌病。若出现这些情况，及时看医生为上策。

❀ **化解金点子**

● 合理营养，别吃太多高脂肪、高盐和高糖的食物，以免体重增加过多。 多喝水，减少咖啡因的摄取，如有喝咖啡习惯者自孕前3个月起开始减量，以每天最多只喝1杯咖啡为好；喝茶以淡茶为宜。多吃富含铁与维生素C的食物，如瘦肉、深绿色蔬菜和深色水果，防止缺铁性贫血。

● 放慢生活节奏，无论活动或是运动，都要量力而行，不要太勉为其难。

● 保持上身挺直，肩向后展开，让肺部尽量扩展开，尤其是在你坐着的时候。晚上睡觉的时候多用几个枕头，将头部垫高一点，可能会让你感觉好一些。

● 气短发生时，不妨试着做一下深呼吸。上楼梯中途感到呼吸困难，可就地蹲下来，用手握住楼梯扶手。

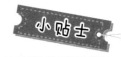
小贴士

需及时就诊的孕期气短

＊哮喘加重。

＊呼吸加快。

＊心跳加快、心悸或眩晕。

＊胸部疼痛，或呼吸时有疼痛感。

＊嘴唇、手指或脚趾附近发紫，或者脸色苍白。

＊感到自己缺氧。

＊持续咳嗽，咳嗽时伴有发烧或寒战，或者咳嗽带血。

孕期腹胀化解之道

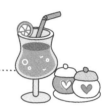

❋ **原因探秘** 十个孕妇十个胀，仅仅是胀感的轻重不同而已。比较敏感或皮下脂肪较少的瘦体质孕妈妈，在孕初 3 个月就能体验到腹胀感，多数则是到了孕七八个月前后感觉最明显。究其原委，妊娠带来的生理变化（如孕激素的增加、胎儿的变化）起了主要作用。另外，孕期常有的便秘、孕末期胎动的增多以及一些不科学的生活细节（如孕妈妈夏季午睡，裸露肚皮导致腹部受凉，或憋尿，或与家庭成员闹别扭生气），都可能诱发或加重腹胀感。

❋ **主要表现** 腹部出现一种胀胀的不舒服感觉，上腹部尤为明显，伴有食欲差、吃饭没胃口等症状。

❋ **医学解析** 孕初期的腹胀缘于孕激素的大量分泌，使消化道肌肉松弛而蠕动无力，给了胃内食物向食管反流以可乘之机，加上胃排空时间延长，吃下的食物滞留于肠道，在细菌作用下发酵，产生大量气体充斥于胃肠而产生饱胀感。到了孕中期，胎儿长大了，迫使孕妈妈的子宫不断扩容，到孕 3 个月后升入腹腔，挤压胃肠，使其内容物及气体难以正常排出，胀感随之发生。 另外，孕末期胎儿的"作息规律"常有改变，多变为日睡夜醒，致使夜间胎动增多，而频繁的胎动可刺激子宫，这便是部分孕妈妈在晚上出现腹胀感的奥秘所在。

❋ **化解金点子** 绝大多数腹胀都是孕期的生理变化及个人生活习惯造成的，不必担忧，不妨将其与孕吐一样视为一种妊娠反应。不过，也有极少数可能是某种妊娠意外的征兆。因此，去医院检查一下，排除一些危险情况也是大有必要的。

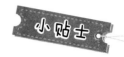

需及时就诊的孕期腹胀

* 生理性腹胀常呈"腹胀→自然缓解"的规律，如果腹胀一直不停，比如安静休息了 1 ~ 2 小时后还不见缓解，有可能是因某种病症刺激子宫造成的，应去医院进行检查。

* 腹胀感伴有疼痛或出血，可能与流产或早产有关，需要马上看医生。

* 腹胀感觉与平时不同。

* 自己无法判断胀感的性质，需要去医院明确诊断。

* 即使医生检查没问题，当天也要在家中安静地休息。

如果大夫告诉你属于生理性的腹胀反应，你就可以放心地从以下细节着手调节。

● 调整食谱。原则是适当减少蛋白质和脂肪的摄入量，多安排一些富含膳食纤维的食物，如茭白、韭菜、菠菜、芹菜、丝瓜、莲藕、萝卜等蔬菜，苹果、香蕉、猕猴桃等水果，以及粗粮食品，目的是增加肠道蠕动，促进排便。另外，暂时远离辛辣刺激食物，并少吃甜食、豆类、奶制品等容易产气的食物，可使腹胀得到一定程度的改善。

● 少吃多餐。将"三餐制"改为一天 5 ~ 6 餐，减少每餐的分量，可有效减轻腹部饱胀的感觉。也可借助于某些食物来减轻腹胀症状。

● 细嚼慢咽，不用吸管吸吮饮料，不要常含酸梅或咀嚼口香糖，避免过多气体进入消化道。

● 适当增加饮水量，必要时喝点蜂蜜，利于肠蠕动，防止粪便干结，并养成每天定时排便的习惯。

● 增加散步的次数或延长散步的时间，促进肠道运动。

● 按摩腹部。可从右下腹开始向上、向左、再向下顺时针方向按摩，每天 2 ~ 3 次，每次按摩 10 ~ 20 圈。但要注意力度轻柔，避免刺激子宫而引发早产。

● 腹部保暖，防止受凉。

● 有尿意即如厕，不要憋尿。

● 便秘重者可用开塞露通便，促使肛门排气而减轻腹胀。但不可随意动用泻药，以免引起子宫收缩，招致流产或早产。

● 家庭成员和睦相处，保持情绪稳定，避免生气。

● 孕晚期多休息，尤其是晚间腹胀感较明显者，如肚子发胀时立即躺下平卧，或坐在椅子上安静休息。

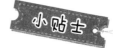

改善孕期腹胀的食谱

....

＊**肉蛋芝麻卷**：食材：猪里脊肉 100 克，鸡蛋 2 只，白芝麻 20 克，精盐、酱油、味精、葱、姜、面粉糊、淀粉、熟猪油、料酒适量。做法：葱、姜洗净切末，里脊肉剁成肉泥放在碗里，加入葱末、姜末、味精、精盐、料酒、酱油、鸡蛋 1 只，搅匀拌成肉馅。剩下 2 只鸡蛋在小碗里打散，加上水淀粉、精盐，放进锅里摊成 3 张蛋皮。蛋皮放在案上铺开，将肉馅放在上面，卷成条形蛋皮肉卷后封口，外面抹上面糊并蘸上芝麻。锅里放入猪油烧至六成热，投入蛋皮肉卷炸至金黄色捞出，切成段块食用。适宜于食积

腹胀的孕妈妈。

* **卤鲜口蘑**：食材：新鲜口蘑200克，鸡汤50克，橄榄油、酱油各10克，白糖5克，料酒、精盐、味精、葱、姜、水淀粉适量。做法：口蘑洗净切片，葱洗净切段，姜洗净切块并拍裂。锅里放油，烧热后放葱末、姜块爆香，再放入酱油、料酒，加入鸡汤、精盐、味精、白糖。烧开后放入口蘑，小火烧3～4分钟，改用旺火收汁，并放入少许水淀粉，挂汁后盛出食用。适宜于腹胀伴胃口不佳的孕妈妈。

* **糯米甜藕**：食材：干荷叶1张，糯米100克，藕3节，白糖100克，青梅适量。做法：藕洗净并切断一端，大约2～3厘米长。糯米洗净后装进每一个藕眼里，筷子捅实后用竹签将藕节串连。锅里放水烧开，放入藕并盖上荷叶，煮40分钟后取出晾凉。炒锅里放入清水并放入白糖熬成糖汁，青梅切成小粒。藕皮刮去，切成片后放入盘中，浇上蜜汁，撒上青梅即成。适宜于腹胀伴消化不良的孕妈妈。

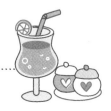

孕期便秘化解之道

❀ **原因探秘**　便秘与怀胎总是如影随形，一来孕妈妈内分泌改变，胎盘分泌出大量妊娠激素——孕激素，而孕激素既可减少胃酸的分泌，又能削弱胃肠肌肉的张力，致使胃肠的蠕动能力减低，每天吃入的大量食物以及消化后的残渣便滞留于肠道中，所含水分被肠壁细胞重新吸收，粪便变得又干又硬；二来逐渐增大的子宫又对肠道"施压"，粪便的出路变得狭窄；三来孕妈妈的活动减少，肠道不能再像孕前那样及时推动粪便向外运行。如此"三管齐下"，如厕不顺畅也就是顺理成章的事儿了。一旦进入了孕晚期（孕 27 周以后），胎宝宝长势加速，子宫被撑得更大，对肠道的压迫力度也越发大了，故便秘变本加厉，一天重于一天。

❈ **主要表现** 小腹阴痛，一蹲厕所不会少于半小时，而且不少回是无功而返，即使勉强排出来一点点，也都是一颗颗硬得像羊粪疙瘩似的。

❈ **医学解析** 便秘指大便间隔时间超过 48 小时，且粪便干燥导致排便困难。粪便滞留于肠道中，除引起腹痛、腹胀等不适感外，还能对胎儿构成威胁，如孕妈妈用力便易引起子宫收缩而早产，分娩时堆积于肠中的粪便可妨碍胎儿下降，造成产程延长甚至难产。

❈ **化解金点子**

● 调整三餐，提升富含膳食纤维的食物在餐桌上的比重，确保每天的膳食纤维摄取量达到 13 克。膳食纤维通过促进肠道蠕动、软化粪便、加速肠内容物在结肠内的转移速度等方式，减轻或化解便秘。膳食纤维广泛分布于杂粮、叶类、茄果类及薯类蔬菜以及水果中，如糙米、小米、玉米、白菜、油菜、空心菜、芋头、无花果、梅脯、苹果、香蕉、柑橘、梨、柚、草莓、桃、杨梅、枣、西瓜、杏、猕猴桃等。另外，添加了膳食纤维的孕妇奶粉也值得推荐。

● 多喝水，增加大便的湿润度。不妨像进餐那样订出时间表，到时间大口大口地喝水，使水尽快达到结肠，使粪便变得松软，容易排出。以白开水为主，蔬果汁、矿泉水等为辅，拒绝碳酸类饮料或冷饮。

● 定时排便，以晨起或早餐后半小时为如厕最佳时间。因为晨起后的直立反射以及进餐后的胃结肠反射，可促进便意产生，有利于排便（晨起后若无便意，可喝 1 杯温开水或蜂蜜水刺激便意产生）。如厕时间不能过长，过长不仅使腹压升高，还给下肢回流带

来困难。最好采用坐厕排便，便后清洗会阴部和肛门。

● 适当增加活动量。孕晚期身子越发笨重，但身子越笨重越不要放弃活动，以散步为佳。走动可增强腹肌收缩力，加快肠蠕动，提升肠道的排便动力。

● 保持放松的心态，否则便秘会加重。总之，睡眠充足、心情愉快、精神压力得到缓解等都是减轻便秘的好方法。

● 如果便秘很重，可在医生指导下酌用肥皂条、开塞露或甘油栓塞肛门。记住一条：绝对不可随便动用泻药，泻药一般都有引起子宫收缩的可能，容易导致流产或早产；有的还有毒副作用，会影响胎儿的生长发育。即使是中药也暗藏风险，如大黄、火麻仁、番泻叶等，都有引起早产的隐患。

孕期腹泻化解之道

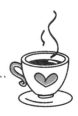

❈ 原因探秘

● 孕前患有肠易激综合征、憩室炎等肠病延续到了孕期。

● 乳糖不耐受，吃了奶制品会腹泻。

● 药物（如抗生素、抗酸剂）诱发腹泻。

● 个别孕妇受困于便秘，几天都未排便，突然拉出水样内容物，可能是粪便坎塞的结果。

● 食物中毒或肠病毒入侵，发生率较低，与食物不卫生有关。

❈ **主要表现**　大便次数增多，大便形状改变，不成形，水分增多。

❈ **医学解析**　发病率比便秘低得多。轻微腹泻不要紧，但较重的腹泻后果不亚于便秘，例如，可导致大量养分、水分与电解质流失，既会影响孕妈妈对营养物质的吸收，还可能引发子宫收缩导致流产或早产。

✳ 化解金点子

● 迅速送大便标本到医院进行常规检查，寻找并缉拿致泻"凶犯"。

● 大便常规检查正常者，应从饮食调整着手，如暂停食用奶制品、无糖糖果以及虾蟹等食物，以清淡饮食为主。同时要谨慎对待用药，需要时请医生处方，不要凭一知半解而自行其是或调整药物。

● 在医生指导下服用益生菌等微生物制剂，调整肠道菌群，减少大便次数。

● 腹泻频繁者酌用肠道黏膜保护剂，如必奇、思密达等蒙脱石散制剂，既可吸水，还能吸附致病菌，有止泻和抗菌的双重作用，而且人体不吸收，很安全。

● 大便常规如果查出红细胞、脓细胞，意味着孕妈妈患上了胃肠炎、细菌性痢疾等感染性疾病，需要向专科大夫求助。

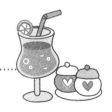

孕期水肿化解之道

✳ 原因探秘 孕期水肿多发生在孕 28 周以后（即怀孕第 8 ~ 9 个月），又称为孕晚期水肿，包括生理性与病理性两大类。

生理性水肿相当普遍，高达近 80% 的孕妈妈会与其"狭路相逢"。

病理性水肿多因疾病作祟，首推妊高征，其次有急慢性肾炎以及合并心脏病、肝病等。

❋ **主要表现** 身体出现沉重感，腿脚变粗，下午尤其明显，原来的鞋子变得紧绷绷的，不得不换大号码鞋。生理性水肿限于下腔静脉管理的范围，常在下肢远端"亮相"，以小腿及两脚为主，一般不会超过膝盖；水肿可随体位变动而有所变化，如站立时两侧踝部较明显；半卧位时则腰股部更显著。总体来说，水肿较轻，往往经躺下休息或一夜睡眠后减轻甚至消失。

病理性水肿进展快速，体重急速增长，波及范围广泛，除下肢外，腹部、大腿、外阴甚至手与脸等部位都有肉眼可见的水肿。水肿程度也较重，休息后或清晨起床时不消失。常伴有高血压（血压升至 140/90 毫米汞柱以上）与蛋白尿。

❋ **医学解析** 生理性水肿一是怀孕引起内分泌变化，导致体内水钠潴留；二是逐渐增大的子宫压迫下腔静脉，使静脉血回流心脏受到阻碍，静脉压力升高，迫使血管内的液体过滤到组织中并蓄积下来。两个因素叠加而致水肿，与饮水多少或"胎气"无甚关联。病理性水肿多为妊高征所引起，高血压为主要肇事者，有 7% ～ 9% 的孕妈妈遭受其害，多在孕 20 周后发病，稍早于生理性水肿。妊高征可诱发子痫，对母胎双方都有严重危害：孕妈妈可能并发心、肾功能衰竭，脑血管意外（包括脑水肿、脑出血、脑梗死）；胎儿则容易发生宫内发育迟缓、窘迫、死胎、早产等。孕妈妈务必认真对待之。

❋ **化解金点子**

● 检查、判断是否有水肿，然后判断水肿性质是生理性还是病理性。

● 若为生理性水肿别紧张，不会对母体以及腹中宝宝产生明显的负面影响，最多也就是孕妈妈有一点身子沉重、皮肤紧绷绷的不适感而已，也不需要治疗。

● 不妨改变一下日常生活节奏，避免过度活动或长时间站立，多休息，休息或睡眠时抬高两腿，以促进下肢静脉回流。

● 改进着装。衣裤力求宽松，不穿会压迫脚踝及小腿的袜子，鞋子酌情换成大一些尺码的款式。

● 调整食谱，三餐应以高蛋白、高维生素与矿物质、低盐为总原则。还可酌情吃点食疗方。

● 睡前热水泡脚，疏通血液循环。睡姿宜左侧卧，以免压迫下肢静脉加重水肿，并确保每晚睡足 9～10 小时。

● 定期做产前检查，及早发现并治疗病理性水肿的祸首——妊高征，尤其在孕 20 周后出现头晕、头痛等症状的孕妈妈，务必及时看医生，必要时住院治疗。

小贴士

确定有无水肿及是否属病理性水肿的方法

确认有否水肿的方法

＊按压法，即用你的拇指在小腿胫骨处施以一定压力，如果皮肤出现凹陷且不会很快复原，说明有水肿。

＊称体重，若每星期增加 500 克，尽管表面看上去无明显异常，仍要考虑水肿，医学谓之隐性水肿。

病理性水肿的特点

① 水肿出现在早晨，手指肿胀，戒指难以取下。

② 水肿向膝盖以上部位发展，如腹、胸部也出现水肿。

③ 虽然是下肢水肿，但经过 6 小时以上休息仍不消退，甚至加重。

④ 感觉大腿外侧发麻、指尖刺痛或者没有感觉。

⑤ 出现头昏、眼花、耳鸣、恶心、腰痛、小便浑浊等症状。

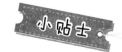

生理性水肿的食谱及食疗方

生理性水肿食谱

＊每天都要摄取足量的优质蛋白，如肉、鱼、海鲜、贝类、蛋类、奶类及豆制品（包括豆浆、豆腐、豆干、素鸡、豆包、干丝），防止营养不良加重水肿。

＊每天吃足 500 克蔬菜与水果，蔬果丰富的维生素有排毒利尿之功。

＊补充钾与铁。钾可促进体内水分与盐分的排出，有消肿作用，可天天进食香蕉、梨、柑橘、红豆汤等。铁质可防止孕期贫血，每周吃 2～3 次猪肝或畜禽血足矣。

＊根据水肿程度控制水与盐的摄取量，如吃盐量每天不要超出 10 克，饮水量掌握在每天 1000 毫升内。

＊远离咸菜、罐头等含盐量高的食物。油炸的糯米糕、白薯、洋葱、土豆等难消化易胀气的食物也要少吃或不吃，以免引起腹胀，使血液回流不畅，加重水肿。

生理性水肿食疗方

＊**赤豆鲫鱼汤**：赤豆 100 克，鲫鱼 1 条，加水煮汤服食。

＊**清蒸砂仁鲫鱼**：砂仁 4 克，甘草末 3 克，一并放入已经洗净的鲫鱼肚子内，加调料，清蒸至烂熟后服食。

＊**冬瓜鲤鱼汤**：带皮冬瓜 500 克，鲤鱼 1 条，加水共煮，加少许盐，吃鱼喝汤。

＊**黄花鱼汤**：黄花鱼 150 克，大蒜头 30 克。黄花鱼切段，大蒜头切片后加水共煮服食。

＊**清炒黄花菜**：黄花菜 15 克，黄瓜 150 克，生油 12 克。黄花菜、黄瓜洗净切段，用九成热的油炒熟服食。

孕期失眠化解之道

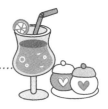

❀ **原因探秘**

● 激素变化，造成孕妈妈体形、体重乃至多个系统的器官功能变化，干扰了正常的睡眠生理而出现种种睡眠障碍。

● 饮食因素：孕期口味改变，不太适应新食品，或引起了过敏反应，诱发失眠。

● 孕期种种不适，如抽筋、腹胀、瘙痒、眩晕等干扰了睡眠。

❀ **主要表现** 难以入睡，睡后频繁惊醒，或早醒，或醒后再难入睡等。

❀ **医学解析** 良好的睡眠是确保"十月怀胎"顺利进行的重要条件，故积极设法睡个好觉势在必行。激素变化等生理因素难以改变，但可通过饮食调节、做好孕期护理、消除种种不适感等途径，来提高睡眠质量则是完全可行的。

❀ **化解金点子**

● 孕妈妈要重视心理调节，如向你信任的妇产科医护人员倾诉心头积郁，或与别的孕妈妈交流，了解一些相关知识，增强自信，摆脱烦恼，减轻心理压力，保持情绪稳定。也可在睡前选择性地听听胎教音乐，以放松心情。

● 调整食谱，坚持均衡营养的原则。既要满足优孕对营养的需要，又要避开刺激性饮食以及过敏性食品，如咖啡、可乐、茶、油炸食品等。不妨吃点"助眠食品"，包括1份主食，1份奶类，1份蛋、豆、鱼类。如面包1片，牛奶1杯或豆浆1杯（240毫升）；或

苏打饼干 2 ～ 3 片，发酵乳 1 杯；或肉类 30 克，绿豆汤 1 小碗；或鱼肉 30 克，米饭 1 两。安排在入睡前 3 小时食用，多数情况下能提高睡眠质量。必要时吃点食疗方。

● 进入孕期后应改变睡眠体位，以侧卧且双腿略微蜷曲为最佳。至于向左侧还是右侧卧，应请医生根据你的具体情况做出建议，目的是减轻腹部和背部的压力。如果你试过所有睡姿都感觉不舒服，可试着采用半坐体位入睡。

● 适当做些孕期运动，或参加相关的孕妇保健培训班，多与其他孕妈妈或有经验的妇女交流，她们会给你一些很实用的建议。

● 白天若有睡意袭来，可睡个短觉，每次 30 分钟到 1 个小时，既可弥补晚上缺失的睡眠，也可为产后养护宝宝做准备。因为分娩后夜间醒来的次数会更多，在孕期先培养一下白天睡觉的习惯，能更好地适应产后新的作息规律。

● 如有抽筋、尿频、瘙痒、腹胀、眩晕等孕期不适，应及时在医生帮助下设法解决，或尽量使其减轻，减少对睡眠的干扰。

● 绝对不要使用安眠药之类的药物，以保护胎儿健康成长。

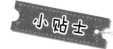

孕期失眠食疗方

＊**酸枣仁汤**：酸枣仁 30 克捣碎，水煎，每晚睡前 1 小时服用。

＊**安神汤**：百合 15 克蒸熟，加蛋黄 1 只，用 200 毫升水搅匀，加入少许冰糖，煮沸后再以 50 毫升凉开水搅匀，睡前 1 小时饮用。

＊**桂圆莲子汤**：桂圆、莲子各 100 克煮汤饮用。

＊**养心粥**：党参 30 克，红枣 10 枚，麦冬、茯神各 10 克，加入 2000 毫升水，煎成 500 毫升，去渣后与洗净的大米共煮，熟后拌入红糖服食。

＊**小米枣仁粥**：小米 100 克，酸枣仁 15 克，蜂蜜 30 克。酸枣仁捣碎加水煮 15 分钟，去渣后加入小米煮粥，待熟后调入适量蜂蜜服食。

孕期疼痛化解之道

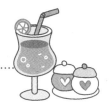

头痛、手痛、心窝痛、乳房痛、腰痛、腹痛、肛门痛、外阴痛……孕期可谓无处不疼痛，究其原因，分为生理性疼痛与病理性疼痛两大类。前者往往是拜妊娠激素变化所赐；后者则与孕期并发症有关，如妊高征等。每种疼痛的表现、影响与处理要点都有差异，本节分别予以介绍，可供参考。

13 种疼痛莫担忧

值得庆幸的是，大多数疼痛都是正常的孕期反应，程度也较轻，若能针对性地采取一些对策，效果会更好，不必担忧。

❋ **腕管综合征**

● 表现：孕妇感到一侧或两侧手部阵发性疼痛，呈针刺或烧灼样，伸屈手腕部可以诱发痛感，多在夜间发作。奥妙在于怀孕期间激素分泌变化，一种称为松弛素的激素增加，引起筋膜、肌腱、韧带及结缔组织变软、松弛，并压迫腕部神经所致。

● 化解金点子：疼痛发作时，可用另一只手轻轻按摩；晚间睡觉可在手和手腕下垫一个枕头；白天适当减少使用电脑的时间，或用一个腕托安在电脑键盘上，以减轻对手腕神经的压迫。

❋ 心窝烧灼痛

● 表现：子宫逐渐变大，孕妇的肠胃压力也随之上升，加上激素（如松弛素）使隔离食道和胃的肌肉变得松弛，因而胃酸容易向上翻涌，于是产生灼热感。

● 化解金点子：少吃多餐，暂时远离酸辣食物，进餐时尽量坐直，餐后半小时内不要躺卧。如果痛感较重，或者夜间频繁发生，可在医生指导下，于睡前服用胃舒平（含氢氧化铝成分）等抗酸剂。

❋ 乳房发胀刺痛

● 表现：怀孕进程中，乳房开始增大，伴有明显充血，故孕妇从孕早期起就有乳房发胀刺痛的感觉。

● 化解金点子：随着怀孕时间的增加，选戴适当的胸罩，可减轻不适的感觉。

❋ 下腹痛

● 表现：下腹俗称小肚子。当怀孕三四个月后，子宫因胎儿的生长而扩张，致使子宫的周边组织，如固定子宫的韧带（圆韧带等）、输送养分的血管、支配子宫的神经等，或由原来的松弛状态变得紧张，或受到机械性的牵拉。加上子宫周围的脏器，如膀胱和直肠等，也会因子宫的增大受到挤压，故而产生痛感。但痛感轻微，且随着怀胎月份的增加而逐渐适应，故疼痛会逐日减轻甚至消失。

● 化解金点子：注意多休息即可。

❋ 腿痛

● 表现：常见两种情况：一种是发生了下肢静脉曲张；另一种是两腿肌肉痉挛，俗称抽筋，夜间尤易发作，常将孕妇痛醒。

● 化解金点子：静脉曲张者可以抬高下肢，以减轻痛感。抽筋者可适量补充钙片或 B 族维生素。

❋ 肋骨痛

● 表现：随着胎儿长大，子宫随之增大。增大的子宫不断刺激肋骨下缘，可引起孕妇肋骨钝痛。

化解金点子：左侧卧位有助于疼痛缓解。

❋ 痔痛

● 表现：孕妇容易得痔疮，尤其是在进入孕末期几个月，如果又有便秘，则痔疮疼痛可能加重。

● 化解金点子：积极应对便秘，如多喝水，多吃水果、蔬菜和全麦面包等富含纤维素的食物，常做散步等运动。如果痔疮灼痛感明显，并发痒，可借助医用按摩乳按摩疼痛部位。

❋ 耻骨疼痛

● 表现：怀孕四五个月后，不少孕妈妈出现耻骨部位疼痛，有牵拉感觉，上楼时更明显。症结在于孕妇的耻骨间隙较怀孕前增宽了，乃是应对胎儿长大的"权宜之计"，分娩之后增宽的间隙会逐渐恢复到原来的状态。不过，这种源于耻骨联合分离而产生的痛感并不重，一般孕妇都可以忍受。

● 化解金点子：一般无需特殊对待，个别孕妇可能耻骨分离较重，甚至导致韧带拉伤、水肿，造成行走困难，那就需要卧床休息了。

❋ 外阴疼痛

● 表现：某些孕妈妈进入孕中末期后，外阴部有肿胀感，皮肤发红，走动时痛感剧烈，医学上叫做外阴部静脉曲张。

● 化解金点子：避免过久站立；不穿过紧的裤子和鞋袜；用水不要过热。一旦发生外阴静脉曲张，不妨施行局部冷敷，或用凉开水坐浴，局部涂抹氧化锌软膏等，促使曲张的静脉血管收缩。

❋ 坐骨神经痛

● 表现：不断增大的胎儿体重，给孕妇的背部增加压力，并挤

压坐骨神经，导致腰部以下到两腿产生强烈的刺痛。

● 化解金点子：睡觉时左侧卧，并在两腿膝盖间夹放一个枕头，以增加流向子宫的血液。白天不要以同一种姿势站着或坐着超过半个小时，尽量不要举重物过头顶。游泳可帮助减轻坐骨神经的压力。

❉ 腰痛

● 表现：在孕末期，孕妇的身体重心随着子宫日渐增大而渐渐前移，故在站立或走路时，为保持重心平衡，必须将肩部及头部后仰，从而形成一种孕妇特有的挺胸凸肚姿态，造成腰部脊柱的过度前凸弯曲，从而引发脊柱痛。

● 化解金点子：注意休息，避免长时间站立或步行。

❉ 牙龈肿痛

● 表现：受大量雌激素影响，孕妈妈的牙龈变得肥厚，易患牙龈炎，并且出血疼痛。

● 化解金点子：注意口腔清洁卫生，选用柔软的牙刷，以减轻对牙龈的刺激。

❉ 产痛

● 表现：各人的体质、痛觉的敏锐度与耐受力不同，疼痛的部位、性质与程度也千差万别。就前者而言，诸如小腹、骶骨、腹股沟或是阴道深处都可能成为痛点；至于后者，胀、灼热或是刺痛感应有尽有。而且某些女性的痛感还会"打游击"，如从后背转移到耻骨处。疼痛的程度也有轻有重。不过有一点要提醒孕妈妈们：疼痛有相当强的主观性，越是害怕，痛感就越强烈，因为恐惧会将疼痛体验加强或放大。当疼痛达到一定程度，身体会自己出来帮忙，分泌出一种能减少痛感的激素——这就是有些女性渐渐觉得疼得不那么严重了的奥秘所在。

● 化解金点子：① 产前多了解分娩的相关知识，充分认识产痛是分娩胎儿所必须的一种生理现象，与疾病、受伤引起的疼痛有本质的区别，树立信心，减轻或消除恐惧感。② 调整呼吸。每次阵痛开始和结束都用全胸式呼吸（用力深呼吸：先用鼻子深深地吸一口气，然后慢慢用口呼出），中间部分用上胸式呼吸（口微微张开，用口轻吸气，然后轻吹气，只用肺上半部像吹熄小蜡烛那样，不需太用力），以便尽量放松下腹减低痛感。③ 分娩时可采用音乐、想象（想象当你呼气时，疼痛通过你的嘴离开你的身体；想象你的子宫颈变得柔软而有弹性）、压迫（在深呼吸的同时，用拳头压迫腰部或耻骨联合处）、按摩（分娩初期用拇指按压髂前上棘或耻骨联合处，或双手握拳压迫腰骶部；分娩中晚期冷敷或热敷使疼痛的信号在通往大脑的传递途中受到抑制或削弱）等方式放松身心，可缓解产痛，促进顺利分娩。④ 借助人际支持，如分娩导乐师（请一个有生育经验的女性给予生理上的支持和帮助以及精神上的安慰和鼓励）、先生陪产（在医务人员的指导下为产妇抚摩、按摩、擦汗）等。

11 种疼痛要小心

也要看到，当怀孕发生麻烦甚至危险时，也可出现疼痛，此时的疼痛当属于疾病的警示信号了，切不可误认做生理反应而无动于衷，及时向医生求助才是明智之举。

❋ **先兆流产** 腹痛，伴有阴道流血。

❋ **宫外孕** 单侧下腹部撕裂样剧痛，肛门有坠胀感，同时阴道见红（出血）或因休克而昏厥。

❋ **羊水过少** 羊水过少使胎儿皮肤与羊膜紧贴，一旦胎动时孕妇会感到疼痛。

❀ **羊水过多** 过多的羊水导致子宫高度膨胀，产生压迫症状，孕妇感到腹部胀痛，消化不良，甚至出现呼吸急促，心悸，脉速，不能平卧，外阴及下肢水肿、静脉曲张等症状。

❀ **妊高征** 妊高征可诱发头痛。

❀ **子宫肌瘤变性疼痛** 曾有子宫肌瘤的病史，突然感觉下腹部特别是肌瘤部位疼痛明显，可能伴有发烧，应疑及子宫肌瘤变性。

❀ **胎盘早剥** 多发生在孕末期，孕妇可能存在妊娠高血压综合征、慢性高血压病、腹部外伤等情况。下腹部撕裂样疼痛，常伴有阴道流血。严重者腹痛难忍、腹部变硬、胎动消失甚至休克。

❀ **子宫破裂** 有过子宫手术史，或临产时子宫上段肌层强烈收缩而下段被牵拉、伸展、变薄而发生破裂。破裂瞬间出现撕裂样剧痛，破裂后疼痛减轻，孕妇极度不安、面色潮红、呼吸急促，陷于休克状态。

❀ **葡萄胎** 由于葡萄胎增长迅速，子宫过度快速扩张，产生阵发性下腹痛，呈胀痛或钝痛。确诊后应及早手术，以求保留子宫，防止向远处转移。

❀ **卵巢静脉综合征** 刚才说过，大多数腰痛不必过虑，但有一种腰痛必须引起重视，表现为右下腹部疼痛，并向右大腿放射，同时伴有尿频、尿急等症状。因为这是一种名为卵巢静脉综合征的孕期并发症，应及早向医生求助。

❀ **子宫扭转** 进入孕期后，子宫若有子宫肌瘤或先天畸形，可引起子宫扭转，当扭转角度超过 90°，有可能出现急性腹痛。轻度子宫扭转问题不大，卧床休息、服用止痛药、调整姿势即可获得改善。严重者需要医生用手术的方法来矫正。

孕期出血化解之道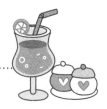

一向准时的月信突然爽约，早孕试纸显示出的也是你所期待的颜色，并得到了妇产科大夫的确认——你真真切切地进入了孕期。换言之，除了孕早期的"着床性出血"（受孕的精卵着床至子宫内膜时，影响子宫内膜的细小血管而引起出血）与分娩前的临产征兆——"见红"外，在差不多 10 个月的时间里不会再有阴道出血。一旦出血，无论量多还是少，往往意味着孕事出了问题。

不过，孕期出血的原因和临床意义比较复杂，会因孕期时段的不同而有所差别，应对也不一样，孕妈妈务必心中有数，以免临阵慌乱哦。

孕12周前（孕早期）出血

孕早期阴道出血较为常见，大约 1/4 的孕妈妈会有此经历，常见的原因不外乎流产、宫外孕以及子宫颈病变等异常。

✿ 流产

妊娠于 28 周前终止，胎儿体重少于 1000 克，称为流产。发生于孕 12 周前者称为早期流产，发生于 12 周后者，称为晚期流产。造成流产的原因很多，包括胎儿染色体异常、母体激素分泌失调、子宫先天发育异常或后天缺陷、免疫系统问题、病毒感染、孕妇患有慢性疾病（如心脏病、肾脏病及血液疾病）、过度操劳、压力过大、性生活太剧烈、外力撞击、环境污染、用药不当等。

● 化解金点子：一项医学统计显示，超过 50% 的孕妇可以安然度过怀孕初期出血这一关，成功地继续妊娠；约 30% 的孕妇可能会

发生自发性流产，多为胚胎异常所致，属于一种自然淘汰，不必惋惜。如果能够继续妊娠，胎儿一般都是正常的，不必担心。记住：不要一味盲目保胎。

❀ 宫外孕

● 发生率大约占孕早期阴道出血的 10%，指精卵受孕后没有在子宫内膜着床，而是在子宫外的某处（最常见的是输卵管壁）着床，并开始孕育。但输卵管的管壁很薄，无法供给胚胎足够的营养，而且逐渐发育的胚胎会使输卵管壁膨胀，导致管壁破裂，多在怀孕 7 ～ 8 周时产生不正常阴道出血，甚至出现严重腹痛或因腹内大量出血而危及孕妈妈的生命。

● 化解金点子：在确定怀孕的初期，如果超声波检查未能发现子宫内有胚胎的迹象，就必须尽早检测血液中的绒毛膜促性腺激素（β-hCG），可诊断出有无宫外孕的可能，并适时做出适当的处理。目前对付宫外孕的方法有药物疗法和手术疗法两种，医生会根据宫外孕的大小、位置，孕妈妈的身体状况和对生育的要求等因素综合考虑，选择最适合你的处理方法。

❀ 子宫颈病变

● 如子宫颈糜烂、息肉、癌变等。子宫颈严重发炎导致糜烂或子宫颈息肉，因为怀孕后激素的改变，造成表面毛细血管破裂出血。另外，子宫颈癌的年轻化趋势日渐明显，开始逼近三四十岁的育龄女性，在寻找孕期阴道出血原因时不要漏掉。

● 化解金点子：怀孕前后定期做子宫颈涂片检查，尤其是进入孕期以后仍然有阴道出血现象者，别漏掉对子宫颈的检查。

孕17～28周（孕中期）出血

孕中期出血最常见的原因，当数子宫颈闭锁不全与葡萄胎。

❋ 子宫颈闭锁不全

● 绝大多数孕妈妈的子宫颈在孕期几乎是闭锁的,一直要等到妊娠足月进入分娩阶段才逐渐张开,可有极少数孕妇例外(1% ~ 2%),子宫颈在子宫日渐膨胀与胎儿的压力下,不到分娩期便扩张开来,称为子宫颈闭锁不全。最大的恶果是,当孕妈妈怀孕到中期,子宫颈口因无法承受胎儿长大的压力而发生流产,成为孕中期流产的主要原因之一。统计显示,20% ~ 25%的中期流产起因于此。

● 化解金点子:子宫颈闭锁不全在诊断上有一定难度,一旦诊断可实施子宫颈环扎术,5 ~ 10分钟即可搞定,但要选好手术时机,必须在孕12周以上。

❋ 葡萄胎

● 属于良性绒毛膜疾病,很少见(发生率约1‰)。妊娠胚胎没有正常成长,而是和妊娠囊一起萎缩,准备发育成胎盘的绒毛组织又过度增生,形成一个个水肿、无血管的肿块——水泡,如同葡萄充满了整个子宫腔,"葡萄胎"由此得名。葡萄胎的最大危害是有演变成"绒毛膜癌"之虞。

● 化解金点子:葡萄胎在孕早期就会有不正常阴道出血、严重孕吐甚至心悸等症状,利用B超探查和抽血检测绒毛膜促性腺激素即可诊断,然后利用子宫内膜真空吸引术将葡萄胎清除,并持续追踪绒毛膜促性腺激素(hCG)的指数,直到连续3周都正常,之后每个月再追踪一次,连续半年正常为止。下次怀孕必须待葡萄胎治愈2年之后再考虑。

孕29周~分娩(孕末期)出血

孕末期3个月若有阴道出血,当考虑前置胎盘、胎盘早期剥离等病变。

❈ 前置胎盘

● 正常怀孕时胎盘是附着在子宫壁的前壁、后壁或顶部，如果胎盘附着于子宫的部位过低，遮住了子宫颈内口，阻塞了胎儿先露部，即称为前置胎盘。依据胎盘覆盖子宫内口的程度，分为完全型、部分型、边缘型及低位型等 4 种类型。病因尚未弄清，但高龄、流产手术、子宫肌瘤、子宫畸形、前胎剖宫产、吸烟等已被证实有一定关联。无痛性阴道出血为其主要症状，且出血量多少不等，从轻微的"见红"到大量失血而有生命危险的情况都有。反复多次或大量阴道流血，可使孕妈妈发生贫血，甚至休克，进而导致胎儿缺氧、窘迫，甚至死亡。

● 化解金点子：做 B 超检查可确立诊断。若胎儿尚未成熟，可让孕妈妈住院观察，必要时进行输血治疗，一直到胎儿已达成熟状态，再做剖宫产将胎儿娩出。

❈ 胎盘早期剥离

● 正常情况下胎盘是在胎儿生出后才剥离，但有些孕妈妈的胎盘在胎儿还未成熟、出生之前，就部分或全部从子宫壁剥落下来，导致胎儿缺血缺氧而死亡。原因可能与撞击（外伤性）、多产、某些营养（特别是叶酸）摄取不足、妊娠高血压等有关。

● 化解金点子：轻微病例可采取保守治疗，如卧床休息，给予镇静剂，密切观察等。紧急状况下可酌用阴道引产、剖宫产等方法结束分娩。

孕期肥胖化解之道

❈ 原因探秘　孕期之所以肥胖，一是黄体酮等妊娠激素的作用；

二是受"一人吃两人饭"的传统影响，吃得太多，引起营养过剩所致。

❖ **主要表现**　孕期体重增长显著超标，如孕早期体重增长超过 3 千克；孕中期增长超过 10 千克；孕晚期体重增长超过 5 千克。

❖ **医学解析**　孕期体重超标带来的恶果绝不亚于体重未达标者，医学资料显示，孕妈妈肥胖的危害：一是可明显增加患上孕期糖尿病或高血压的风险；二是可能怀上巨大胎儿（出生体重在 4 千克以上）进而引起自然分娩困难，招来更多的剖宫产概率，且剖宫产的难度与手术后并发症的风险也相应增加，并可累及胎儿出生后一生的健康（如巨大儿更容易发展为儿童期和成年期肥胖，并易罹患相应的代谢性疾病，包括高血压、糖尿病等。有资料为证：当孕期体重增加超过 18 千克，巨大儿的发生率超过 10%，剖宫产率高达 60%）；三是孕妈妈分娩后恢复困难，难以恢复到孕前的形体，妊娠纹、皮肤松弛等很可能成为永久的烙印，成为你的终身憾事。

❖ **化解金点子**

● 合理安排孕妇餐，做到营养均衡，确保孕妈妈的体重增长值处于正常范围：孕 10 周之内体重增加量控制在 1 千克以内；孕中期（孕 10 ～ 30 周）的增加量在 6 ～ 8 千克；孕末期（孕最后 10 周）为 2 ～ 4 千克。

● 适度运动，孕中晚期堪称运动的黄金期。一来有益于保持合理体重与正常血糖；二来可有效促进血液循环，预防孕期水肿；三来对日后顺利分娩也大有助益。一旦发现血糖异常，还要养成餐后（即进餐后 1 小时）运动的习惯，可收到比胰岛素控制血糖更为神奇的效果。运动方式以有氧项目为佳，如散步、游泳、爬楼梯、做健身操等，每天保证运动 1 ～ 2 小时。

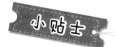

特殊情况下的体重增加值

＊第 1 种情况： 孕前较瘦弱，体重指数低于 18.5 的孕妈妈，孕期体重应该多增加一些。在美国，此类孕妈妈的孕期体重增长应达到 12.5 ～ 18 千克，即孕早期体重增加 2 ～ 3 千克，孕中后期平均每周体重增加 0.25 ～ 0.5 千克。

＊第 2 种情况： 孕前偏胖，体重指数超过 23.5 的孕妈妈，孕期体重增长 10 ～ 12.5 千克较为妥当。若孕前体重指数达到 28 以上，孕期增重 6 ～ 9 千克就够了，即孕早期体重不增加，孕中后期平均每周体重增加 0.25 ～ 0.5 千克。

＊第 3 种情况： 怀孕后消瘦。主要因早孕反应所致，如孕吐较重，不能正常进食，甚至因贮存的脂肪过度消耗而出现酮症酸中毒，威胁胎宝宝的安全，并导致孕妈妈的体重不升反降。此时应从体重最低点开始计算，到孕中晚期保持体重增速在平均每周 0.25 ～ 0.5 千克，总计 10 ～ 12.5 千克方可。

＊第 4 种情况： 血糖升高的孕妈妈。一般在孕 24 ～ 28 周期间要接受糖筛查试验，一些孕妈妈会被戴上"糖耐量异常"甚至"妊娠期糖尿病"的帽子。此时要请营养师根据血糖水平修订食谱，前提是要满足孕妈妈和胎宝宝的营养需要，做到体重合理增加且血糖稳定。盲目地限制食物，导致体重停滞不动甚至下降，即便控制了血糖，对胎宝宝的发育也是极为不利的。

＊第 5 种情况： 孕妈妈出现水肿。有生理性原因（如增大的子宫压迫静脉血管，导致血液回流不畅），也有病理性因素（如攀上了营养不良，诱发低蛋白血症），轻者表现为孕期体重在几天内突然增加 1 ～ 2 千克（医学称为隐性水肿），较重者出现下肢水肿（意味着体内潴留水分已超过 8%）甚或全身水肿（提示体内潴留水分已经高达 10% 以上）。显然，此时的体重已不能准确反映营养摄

入是否合理了，须在医生指导下，通过积极的低盐饮食控制，适当地摄取利尿食物，促使水肿消退，待水肿消退之后，再来评估体重是增加了还是减轻了，并以此来修订食谱。

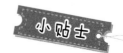

孕期防胖食谱细则

* 热量摄取科学化。在孕早期，体重正常、营养良好的孕妈妈，每天的食物量与孕前大致相同，暂不必刻意增加粮食、肉类、油脂、坚果等高热量食品，特别不要吃甜食与油腻食物，也不要经常外出就餐。到了孕中晚期，宜在孕早期食谱的基础上，每天增加 10% ~ 15% 的能量摄入，大约 200 ~ 300 千卡，相当于 50 克大米或 1 个馒头或 2 个鸡蛋或 2 杯牛奶或 2 个苹果的热量。

* 孕期无论哪个时段，都要增加 B 族维生素、叶酸等维生素，以及钙、硒、碘、钾、镁、铁等矿物质的摄取。这两类养分不产热，不会影响孕妈妈的体重，却能满足胎儿生长发育的需要。据专家测量，即使在孕早期，胎宝宝对这两类营养素的需要量也要增加 50% 以上，到孕中后期的需求量增幅可达 100%，在这种情况下只增加馒头、鸡蛋等难以满足这部分需求，务必注意多摄入海带、蘑菇、蔬菜等维生素与矿物质丰富的食物。

* 用豆类、红薯、玉米、芋头、燕麦等杂粮、粗粮取代部分主食，用蔬菜取代部分水果。如将早餐的白面包片换成全谷全麦制品；把午餐或晚餐的白米饭、白面馒头、甜食、油炸食品、糕点等换成杂粮饼或者杂米饭、燕麦粥等。五谷杂粮富含膳食纤维，容易产生饱足感，除了保证营养均衡外，尚可减少部分热量，防止体重增长得过快、过多。水果虽说维生素多，并有利于铁的吸

收，但糖分也多，容易发胖或引发妊娠期糖尿病，用一些口感好的蔬菜取代之，或将水果与蔬菜混合食用，更有利于体重管理。如将橙子与黄瓜拌成香橙黄瓜沙拉，将胡萝卜与苹果混合打成果汁饮用，或干脆把番茄、小萝卜等当作水果吃，或者用黄瓜汁代替水果汁，都是口福与营养兼得的好办法。

＊食物不增分量增品种。孕妈妈每天的饮食要富于变化，力争品种多样，每天不少于 20 ～ 30 种，但分量不增加。

＊肉食巧烹调。肉食不能不吃，但又属于高热量食物，致胖风险大，可在烹饪方法上来点小计谋。以"红烧肉"为例，会加入大量料酒、糖与酱油等调料，而调料也是含有热量的，致使肉食的热量高上加高；若改为烤或炖，如炖牛肉或烤羊排，含热量的调料得以避免，总热量就会降低。不过，烤肉要使用烤箱，别用明火并避免烤焦，就不会产生致癌物了。

＊孕妈妈往往嘴馋，宜选择营养丰富、热量低的健康零食，如杏仁、麦片制成的小饼干或麻花卷、包心菜卷、芒果块、甜瓜片、蔬菜面包片、蔬果包火鸡片、低脂肪南瓜糕点、粗粮蛋卷等，并要限量。

＊坚持写饮食日记，并定时称量体重，如出现增重过多或过少等情况，应向医生或营养师咨询，根据饮食日记的记录对食物进行有针对性地增或减。

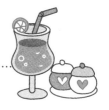

胎儿生长缓慢的化解之道

❀ **原因探秘**　孕期营养不良、妊高征（胎儿宫内发育迟缓的发生率高达 27%）、病毒感染、被动吸烟、遗传病（发育迟缓的胎儿 31% ～ 47%，伴有遗传病或先天性畸形）等。

❋ **主要表现** 胎儿的体重增长与妊娠月份不一致，孕 37 周后出生体重仍低于 2500 克，医学上称为胎儿宫内发育迟缓。

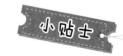

胎儿发育月变化表

* **孕 1 月**：妻子的卵子与丈夫的精子结合形成受精卵，"播种"于子宫内膜，细胞开始分裂。到月末，其大小肉眼就可以看到，称为胎芽，仅有头部与稍长的尾巴，长约 1 厘米，形同一条小鱼。脑、心脏、眼等重要器官开始成形，心脏从第 4 周起开始搏动。

* **孕 2 月**：胎芽长 2～3 厘米，体重 2 克。头部与躯体隐约可辨，初具人型，已能看出眼、耳、口、鼻等五官。

* **孕 3 月**：胎儿身长 10 厘米，体重 45 克。能够活动了，或手舞足蹈，或在羊水中游泳，甚至张口吞咽羊水，练习吸吮奶头的动作。当然，这些动作都很轻微，孕妇是感觉不到的。此时孕妇的子宫比拳头稍大一点。

* **孕 4 月**：胎儿身长约 16 厘米，体重约 120 克。头上有头发冒出，体表呈现粉红色。内脏开始迅速发育，胎心跳动加快，肝、胆、胰、胃开始工作，肠子里出现胎粪。肾脏开始泌尿，泌出的尿液排泄到羊水中。到月末时，胎儿活动增强，谓之胎动，孕妇可感到腹内有像一条小鱼逃跑似的动作。

* **孕 5 月**：胎儿身长 25 厘米，体重 250 克。皮肤失去淡红色，表面覆盖一层柔软的胎毛。心音增强，跳速加快。胎儿能够听见外界较强的声响，如母亲的心跳声、说话声、音乐声等。孕妇腹部显著突出，乳头与乳房胀大。

* **孕 6 月**：胎儿身长约 30 厘米，体重约 600 克。眼、耳、口、鼻等已经发育成熟，并长出了眉毛与睫毛。肌肉的生长发育加快，

因而胎动更加频繁，有时孕妇能在腹外摸到胎儿的手脚。母体子宫进一步扩大，腹部更为突出，身体出现笨重感。

＊**孕7月：**胎儿身长约35厘米，体重约1200克。胎儿已懂得眨眼，睫毛明显，眼睛已有光感。神经发育较快，胎动更加协调与多样化。胎儿即使现在出世，也大多能够成活，称为早产儿。至于孕妇，腹部显著膨大，重心前移呈现前挺的姿势。

＊**孕8月：**胎儿身长约40厘米，体重约1700克，主要器官发育完毕。胎儿会主动把手或胳膊凑近嘴边吸吮或舔拭。到了月末，胎儿已充满整个子宫，胎位基本固定。如果现在就分娩，成活率可达95%。孕妇的变化也很显著，由于子宫胀大，皮肤也跟着膨胀，腹壁与乳房皮肤上会出现很细的紫纹，医学上称为妊娠纹。同时，乳晕、外阴部皮肤有色素沉着。

＊**孕9月：**胎儿身长约45厘米，体重约2200克。体表胎毛开始脱落，被胎脂所取代。视觉、味觉与嗅觉都有了一定程度的发育。子宫位置上升，可对心脏产生压迫作用，孕妇因之可产生喘不过气来的感觉。

＊**孕10月：**胎儿身体发育完全成熟，身长约50厘米，体重约3000克。胎毛几乎全部脱落，头发可有1～2厘米长。皮肤覆盖一层较厚的胎脂。到这个月末，胎儿可以毫无危险地"呱呱坠地"了。

❋ **医学解析**　胎儿发育明显缓慢，以致出生后体重不达标，将严重影响日后的生存质量乃至抵御疾病侵袭的能力。例如，出生死亡率增加，可达正常儿的4～6倍，儿童期及青春期的体能与智力发育也将蒙受损失。

❋ **化解金点子**

● 判断胎儿长速是否达标。

● 胎儿宫内发育迟缓者应加强产前检查，患有疾病者应先治好病再考虑怀孕。患有遗传性疾病的女性，孕前一定要主动听取遗传学和妇产科专家的意见。

● 强化孕期保健，严防病毒感染。一旦生病，应积极接受医生的治疗。

● 合理安排一日三餐，膳食要均衡，注意对蛋白质、维生素与微量元素等养分的补充，保证孕期有一个适宜的体重增长。消除诸如吸烟、偏食、营养不良等危险因素。具体食谱不妨按照孕期月份进行"微调"，有针对性地供足胎儿生长所需要的养分。

● 注意休息，特别是在孕 7 个月以后，应经常采取左侧卧位静卧，以增加肾脏与子宫的血流量，改善胎儿发育。

● 经检查确诊为胎儿宫内发育迟缓者，须在医生指导下酌情使用葡萄糖、氨基酸、肝素合剂等治疗。

● 经过上述处理后，胎儿发育迟缓的情况若不见明显好转，羊水量逐渐减少，胎儿停止生长 3 周以上，孕妇自觉胎动明显减少，或有孕期合并症难以控制者，应尽快到医院终止怀孕。

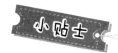

胎儿发育测算法

先量出子宫的高度，即从耻骨联合上缘到子宫底的长度，读出厘米数，再用以下任何一种方法算出胎儿的发育指数。

* **测算法 1**：胎儿发育指数 = 宫底高度（厘米）−3×（月份 +1）。如果算出的胎儿发育指数小于 −3，即表示胎儿发育不良。举个例子，宫底高度为 29.5 厘米，孕期已满 10 个月，代入上述公式，则胎儿指数 = 29.5−3×（10+1）= − 3.5，小于 −3，表明胎儿存在宫内生长迟缓。

* **测算法 2**：应用宫底高度的相应孕周数 −5。例如，孕 40 周 −5=35 厘米，若孕妇的实际高度亦为 35 厘米，则表明正常。若用孕周数减 5 再减 4 所得出的数值则是宫内生长迟缓的界定标准，

如孕40周－5-4=31厘米，这31厘米乃是孕40周的孕妇宫底的最低限度，若该孕妇的实际宫底高度不足31厘米，亦说明所怀胎儿长得慢。

＊**测算法3**：适合于孕期34周以后的孕妇。每天早、中、晚各数胎动1个小时，如果1小时内胎动为3～20次，属于正常范围。如果少于3次或者多于20次，表明胎儿情况不良，应立即看医生。

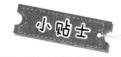

提升胎儿发育指数的方案

＊**孕1月**：胎儿脑、心脏、眼睛、耳朵、肾脏、甲状腺等重要器官开始成形，须在均衡饮食的基础上增加富含钙、铁、铜、维生素A的食物，如黄绿色蔬菜、鱼、蛋、动物肝脏等。

＊**孕2月**：胎儿脑神经出现，骨架形成，性器官分化而出，须增加富含脂肪、蛋白质、钙、维生素B_1、维生素B_2、维生素D的食物，如奶、鱼、蛋、胚芽米、麦芽、酵母、豆类等。

＊**孕3月**：胎儿肺部雏形显现，甲状腺开始分泌激素，膀胱、指（趾）甲形成，宜补充富含维生素A、蛋白质丰富的食物，如动物肝、蛋、奶、鱼、各色蔬菜等。

＊**孕4～5月**：胎儿皮肤菲薄，已有呼吸运动，须补充钙、氟、蛋白质、硫等养分，故应将蛋、奶、海产品、豆类、鱼、红绿色蔬菜、动物骨等食品推上孕妇餐桌。

＊**孕6月**：胎儿眼睛发育完成，宜补足蛋白质、维生素A，需要提升动物肝、蛋类、牛奶、乳酪、黄绿色蔬菜和鱼在食谱中的比重。

＊**孕7～8月**：胎儿神经系统发育完成，需要补充钙、钾、钠、氯、维生素D、烟碱酸等养分，故要鼓励孕妇多吃蛋、肉、鱼、

奶、绿叶蔬菜、糙米等食物。

＊**孕9月**：胎儿皮脂腺活动旺盛，宜补足蛋白质、脂肪、糖等养分，故应增加食物中的蛋、肉、鱼、奶、马铃薯、米饭、面条、玉米等的进食量。

＊**孕10月**：胎儿头部增大，脚底皮肤出现纹理，需要补充铁质，故要多吃动物肝、蛋黄、牛奶、内脏、绿叶蔬菜、豆类等食物。

胎位不正的化解之道

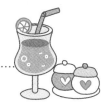

❋ **原因探秘**

● 羊水过多，使胎儿在宫腔内的活动范围过大，容易形成面先露或额位。

● 子宫畸形、胎儿畸形、多胎、羊水过少等，使胎儿在宫腔内的活动范围过小，可形成臀先露或肩先露（又称横位）。

● 骨盆狭窄、前置胎盘、巨大胎儿等，使胎头衔接受阻，容易造成额先露或复合先露（指手或前臂沿胎头脱出）。

● 骨盆异常（如男型骨盆或类人猿型骨盆）或子宫收缩乏力，均可影响胎头向前旋转，形成异常胎位——枕横位。

● 子宫收缩乏力，影响胎头下降、俯屈及内旋转；或头盆不称（头过大，骨盆比较小）使内旋转受阻，都容易造成持续性枕后位或枕横位。

❋ **主要表现** 异常胎位形形色色，如有些胎儿虽然是头朝下，大方向没错，但先露出的不是后脑勺，而是额头或面部，有些更为糟糕，大方向都错了，如先露的是胎儿的臀部或脚等部位。

❉ **医学解析** 胎位就是胎儿在子宫内的位置，分娩时率先露出的部位，如头部、臀部、脚或手等。孕 7 个月之前，胎儿浸泡在羊水中自由活动，姿势尚未固定。孕 8 个月后身体变大，头部因变重而朝下，大都固定为头朝下的"倒立式"体位，又称头位。故分娩时，大约90%以上的胎儿都是头位，且先露部位为后枕骨部分（俗称后脑勺）。此种胎位能顺利地经阴道自然分娩，故属于正常胎位，医学谓之"枕前位"。若因某些病理因素的影响，形成面先露或额先露或横位等，统称之为异常胎位或胎位不正。异常胎位将会不同程度地给分娩增加困难，导致难产，将母胎双方置于危险的境地。尽管这类情况较为少见，仅占 10% 左右，但关系到分娩能否顺利进行，故孕妈妈要提高警觉，争取尽早发现胎位不正，以便赢得充足的时间进行矫正，不至于陷入"临时抱佛脚"的尴尬境地。

❉ **化解金点子** 胎位不正最容易发生在孕中期，故孕中期要注意到医院产科检查，搞清楚胎位，做到胸中有数。如果到孕 7 个月以后，胎位未能自行转正，则应在产科大夫的指导下积极设法矫正。记住：孕 28 ～ 34 周是矫正胎位不正的最佳时机。

● 饮水法。孕妈妈每 1 小时喝 1 碗水，每天 10 碗，连喝 3 天后休息 3 天，再做检查，看胎位是否转正。此法适用于孕周较小的胎儿。

● 胸膝卧位法。孕妈妈排空小便，解开裤带，跪在铺有棉絮的硬板床上，双手前臂伸直，胸部尽量与床贴紧，臀部上翘，大腿与小腿呈直角，每日早上起床时和晚上临睡前各做 1 次，每次 20 ～ 30 分钟，7 天为一个疗程。一个疗程纠正不了，可以再做一个疗程。此法可使胎儿臀部退出盆腔，增加胎儿转为头位的机会。血压高或患有心脏病的孕妈妈不宜采用此法。

● 艾灸转胎法。孕妈妈取平卧或坐位，解松裤带，用艾条灸双侧至阴穴（小脚趾外侧）。每天 1 ～ 2 次，每次 15 分钟。子宫畸形、骨盆狭窄或胎儿本身所引起的胎位不正，此法难以收效。

● 激光转胎法。用激光照射至阴穴，每次 10 分钟，每天 1 次。当出现胎动时，立即取胸膝卧位，有利转胎。

● 外倒转术。用手经孕妈妈的腹壁将胎头推向骨盆，将胎臀推向宫底，使胎儿变为头位。此法有一定难度，只能由产科大夫操作。胎儿发育异常、脐带绕颈、前置胎盘、羊水过少等不宜施行外倒转术。

❋ 提醒孕妈妈 采取上述方法能够将异常胎位转正固然好，若转不了也不必紧张，因为现代医学已有较为先进的技术手段保障孕妇及胎儿的安全。不过，需要在预产期前 1 ～ 2 周住院待产，由医生根据孕妇的具体情况决定分娩方式，包括剖宫产在内。

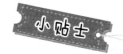

异常胎位情况表

胎位名称	异常表现	异常原因	不良后果
枕后位或枕横位 （发生率约5%）	胎头枕骨不能转向前方，直至分娩后期仍位于母体骨盆后方或侧方	有4种情况：①孕妈妈的骨盆有问题，如骨盆扁平，前后径短小，限制了胎儿头部的旋转；②胎儿头部俯屈不良；③子宫收缩缺乏力度，影响胎头下降、俯屈及旋转；④胎儿头部过大，而骨盆较小（医学上称为头盆不称），迫使胎头旋转受阻	可拖延分娩时间，一方面增加了孕妈妈与产道损伤、出血及感染结缘的风险，甚至有形成生殖道瘘之虞；另一方面易使胎儿发生窘迫、窒息等危险，导致胎儿、新生儿的死亡率上升

胎位名称	异常表现	异常原因	不良后果
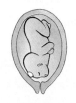 臀位 （发生率3%～4%）	胎儿臀部朝向骨盆，而胎头朝上，呈"坐位"，与"倒立式"的头位完全相反。根据胎儿下肢的姿势又细分为3类：①单臀位或腿直臀位。胎儿的双髋关节屈曲，双膝关节伸直，只有臀为先露部分；②完全臀位或混合臀位。胎儿的髋关节及双膝关节均呈屈曲姿势，先露部分既有臀又有脚；③足位。胎儿的一只脚或双脚为先露部分	孕妈妈骨盆狭窄、头盆不称、前置胎盘、脐带过短，腹壁松弛或紧张、羊水过多或过少、子宫畸形等都可造成此种异常胎位	臀位容易发生脐带脱垂与难产，造成胎儿窒息或胎死宫内的恶果可能性大大增加，大多需要助产，而助产可能带来胎儿肢体与头颅骨折、颈椎脱位、脊髓损伤、颅内出血、新窒息、吸入性肺炎等合并症，危及胎儿的安全
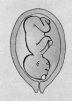 颜面位 （发生率2%～3%）	胎儿头部仰伸过度，导致胎儿枕部与胎背接触。多见于生第二胎以后的孕妇	与孕妈妈骨盆狭窄、头盆不称、胎儿脐带过短或脐带绕颈等有关	孕妈妈可能有会阴裂伤、子宫破裂等险情发生。胎儿则可能因面部受压而变形，出现颜面皮肤青紫、肿胀，影响吸奶，严重者可发生咽喉水肿而难以吞咽，增加了产后喂养与护理的难度
 额位 （极少见，发生率0.02%～0.03%）	胎儿头部仰伸姿势呈不完全状态时，额头部位便成为胎儿的先露部分，从而形成额位胎位	孕妈妈有骨盆狭小（胎儿头部无法进入骨盆）、子宫形状异常、腹壁太松或羊水过多（胎儿在子宫里不受约束）等情况时，容易出现这种异常胎位	虽能经阴道自然分娩（只要胎儿不是太大），但仍有引起胎儿头部水肿、孕妈妈会阴撕裂等问题
复合位 （极少见，发生率0.1%～0.2%）	胎儿先露部分伴有肢体同时进入骨盆入口的胎位，以一只手或一只前臂沿胎头脱出最常见	主要缘于胎儿先露部分不能完全充填骨盆入口，或在胎儿先露部分的周围留有较大空隙。腹壁松弛、骨盆狭窄、早产、双胞胎及羊水过多等为常见的原因	仅胎手露于胎头旁，或胎脚露于胎臀旁者，多能顺利经阴道分娩。如果破膜后，出现胎儿上臂完全脱出，或胎儿下肢与胎头同时入盆等意外，则可引起难产。另外，胎儿还可能因脐带脱垂、呼吸窘迫而死亡

孕期早产化解之道

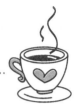

❈ 原因探秘

● 孕妈妈得了感染性疾病，首推生殖道感染，其次为牙周病等口腔感染。

● 子宫发育异常或畸形，如单角子宫、双子宫、纵隔子宫。

● 孕期的严重并发症或合并症，如高血压、糖尿病、子痫等。

● 双胞胎、多胞胎，尤其是使用"多仔丸"等药物造成的多胞胎，早产率高达40％～50％，比正常妊娠早产率增加20％。奥妙在于多胞胎容易合并羊水过多，导致宫腔压力增高而引起早产。

● 孕妈妈年龄过大。不少夫妻追求时尚，婚后迷恋"丁克"生活，待到35岁以后才决定要孩子，增加了早产的风险。

● 吸烟，包括吸二手烟、三手烟。调查资料显示，孕妈妈每天吸烟5支以上，即可使早产的危险性显露出来，每天吸烟10支以上则可明显增加早产的发生率。主要是烟雾中的一氧化碳可与血红蛋白结合，降低血液的携氧能力，致使宫内胎儿发生缺氧甚至窒息，诱发早产。另外，近年发现孕妇吸烟可使血液中的氰化物和硫氰酸盐浓度增高，这些有害物可通过胎盘危害胎儿，增加早产的危险。

● 孕晚期性生活。据统计，早产孕妇中，孕晚期有性生活史的占62.2％，其早产发生率远高于无性生活史者。症结在于孕晚期性生活容易造成羊膜炎及胎膜早破等并发症，使得早产机会增加。

● 失眠导致睡眠不足，并因此而感到精神不振、疲劳和焦虑，早产概率会增加。

● 孕期注重安全不够，出现跌倒、撞击等事故而造成早产。

● 不良心态作祟，如孕期紧张、焦虑、精神抑郁等，这也是城市早产率明显高于农村的奥秘之一。不良心态引起体内神经内分泌发生异常变化，应激性地引起子宫收缩，张力增加，或使血管渗透性增加，胎盘血流减少而诱发早产。

❀ **主要表现**　胎儿太"性急"了，不到 37 个孕周（258 天）就匆匆告别娘胎而呱呱坠地，医学上称为早产。据统计，"性急"的胎儿虽然古来有之，但近年来出现了提速的势头，每年以超过 5% 的速度增长，少数地区近 5 年来几乎增加了 1 倍。

❀ **医学解析**　早产对胎儿的消极影响是严重的，由于出生体重过低，体内各器官功能很不成熟，极易因窒息、颅内出血、畸形等因素死亡；即使侥幸存活下来，脑瘫等诸多不良并发症也会成为新妈妈挥之不去的"梦魇"。

❀ **留意早产先兆**

● 不规则的子宫收缩，表现为肚子偶有发紧感，一天三四次，但下腹不疼痛，慢慢地肚子发紧的次数有所增加，伴有下腹部疼痛和下腹部坠胀感。

● 子宫不规则收缩促使宫颈管消失，宫口微微扩张，宫颈管内的小血管破裂而引起阴道出血。持续下背酸痛、持续的便意感、原因不明的发烧、阴道流出异常分泌物或大量水样分泌物等，也都是可能早产的警号。

● 及时看医生，借助于医学手段对早产的可能性进行预测与评估。

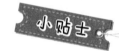

早产可能性的预测与评估

＊**检测阴道分泌物**：医生用湿棉签从阴道中取出一点分泌物，观察有无颜色变化，从而做出是否会发生早产的判断。

＊**检测胎儿纤黏连蛋白**：这是一种特殊蛋白，在孕 22 周内存在于羊水囊和胎膜中，孕 22 周后就没有了。如果在孕 22 周后测不出纤黏连蛋白，提示孕妇在最近 2 周内不会临产；如果测出了纤黏连蛋白，提示发生早产的危险性增高，孕妇需要在医生指导下采取保胎措施。不过，在有阴道检查、阴道出血、性交及胎膜早破等情况时，也可能检测出这种蛋白，属于正常情况，不必过虑。

＊**B 超检测宫颈长度**：在孕 22～24 周内，通过 B 超了解宫颈长度，如果宫颈长度大于 30 毫米，一般不会发生早产；如果小于此值，尤其小于 25 毫米者，早产的可能性较大。

❈ **化解金点子** 早产也是可以预防的，建议你从以下细节做起。

● 适龄生育。优生专家一致认为，女性 25～29 岁为最佳生育时间段，如果超过 30 岁甚至 35 岁，就谓之高龄孕妇，早产的危险上升。

● 认真、全面地做好孕前检查，若发现生殖系统畸形、感染或其他疾病，务必彻底治愈，不可带病进入孕期。

● 孕早期坚持服用叶酸。叶酸不仅可以预防胎儿神经管先天畸形，还能够降低胎盘早剥和先兆子痫的风险，这两个因素往往会导致早产，约占所有早产的 20%。叶酸应该从孕前 3 个月开始服用，直至孕早期 3 个月为止。

● 孕期多吃鱼。丹麦研究人员对 8000 名孕妇的饮食进行了比较研究，发现吃鱼多的孕妇生下早产和体重过轻的婴儿概率较小。资料表明，不吃鱼的孕妇早产的可能性为 7.1%，每周至少吃 1 次鱼的孕妇这一概率只有 1.9%。这得益于鱼肉蕴藏的丰富 $\omega-3$ 脂肪酸，这种特殊脂质可以延长孕期，防止早产，从而增加婴儿出生时的体重。

● 慎用促排卵药，如多仔丸。该药可同时刺激数颗卵泡排出，人为地制造多胞胎，增加早产风险。

● 树立风险意识，强化孕期安全，特别要保护好腹部，如防范跌倒与损伤，不要攀高及提举重物，不要碰触腹部，不要过度疲劳，避免不必要的长途旅行，不要长时间持续站立或下蹲。

● 做好防病工作，如严重腹泻可刺激子宫收缩，剧烈咳嗽可增加腹内压力，都有诱发早产之虞。

● 慎用药物，包括中药，尤其是可能诱发子宫收缩的中药要绝对远离。

● 严格戒烟，并避开吸入二手烟、三手烟的场所。

● 孕 28 周后，停止性生活。

● 保持良好心态，尽量做到少生气，不发火，冷静应对突发事件。丈夫和家人要关心、爱护和体谅孕妇，形成一种和睦的家庭氛围，减少突发的生活事件对孕妇的刺激。

● 注意防晒，夏秋等高温季节尤其要避开烈日。奥妙在于高温下，孕妇血管会自动收缩，致使通过血管向胎儿输送的养分随之减少，并有促发早产之虞。建议孕妈妈在上午 11 时至下午 3 时尽量待在阴凉场所，穿天然面料的宽松衣服，多喝水，多吃沙拉、蔬菜、水果等容易消化的食品，不喝咖啡、茶和酒，避免剧烈运动。

● 定期进行产前检查，出现早产征兆时立即就医，酌情进行保胎治疗。

第五章 "你总是心太软"
——好孕的 13 个 "天敌"

　　"你总是心太软心太软，把所有问题都
自己扛……"歌可以这样唱，事不能这样做，
何况又是关乎两条生命的孕育大事。及时说出你
的不适，让丈夫、家人甚至医生（包括心理医生）
一起来扛，你会轻松很多，就是种种"天敌"也
奈何不了你，而只能被你所战胜，直到腹中的
"希望"呱呱坠地。

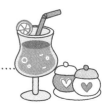

天敌 1：孕期感冒

茜茜自从被确认怀孕之后，一直都很注意作息，可没想到不适感还是找上了她，打喷嚏、嗓子疼、乏力，还有点轻微咳嗽。医生检查后说茜茜感冒了。

❋ **疾病特点**

● 病原体 90% 以上为病毒，如鼻病毒、腺病毒、冠状病毒、肠病毒、风疹病毒、巨细胞包涵体病毒等，这些病毒个个都是致畸高手，对胎儿构成威胁。

● 感冒容易引起发烧甚至高烧，可直接损害胎儿脑细胞，增加其出生后发生智力低下等智能障碍的风险。

● 常用治疗药物如病毒唑等，也是诱发畸胎的黑手。

❋ **医学解析** 只要是感冒，无论有多轻，都会给优生蒙上阴影。对于孕妈妈，病情轻者常被头痛、喷嚏、鼻塞、流涕、咳嗽、喉咙痛、发烧及食欲不振、乏力等症状所困扰，重者还会招惹来扁桃腺炎、支气管炎、鼻窦炎、中耳炎、肺炎等并发症。对于胎儿，尤其是在孕早期 3 个月（医学谓之畸形敏感期），畸形的风险显著升高，如先天性心脏病、小头、兔唇、智力障碍等。另外，流产或早产的概率也大大增加。

❋ **应对之策** 普通人得了感冒，服点抗感冒药，多喝水，再美美地睡上一觉，很可能就 OK 了。孕妈妈则没有这么轻松，务必遵循"及时治，慎用药"的原则，按照感冒的轻重以及怀孕的时段小心应对。一般分为 3 种情况：

● 第 1 种情况：轻度感冒，孕妈妈不发烧或低烧（体温不超过 38℃），伴有喷嚏、流涕及轻度咳嗽等症状。不必劳驾药物，只要注意休息，多喝开水，做好保暖工作即可；或者酌用一些非药物方法，如咽喉痒痛用浓盐水漱口及咽部（每 10 分钟漱 1 次，漱 10 次左右即可见效）或蒸汽吸入（水杯内倒入 40℃左右的热水，将口、鼻部置入茶杯口内，不断吸入热蒸汽，一日 3 次，每次吸 10 分钟左右）；咳嗽饮用姜糖水（生姜片 15 克，葱白 3 段，加水煮沸，加入红糖饮用）；流涕或鼻塞喝鸡汤（加入蔬菜）等。若症状仍不改善，孕早期（孕 1～3 个月）及中期（孕 4～6 个月）可在医生指导下口服感冒清热冲剂或板蓝根冲剂等相对安全的中成药；到了孕晚期（孕 7～9 个月），一般感冒药如速效伤风胶囊、感冒通、克感康、快克等，对母胎双方已没有太大影响，也可酌情选用，但一定要先咨询医生，由医生决定。

● 第 2 种情况：感冒较重，孕妈妈体温高达 39℃或以上，且持续 3 天或更长时间，伴有咳嗽、头痛等症状。除卧床休息、多饮水外，积极降温最为重要，如额、颈部放置冰块、湿毛巾冷敷、30%～35% 酒精（或白酒加水冲淡一倍）擦洗颈部及两侧腋窝等。必要时动用药物降温，但要尽量避开对胎儿有不良影响的解热剂，如阿司匹林等，可在医生指导下使用醋氨酚、柴胡注射液等相对安全的药物，直至体温降至 38℃以下为止。同时可酌用具有清热解毒、抗病毒作用的板蓝根、大青叶、连翘、羌活、金银花等中草药，以及银翘解毒丸、复方大青叶注射液、银黄口服液等中成药，对缓解症状加快康复大有裨益。

● 第 3 种情况：感冒伴有细菌感染，如并发扁桃体炎、支气管炎等，须在医生指导下选用较为安全的抗生素，如青霉素、头孢菌素等。但庆大霉素、链霉素、卡那霉素等神经毒性较强的应尽量避开。

● 提醒孕妈妈，对于发生在孕早期的较重感冒，病程较长，伴有高烧，并发了细菌感染或使用了有致畸风险的抗生素，最好终止怀孕。但遇到具体病人，除了要考虑上述因素外，还须顾及孕妇的年龄和生育能力，如少数年龄偏大，再次怀孕的机会较小，或怀孕是通过助孕技术艰难获得的，在权衡利弊之后还是可以考虑继续怀孕。只是到了孕中期应做 B 超、羊水等检查，了解胎儿有无畸形或发育异常，并做相应处理。

❀ 预防金点子

● 调整食谱，多吃点"抗感冒"食物。包括胡萝卜、南瓜、绿色蔬菜等富含 β－胡萝卜素的蔬菜，β－胡萝卜素在体内可转化为维生素 A，进而强健呼吸道黏膜的防御功能；谷物、牡蛎、动物肝脏、鱼、鸡蛋、黑芝麻等富锌食物（锌通过增强细胞的吞噬能力发挥杀菌作用）；牛肝菌、金针菇、蚝蘑、冬菇、香菇等蘑菇类（富含菌多糖提升人体免疫力）；马兰头、蕨菜、鱼腥草、蒲公英等野菜（富含抑菌抗病毒成分）；以及葱、姜、蒜（富含辣椒素、大蒜素等杀菌、抗病毒成分，被誉为防治感冒的"吉祥三宝"）等。

● 不去 KTV 等娱乐场所以及车站、地铁、商场、超市等热闹地方，这些地方空气不太流通，是滋生感冒病毒的"风水宝地"，非去不可者最好戴口罩。

● 学会躲喷嚏。看到有人咳嗽或打喷嚏时，可马上转过身去，并屏息片刻，因为眼睛和鼻子最易被传染。也不要与朋友大声谈笑、吹口哨或者悠然自唱。新加坡卫生机构一项最新研究显示，唱歌、大笑、吹口哨与打喷嚏、咳嗽一样可传播感冒病毒，以引吭高歌的风险最大。

● 牙刷也是传播感冒病毒的一个媒介，不洁的牙刷容易滋生病菌，通过刷牙"移民"到口腔而诱发感冒。故牙刷不要常放在阴暗潮湿的地方，也不要用得太久，一般每隔 1 个月即应更新。

● 把好 "病从手入" 关。一要护好手，如随身携带擦手纸，用来开关门、按电梯、扶栏杆扶梯等，避免沾染病毒；二要勤洗手，进办公室前、回家后、饭前便后、揉眼睛及擦嘴之前都要洗手，用流动水洗，还要用肥皂，并搓 1 分钟左右。

● 保暖。气温低或风沙大的季节，出门戴帽，因为头部虽非人体散热最多的部位，但对温度非常敏感，是其他部位的 5 倍。另外，足部受凉可反射性的引起鼻黏膜血管收缩，使人容易受到感冒病毒侵扰，所以务必做好足部保暖。

● 睡足觉。美国芝加哥大学研究证实：相对于每天睡 7 ~ 8 小时的人，每天只睡 4 小时者体内的流感抗体只有前者的 50%。孕妇需要比普通人更多的睡眠时间，每天以 8 ~ 10 小时为佳；应在晚上 9 点多上床入睡，中午再睡 1 ~ 2 个小时。

● 保持良好心态。紧张、忧愁或情绪低落均可削弱免疫功能，如使鼻咽部干扰素、核酸酶等抗病毒物质明显减少，从而给感冒病毒入侵以可乘之机。

● 多喝水（每天保持在 600 ~ 800 毫升左右），多排尿，将代谢产生的废物及时排出体外，保持体内 "一方净土"，有助于抵抗感冒病毒的侵袭，即使感冒了也容易痊愈。

● 常漱口，以清除口腔病菌。如每日早、晚用淡盐水漱口 1 次。日本专家提倡用红茶取代淡盐水漱口，红茶中的儿茶素有杀菌作用，5% 的浓度就能完全杀死隐藏在口腔里的感冒病毒。

● 孕前一个月接种流感疫苗，流感疫苗在体内产生抗体在 1 个月左右达到高峰，并可提供长达 1 年的抗体保护。同时，与孕妇密切接触的家庭成员也要接种流感疫苗。

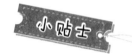
小贴士

孕妇最好不服用抗感冒药

抗感冒药大多是复合制剂，含有多种成分，常见的有速效伤风胶囊、感冒通、康泰克、白加黑、康必得、克感康、快克等，这些药大都含组胺成分，孕期不宜服用，特别是孕4周前。感冒药主要是对症药物，治标不治本，且对孕妇来说不是安全药品，所以专家建议孕妇最好不用抗感冒药。

天敌 2：孕期贫血

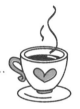

梅梅好不容易熬过了早孕关，正待松一口气，莫名其妙的头晕、乏力感又降临其身，医生检查后告诉她患上了孕期贫血病。

❀ **疾病特点**

● 轻度贫血者仅表现皮肤、黏膜苍白；较重者则有口腔炎、舌炎、皮肤及毛发干燥、脱发、面黄、乏力、头晕等症状。

● 血清铁蛋白及血红蛋白检查是最敏感的指标。当血清铁蛋白低于每升血 12 微克或血红蛋白低于每升血 110 克时，即可诊断为孕期贫血。

❀ **医学解析**　约有 15% 以上的孕妈妈会发生贫血，多发生在孕 12 周和孕 28～40 周期间。包括缺铁性贫血与叶酸缺乏贫血两种，贫血与孕吐反应，食欲减低导致铁、叶酸等营养素减低有关。此外，孕期血容量增大（平均增加 50%）造成血液稀释，也是一个原因。

轻度贫血对妊娠无多大影响，严重者易使胎盘缺氧，可引起早产、死产、低出生体重、新生儿贫血等后果，务必慎重对待。

❋ 应对之策

● 轻度贫血可进食富含铁质与叶酸的食物，如猪肝（每星期 1 ~ 2 次）、瘦肉、蛋黄以及新鲜蔬菜等。

● 中度以上贫血，应在医生指导下口服铁剂（如琥珀酸亚铁薄膜衣片，又称速立菲）或叶酸治疗。

❋ 预防金点子

● 孕前治好贫血病，或可引起贫血的疾病，如慢性肠炎及消化吸收不良、肠寄生虫感染（如蛔虫、钩虫、绦虫等）。

● 多吃富含铁质，尤其是富含血红素铁以及叶酸的食物。

● 必要时在医生指导下服用琥珀酸亚铁薄膜衣片（速力菲），每天 1 片即可。

天敌 3：孕期胆结石

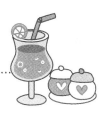

珍珍怀孕快 5 个月了，肚子越来越显露，感觉一直不错，可有一天突感右上腹部疼痛，并牵扯到右侧肩背部，不得不到医院检查，B 超探查胆囊显示出一个 3 厘米大的结石影。医生诊断为胆结石病，右上腹痛即拜它所赐。

❋ 疾病特点

● 孕期发病风险高：胆石症发病有"重女轻男"现象，女性的发病风险是男性的 2 ~ 3 倍；孕期发病的风险又明显高于非孕期（相当于

非孕女性的 3 ～ 10 倍）；就生育女性而言，生育多胎的女性又高于生育一胎的女性。据统计，胆石症已超过阑尾炎，成了孕期第一急腹症。

● 症状重：胆结石一旦形成，相当于在体内埋下了一枚"定时炸弹"，一旦"石头"堵塞胆管或刺激胆囊，"炸弹"就会爆炸而引发症状。

孕期胆结石的症状

小贴士

* **腹痛**：孕妈妈突感上腹或右上腹疼痛，痛感呈阵发性痉挛性发作，且渐进性加重，常向右肩背放射，与其他疾病所致疼痛不同（珍珍堪称典型），称为"胆绞痛"。至于胆绞痛的成因，或是结石由胆囊腔内移动到胆囊管，造成结石嵌阻所致；或者胆囊管被结石梗阻后，胆囊内压随之升高，导致胆囊平滑肌收缩及痉挛，并企图将胆石排出而形成疼痛。部分患者的胆绞痛较为剧烈，往往有坐卧不安，甚至辗转反侧、心烦意乱、大汗淋漓、面色苍白等表现。

* **黄疸**：孕妈妈眼睛的巩膜（俗称白眼仁）颜色由白变黄，多出现在剧烈腹痛之后，发黄程度较轻。究其奥秘，与结石阻塞胆管，导致胆汁流出不畅有关。

* **瘙痒**：全身出现痒感，乃因结石阻碍了胆汁流动，致使成分之一的胆酸滞留于血液中，并沉积于皮肤而致瘙痒发作。

* **其他**：胆结石急性发作时常伴有恶心、呕吐、厌油腻、腹胀、消化不良等胃肠道反应，呕吐物多为胃内容物，呕吐后腹痛无明显缓解。如果继发了胆囊炎，还可能有发烧与寒战等证候临身。

❀ **医学解析** 胆石症之所以偏爱孕妈妈，孕期的生理变化难辞其咎。首先，怀孕后孕激素浓度升高，促使肝脏对低密度脂蛋白的摄取和分解代谢增加，排入胆道的胆固醇增多，迫使胆汁经常处于过饱和状态，积聚的胆固醇便在胆囊内析出结晶，日积月累而形成"石头"。同时，孕早期的孕吐反应，造成进食减少；孕中后期子宫增大，引起腹内压力升高，多管齐下地导致胆囊的排空速率和百分比下降，胆囊储存的胆汁不能及时排空，便瘀积下来，从而为胆结石的发展"添砖加瓦"。另外，孕妈妈血液里胆红素、雌激素的增多，也在一定程度上促成了胆结石的"壮大"。

❋ 应对之策

● 孕妈妈怎么知道自己可能患上了胆石症呢？一看病史，即有无胆结石家族史以及肥胖等因素存在；二看症状，如胆绞痛、黄疸与瘙痒等典型表现，或者虽无这些典型表现，但饭后 1～2 小时左右常有上腹部饱胀或隐痛感，晚餐吃肉食等高脂肪饮食后症状更明显，也要想到胆结石临身的可能。应及时去医院做胆囊 B 超等检查，即可明确诊断。

● 如果真的患上了胆石症，是否治疗以及如何治疗，应请专科大夫根据病情（结石的大小、数目、位置）与孕期酌定。一般说来，虽然 B 超探查出了结石存在，但没有症状，医学称为安静性结石，可不必理会，注意预防与观察即可。若有症状应对症处理，以非手术疗法为主，要点是消炎、利胆及止痛。如疼痛给予阿托品解痉止痛；合并感染使用足量的抗生素，如青霉素、头孢菌素等；如有厌油、食欲不振等消化道症状，可服用多酶片、维生素 B_1，并少吃脂肪类食物。经过对症治疗，90% 以上的孕期胆石症病情都能得到控制，症状减轻或消失，待生完孩子 3 个月后，养好身体再进行进一步诊治。

❋ 提醒读者 孕期胆结石手术疗法风险太大，有诱发早产、流产、感染及胎儿死亡的危险，不可轻易出手。

❋ 预防金点子 孕期胆石症与其他疾病一样，重在预防，尽管

有些因素无力改变，如妊娠激素的影响虽无力改变，但做好孕前准备与调整生活方式可以消除大多数致病因素，帮你平安度过十月怀胎。

● 孕前体检，发现胆结石给予合理处理后再考虑怀孕，切勿带病进入孕期。

● 管住嘴，适当限制脂肪、胆固醇与糖分的摄入量。以脂肪为例，摄入过多可使血脂升高，迫使胆汁中的胆固醇呈高饱和状态而易于沉积形成结石。至于胆固醇，本身就是胆结石的核心成分，过多摄入将会直接壮大结石。再说糖分，若长时间过量会增加胰岛素分泌，加速胆固醇积累，造成胆汁内胆固醇、胆汁酸和卵磷脂三者比例失调，进而促成胆结石生成。故动物脑、肝、肾、蛋黄、畜肉、鱼卵、蔗糖、红糖等食物要少吃。

● 多吃鱼，鱼不仅可提供孕期需要的蛋白质等养分，而且是卵磷脂的"富矿"，可减低胆结石形成的风险。另外，还要提升富含维生素 A、维生素 K、维生素 C 等的食物比例。来自美国的信息显示，维生素 C 能促进胆固醇转化为胆汁酸，从而阻止胆结石的形成，建议孕妈妈每日服用 3 次维生素 C 片剂，每次 100 毫克，连服半年，并多食酸枣、大枣、柚子、山楂、柑橘、柠檬、草莓等水果，以及芥蓝、芹菜、雪里蕻、芥菜、菜花等蔬菜。

● 积极防治孕吐反应，维持正常的进食量，确保胆囊及时排空胆汁，阻止其因长时间瘀积而促发结石生长。

● 多喝水，保持胆汁的稀释度，防止变稠，对胆结石的形成有显著预防的效果。

● 增加富含膳食纤维的蔬果，保持大便畅通，因为便秘可诱发或加重胆结石的症状。

● 根据孕期不同时段，坚持适度体育活动。体育活动可维持胆囊的正常张力，防止胆汁瘀积，从而减低结石形成的危险。

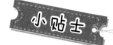

孕期胆结石手术疗法的原则

* 病情严重，如伴有急性胆管炎、梗阻性黄疸、胆石性胰腺炎等险情时应考虑手术治疗。

* 对于必须实施手术的孕妈妈，如果手术时机允许选择，宜尽量考虑安排在孕中期进行，因为孕早期手术易引起流产，孕晚期又易引起早产，比较起来孕中期相对稳定，手术的安全度较高。

* 如果病情较重，如出现了胆囊积脓、坏死或穿孔、腹膜炎等高危症状时，应果断实施手术疗法，即使终止妊娠也在所不惜。总的原则是：病情允许则孕妇和胎儿兼顾，尽量避免伤害到胎儿；若病情危重，则以抢救孕妈妈为主。

天敌4：孕期胃食道反流

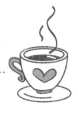

都说早孕反应关不太好过，可怀孕2个多月的秀秀一点不舒服的感觉也没有。正当她暗自得意之时，不适的感觉像约好了似地，一个接一个地前来"报到"：先是清晨起床后出现恶心感，厌油腻，闻到饭菜或某种佐料的味道就想吐；接着是头晕；再接着又出现乏力、失眠。更糟糕的是"早孕反应"日渐严重，吃啥吐啥，连喝白开水也不例外，不得不向医生求助。医生经过一番检查，认定秀秀的症状已经超越生理的范畴，应该是胃食管反流病作祟之故。

❋ **疾病特点** 的确，恶心、呕吐、食欲下降等一直被认为是孕

早期的生理现象，笼统地称为早孕反应，俗称害喜，扛一扛也就过去了。实际上却不然，部分呕吐较重，且伴有反酸、胃灼热，甚至胸骨后疼痛、咳嗽、气喘等症状的孕妇，乃是吃下的食物以及胃里的东西又倒流到食管中所致，给人以早孕反应的假象，却与早孕反应的发生机理不同，其后果也要严重得多。

❀ **医学解析**　胃里的东西怎么会向食管倒流呢？原来祸起食管下端的"门户"开关功能失调。众所周知，消化道的起始端是口腔，接下来为咽喉，咽喉与胃之间有一段肌肉形成的管道，称为食管，长约 25 厘米，一日三餐所吃的、喝的东西，都是从这个管道进入胃肠的。在食管与胃相接的地方，由一圈特殊肌肉形成一道"门户"，称为贲门括约肌。此"括约肌"有一定的紧张度，并产生 10 ～ 30 毫米汞柱的压力，目的是阻止胃里的东西倒流入食管。如果贲门括约肌一过性或短暂性松弛引起压力减低（如低于 6 毫米汞柱），或此"门户"该关时未能及时关上，则胃里的东西，如正在消化的食物、胃酸、胆汁等，随着胃的蠕动而逆行向上倒灌入食管中，就会引起反酸、胃灼热；若反流到咽喉部或进入气管，则会引起咽喉异物感、咳嗽、咳痰甚至呼吸困难——胃食管反流病就这样"应运而生"了。据妇产科医生统计，孕妇是胃食管反流病的高发人群，发病率高达 48%。

胃食管反流病为何能攀上几乎一半的孕妇呢？这与孕期妊娠激素的变化密切相关。例如，怀孕伊始，孕激素大量产生，使胃肠道的平滑肌松弛、蠕动无力，食管"门户"压力降低，给胃内东西反流开了方便之门。同时，孕妇的饥饿感增强，进餐量增多，而妊娠激素又延长了胃的排空时间，使食物滞留于胃中，出现腹胀感。加上胎儿不断生长，增大的子宫从下面向上顶挤胃部。"数管齐下"使胃内的压力大大上升，一旦超过食管内压，反流现象就出现了。如果孕妇又懒于活动，致使胃肠蠕动减弱，引起便秘，不仅给腹胀感

"火上浇油"，胃食管反流的危险性也会"更上一层楼"。

胃食管反流有哪些危害呢？一方面引起孕妇恶心、呕吐、气喘，营养摄取减少，睡眠困难，进而累及胎儿的正常发育，给优生蒙上阴影。另一方面，孕妇的食管黏膜反复遭受食物与胃酸等胃内容物的侵袭，轻的引起黏膜糜烂或水肿，重的可诱发溃疡甚至出血。

因此，孕妇一旦出现恶心、呕吐等症状，应到医院消化科检查，请医生鉴别是通常的早孕反应，还是胃食管反流病。若是前者，采取一些像秀秀那样少吃多餐、喝点姜汤等应对措施，扛过早孕期就OK 了。如果是后者，则没有这么简单，须请医生进行合理治疗才能过关。

❈ **应对之策**　对付孕期胃食管反流病的唯一可行措施是借助药物之力，即在医生指导下服用一些对胎儿无影响的药物，如胃舒平、氢氧化铝凝胶等，必要时动用西咪替丁等抑酸剂。不过，有一种叫做吗叮林（学名称多潘立酮）的止吐药，虽然止吐效果不错，但可通过胎盘，影响胎儿的垂体分泌以及生长发育，故不要轻易使用。

❈ **预防金点子**

● 调整食谱，适当多安排一点蔬菜、水果及富含食物纤维的食品，如韭菜、芹菜、萝卜、苹果、香蕉等。而豆类、蛋类、油炸类等易产气的食物应予以限制。

● 少吃多餐。每餐 7 分饱，将每日三餐改为 6～7 餐，为胃肠减负。进餐时细嚼慢咽，不要过多说话，避免用吸管吸吮饮料，也不要经常含着酸梅或咀嚼口香糖，防止吞入太多的空气而增加胃肠压力。

● 餐后尽量保持上身直立姿势或适当散步至少半个小时，利于食物较快下移。不要立即躺在床上，若非躺不可，务必垫高床头（不是垫高枕头），也不要将上臂上抬。

● 多喝温开水，可以添加少许蜂蜜，防止便秘。避免喝冰水、

汽水、咖啡、茶等。

● 腹胀难受时可适度按摩。方法是：沿顺时针方向，从右上腹部开始，接着是左上腹、左下腹、右下腹的顺序，循环按摩 10 ～ 20 圈，每天 2 ～ 3 次。注意：手要温暖，按摩力度柔和，避开腹部中央的子宫部位，进餐后不要立即按摩。

天敌 5：孕期肝炎

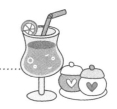

古语云：狭路相逢勇者胜。当孕妈妈突然与肝炎遭遇，首先要做一个勇者，敢于直面严峻的现实，不急不慌，从容应对。其次则是须做一个智者，对肝炎可能给母胎双方带来的危害有清醒的认识，并有足够的防治知识，才能战而胜之。

❀ **疾病特点**

● 易感风险高。孕妇感染病毒性肝炎的概率是非孕妇的 6 倍，感染严重的爆发性肝炎则为非孕妇的 66 倍。

● 孕期肝炎不同于非孕期肝炎，可诱发或加重孕期并发症。如孕早期肝炎可使恶心、呕吐等早孕症状加重；孕中晚期肝炎，较易发生妊娠高血压综合征，增加流产、早产、死胎等孕期合并症的发生风险。

● 孕期肝炎病情多较重，分娩过程的体力消耗、损伤和出血引起的缺氧和代谢障碍，都可促使病变的肝组织发生坏死，甚至引起急性或亚急性黄色肝萎缩，导致肝昏迷、产后出血性休克和上消化道出血等严重后果，危及母胎双方的生命。有资料为证：孕期肝炎的死亡率为 12%（非孕期仅为 0.57%）。

● 危害大。孕期肝炎极有可能传染给胎儿，使孩子在出生前就加入到肝炎患者的队伍（孕期肝炎的胎儿感染率为 25% ～ 40%），医学称为母婴传播。

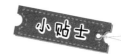

几种肝炎的母婴传播概率

＊**甲型肝炎**：不存在母婴传播。

＊**乙型肝炎**：母婴传播的风险与孕妈妈感染乙肝的时间有关，有专家对孕期到产后 2 个月的 63 名孕妇进行了观察，发现孕早、中期感染乙肝者，其婴儿感染率为 6% ～ 10%，而孕晚期至产后 2 个月内感染乙肝者，婴儿的感染率高达 70% ～ 80%。

＊**丙型肝炎**：根据迄今为止的研究资料看，丙型肝炎与乙型肝炎相似，存在母婴传播的可能性。不过，丙肝病毒在血液中的浓度很低，母婴传播率大大低于乙肝，约为 4% ～ 5%。

＊**丁型肝炎**：同乙型肝炎，母婴传播的风险极大。

＊**戊型肝炎**：类似甲型肝炎，目前尚未发现母婴传播的病例。

孕期肝炎的信号

一个人是不是患上了肝炎，医生需要查血，看血液中转氨酶是否升高。孕期是女性的一个特殊生理时期，查血往往可能会出现转氨酶升高，能否凭此一项指标就得出罹患肝炎的结论呢？医学专家的回答是否定的。

原来，人体内有多种转氨酶，存在于肝脏、心脏、骨骼肌等组织细胞内，在氨基酸代谢过程中发挥着重要的生理作用。当上述器官发生病变时，转氨酶即可进入血液中，致使血中的浓度上

升。时下医院里测定的转氨酶，主要是谷氨酸丙酮酸转氨酶（英文缩写为 SGPT，简称谷丙转氨酶），此种转氨酶在肝脏中含量较高，测定其血中的浓度对肝炎的诊断有重要价值。正因为如此，不少人便简单地在谷丙转氨酶升高与肝炎之间画上等号。

医学研究表明，女性怀孕后，由于内分泌机能的改变及全身血流量增加等因素，肝脏的功能性负担相应增加，尤其是孕中期以后，随着胎儿的长大，肝脏的功能性改变更为显著；加上肝脏受到增大的子宫压迫，肝循环遭受一定程度的影响，血中转氨酶水平可稍有增高。这是一种生理变化，不是病态，分娩之后即可恢复正常，不能说得了肝炎病，放心怀胎好了。

但是，绝对不能说孕期转氨酶升高都是生理性的，有些则可能是真正感染了肝炎病毒的信号。两者怎么区别呢？关键是要分析一下转氨酶上升的幅度。一般说来，生理性的转氨酶上升幅度较小，持续时间较短暂，如果转氨酶持续升高，且与正常值差距甚大，同时出现了下述情况中的一种，则应疑及真的是"狼来了"：

＊孕期出现了恶心、呕吐、乏力、食欲不振、厌油、腹胀、腹泻、腹痛、眼白发黄、肝区疼痛等症状，又不能用怀孕来解释。

＊孕期肝脏肿大，肝区有压痛，或伴有轻度脾肿大，又无其他原因可寻。

＊查血"两对半"，发现乙型肝炎表面抗原阳性。

＊孕前曾与肝炎患者密切接触，或者有输血或应用血制品史，或同事与家庭成员中有肝炎患者。

当确诊罹患肝炎后，尚须做进一步检查，包括病毒性肝炎标志物，如甲肝、乙肝、丙肝、丁肝、戊肝抗体或病毒检查，肝胆 B 超检查等，目的是查出真凶，采取针对性措施将其"绳之以法"。

❋ 医学解析　与常人比较，孕妈妈更容易遭受肝炎病毒的偷袭，为什么呢？怀孕后体内平添了一个小生命，且在不断地发育壮大之中，这就是胎儿，胎儿的营养全都需要孕妇来提供，无疑增加了孕妇肝脏的负担。其次，怀孕初期往往有早孕反应，可出现呕吐、厌食、失眠等症状，削弱了肝脏的抗病能力。再次，孕期多有吃零食的习惯，若未做好清洁卫生工作，等于给肝炎病毒入侵发放了"通行证"。

❈ **应对之策**

● 了解孕期肝炎的信号，确认是否得了肝炎，并分清肝炎的种类，如甲肝、乙肝、丙肝、丁肝、戊肝等。

● 孕妈妈一旦诊断为肝炎，要及时给予保肝治疗，如卧床休息、戒烟忌酒，吃清淡饮食，必要时静脉输液，以保证液体和热量的摄入，补足维生素 C、维生素 B_1、维生素 B_6、维生素 B_{12}、维生素 K 等，以促进肝细胞修复，改善肝功能。禁用对肝功能有损害的药物，如抗结核病药物中的异烟肼、利福平、对氨基水杨酸钠，抗精神病药物中的氯丙嗪、安定，抗菌药物中的四环素、磺胺等。预产期到了应去正规医院待产，尽量争取自然分娩，不要错误认为剖宫产更为安全。月子里要留心出血与感染。胎儿出生后要马上隔离护理 4 周，母乳内多半含有肝炎病毒所以不能喂奶。

● 在进行保肝治疗的同时，应结合肝炎的类型、轻重以及孕期的早晚，权衡利弊决定腹中胎儿的处置方案。

小贴士

肝炎孕妈妈胎儿的处置方案

一看肝炎类型

＊**甲型肝炎**：一般不影响胎儿的生长发育，也不会感染新生儿，危害相对较小。

＊**乙型肝炎**：容易变为慢性，使孕妈妈成为带毒者，并可经胎盘、分娩时接触母血或羊水、产后接触和哺乳等途径传播给胎儿，危害极大。

＊**丙型肝炎**：危害性与乙肝相似。

＊**丁型肝炎**：孕妇较少见，危害性同乙型肝炎。

＊**戊型肝炎**：危害性类似甲型肝炎。

二看孕期早晚

孕早期（怀孕头三个月）得了肝炎，肝炎病毒有可能通过胎盘感染胎儿，容易引起染色体畸变。尤其是乙肝，可能将病毒传染给胎儿，使胎儿变成乙肝病毒携带者，最好实施人工流产终止怀孕。注意，人工流产一定要等肝功能恢复正常后再施行，否则有可能使肝炎加重，甚至变成重症肝炎而危及孕妇生命。

孕中、晚期肝炎，一方面做引产手术危害较大，因而一般不宜终止妊娠；另一方面，虽然早产、死胎、死产的发生率均较健康孕妇高，但胎儿各器官已经基本成熟，大多不会引起畸形，处理方法不能一刀切。以甲型肝炎为例，病情大多较轻，经保肝治疗痊愈后可继续怀孕，对胎儿不会有多达影响。乙型肝炎呢？痊愈后孕妇血中的乙肝表面抗原也可消失，胎儿绝大多数（94%）没有问题，仅6%左右可变成乙肝表面抗原者，即使少数病情较重者，也要积极治疗肝炎，待病情好转后再实施手术终止怀孕。丙型肝炎的后果比乙肝还要严重，且目前尚无疫苗可供预防注射，即使侥幸分娩也难免发生母婴垂直传播，应果断采取措施中止妊娠，所幸的是发病率很低。丁型肝炎常与乙肝狼狈为奸，更容易发生流产、早产、死产、产后出血、重症肝炎、肝昏迷等恶果，也应尽早中止妊娠。戊型肝炎的传播方式、临床表现等虽类似甲肝，但转为重症肝炎的可能性较大，应密切监护，必要时中止妊娠。

● 保护孩子最要紧，保护的主要方式是切断肝炎病毒的母婴传播。前已谈及，甲、戊两型肝炎不存在母婴传播，尤其是孕妇患甲型肝炎后尚可产生抗甲肝病毒抗体，此抗体可通过胎盘进入胎儿体内发挥保护作用。只有乙、丙、丁等三型肝炎存在程度不等的母婴传播，需要对孩子采取保护措施。预防医学专家有如下建议。

① 乙肝表面抗原与 e 抗原阳性孕妇所生之新生儿，应列为乙肝疫苗的接种对象，于出生后当天、1 个月、6 个月时各注射乙肝疫苗 1 ～ 2 毫升。另外，胎儿出生当天注射乙肝免疫球蛋白 1 毫升，以后 3 个月、6 个月时各注射 0.5 毫升，以增强保护效果。

② 丙肝疫苗目前仍处于研制的初级阶段，所以丙型肝炎孕妇所生孩子还没有疫苗可用，但可采用综合预防措施，如分娩时尽可能避免损伤孩子皮肤或进行有创检查，以减少带病毒的血液污染的概率。另外，分娩后病毒高载量的母亲不要喂奶。

③ 丁型肝炎目前尚无特殊的预防手段，主要措施为接种乙肝疫苗。医学研究证实，对乙肝免疫的个体可以防止丁肝病毒的感染，因而乙肝疫苗的接种可有效预防乙肝病毒的感染和随之发生的乙肝和丁肝的混合感染，收到 "一石二鸟" 之效。

天敌 6：孕期糖尿病

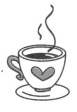

媛媛婚后不久就有了好消息，自然成了家庭的重点保护对象。进入孕期半年后，虽然自我感觉不错，仍然在全家人的劝说下到医院做了例行检查。检查结果显示，其他项目都正常，唯独空腹血糖

值"高高在上"，医生告诉她得了孕期糖尿病。

❊ 疾病特点

● 孕期糖尿病不同于普通糖尿病，病因与孕期体内的激素变化密切相关。突出表现在各种胰岛素抵抗激素分泌量增多，迫使胰岛分泌更多的胰岛素来维持糖代谢于正常状态，故代偿能力差或者胰岛素敏感性不够的孕妇容易出现糖代谢异常，这种异常大多在孕3个月以后出现。

● 孕期是糖尿病的高发时段，大约每30个孕妇中即有1个"糖妈妈"。

● 糖尿病的典型表现是"三多"、"一少"（多饮、多食、多尿、体重减轻），但孕期糖尿病很少如此典型，绝大多数都没有症状，有的甚至连空腹血糖值都在正常范围内，只有进行葡萄糖耐量测试才会检察出来。因此，不可跟着感觉走，应以医生的检查与诊断为准。

● 孕期糖尿病可增加孕期合并症的危险，如妊高征、肾盂肾炎、无症状菌尿、皮肤疖肿、产褥感染、乳腺炎等。

● 孕期糖尿病危害下一代。国内资料显示，糖尿病孕妈妈的巨大胎儿发生率提高4倍；发生先天畸形的概率比一般孕妇高2～3倍。

● "糖妈妈"容易演变成2型糖尿病患者。据统计，大约30%的妊娠糖尿病患者在5～10年后转变为2型糖尿病，最终发病率高达60%。

❊ 医学解析　多种因素可成为孕期糖尿病的"帮凶"，如肥胖（中重度肥胖孕妇患上孕期糖尿病的危险性相当于体重正常者的22倍）、膳食失当（如孕妇无节制地进食，尤其是大量进食糖分高的果品）、缺乏运动（法国的资料显示，每周看电视达20小时以上，且运动强度很低的女性，患上孕期糖尿病的可能性比每周看电视少于 2 小时且经常运动的女性要大 2.3 倍）、被动吸烟（美国研究人员发现，被动吸烟的孕妇患上妊娠糖尿病的概率达到 10%）等。而妊娠糖尿病对母胎双方的健康都构成威胁，可谓罪行累累，务必高度提防。

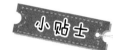

孕期糖尿病高危人群

＊年龄超过 30 岁的孕妇。

＊有原因不明的早产史、多次自然流产史、先天畸形儿或巨大儿分娩史。

＊有糖尿病家庭史。

＊肥胖孕妇。

＊孕期血压明显升高。

＊皮肤易生疮疖及感染的孕妇。

孕期糖尿病的筛查方法是，先做空腹血糖测定，如果检测结果正常，再做葡萄糖耐量试验，即用 250 毫升温开水冲服 50 克葡萄糖，1 小时后抽血查验血糖值。

❋ 应对之策　孕期糖尿病起因于孕妇体内激素代谢发生变化，大多数待妊娠结束后会恢复正常。只要设法保持孕期血糖处于正常水平，就不会对母胎双方产生危害。

● 调整饮食：孕期糖尿病是一类特殊糖尿病，多数孕妇会在孩子出生后血糖自动恢复正常，加上孕期处于特殊生理阶段，降糖药物又都有不同程度的副作用，故医生建议将调整饮食结构作为首选治疗方法。原则是在控制总热量的前提下，做到营养全面均衡，规

律进餐，少量多餐，保证母胎双方的生理需要。每天的总热量按每千克体重38千卡计算；碳水化合物以粮食及豆类为主，注意粗细粮搭配；水果应放在餐后3小时左右食用，每天限在200～400克，并计算到总热量中，以草莓、猕猴桃等为首选，香蕉、荔枝、龙眼和葡萄等含热量较高，不宜多吃；而食糖、蜂蜜、巧克力、甜点等尤应避免。其他如蛋白质、脂肪、矿物质、维生素等也应适量安排，也可酌用食疗方。

● 适当运动：宜在饭后1小时左右进行，持续20～30分钟即够，选择舒缓而不剧烈的项目，如散步、缓慢的游泳和太极拳等。但患有糖尿病急性并发症、先兆流产、习惯性流产以及妊高征者例外，应以休息为主。

● 借助药物：经过饮食控制与适度运动仍不能控制血糖，则须借助于药物之功。但要注意，常用的降糖药不宜，如磺脲类降糖药可通过胎盘进入胎儿体内，刺激胰腺增生和胰岛素过度分泌，导致巨大胎儿及新生儿低血糖，并可能有致畸作用；双胍类降糖药可引起胎儿酸中毒；拜糖平有潜在的致畸作用。唯一的选择是胰岛素，既可有效控制血糖，又不通过胎盘，对母胎都很安全。使用要点是：最好用人胰岛素，了解所用胰岛素的类型、剂量和注射时间，注射部位要轮换，掌握防治低血糖的方法，做到安全用药。

医学研究资料显示，得过孕期糖尿病的女性，在5～15年内患上2型糖尿病的概率为25%～60%，而正常情况下这个概率不到10%。这意味着如果你得过孕期糖尿病，分娩后即便血糖已恢复正常，也要继续保持合理的饮食结构，并加强锻炼，否则中年以后与糖尿病结缘的危险极高。同时，分娩后42天应做一次75克葡萄糖耐量试验，以后每2～3年复查一次葡萄糖耐量试验，以便及早发现糖尿病的蛛丝马迹。

❊ **预防金点子**

适时筛查，莫让孕期糖尿病漏网。相当数量的孕期糖尿病患者，尽管血糖已经升高，却常无不适症状。故专家建议，孕妈妈应在孕 24 ~ 28 周期间到医院进行糖尿病筛查，尤其是某些特殊孕妇，属于孕期糖尿病高危人群，更要定期检查。

● 合理营养，保持孕期体重增长值不超标。三餐荤素、粗细搭配，多吃蔬菜、吃水果，少喝果汁，限制零食与甜食。

● 适度运动。

● 避免主动或被动吸烟。

小贴士

孕期糖尿病食疗法

* **紫菜瘦肉汤：**含有丰富的紫菜多糖，能降低空腹血糖，饭前食用效果尤佳。做法：猪瘦肉 50 克，湿淀粉 20 克，紫菜 10 克，葱、姜末共 10 克，清汤 300 克，麻油、味精、醋各适量。紫菜 10 克去杂洗净。猪瘦肉 50 克剁末，加少许精盐拌匀。锅内加入清汤、精盐、味精和肉末，烧至八成熟时加紫菜，用湿淀粉勾芡，加葱姜末、醋，淋入麻油即成。

* **木耳海米烧冬瓜：**黑木耳含木耳多糖，也有降血糖作用。做法：冬瓜 500 克，去皮、瓤洗净切片。海米 100 克、木耳 30 克泡发洗净。香菜 20 克洗净切段。大葱 5 克、生姜 3 克切丝。炒锅注油烧热，下入葱、姜丝、海米煸炒几下。放入鲜汤、冬瓜片，木耳、盐、料酒，烧至菜熟、汤白，加入味精，撒上香菜段，翻炒均匀即可。

* **苦瓜肉末：**苦瓜提取物有显著的降低血糖作用，用于孕期糖尿病恰到好处。做法：苦瓜 250 克切条，猪瘦肉 50 克剁末，芽菜 3 克切碎。起油锅，倒入苦瓜条、肉末、芽菜炒熟，加入调料即可。

*胡萝卜炒肉丝：胡萝卜提取物亦有降低血糖之作用。做法：胡萝卜1根刨丝。绞肉100克加酱油适量拌匀。起油锅，倒入绞肉炒至变色，再下胡萝卜丝及盐，用小火焖炒至胡萝卜丝变硬即可。

*蕹菜凉拌：紫色蕹菜中含胰岛素成分，对糖尿病有效。做法：蕹菜250克，洗净切段，在开水中余一下，拌入辣椒酱等调味品即可。

*洋葱拌海米：洋葱含气味物质硫醇、二硫化物、三硫化物、多种氨基酸，降脂亦降糖。做法：洋葱150克，去皮洗净切丝。水发海米30克洗净。色拉油烧热，放入洋葱、海米，加调味汁炒熟，淋入麻油即可。

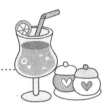

天敌7：孕期无症状菌尿

晓晓已过了早孕反应关，食欲、精力明显恢复，感觉不错。在先生的督促下，孕检依旧按程序进行。不想最近一次孕检还真查出了问题：尿中发现细菌生长，医生诊断为"无症状菌尿"。

❋ 疾病特点

● 孕期高发，孕妈妈罹患"无症状菌尿"者可达10%左右。

● "无症状菌尿"属于一种特殊尿路感染，症状隐匿。没有尿频、尿急、尿痛等膀胱刺激症状，凭感觉很难发现，唯一的办法是坚持定期做尿检或尿培养。具体方法是：清晨留取中段尿（开始与最后排出的尿液不要）送医院化验室，化验人员做尿液培养可发现尿中有细菌生长，若尿培养细菌数大于每毫升105个，即可确定为尿路感染。

● "无症状菌尿"对一般妇女没有明显影响，但发生在孕期则须小心，无论对孕妇本身或是胎儿，都有一定的"杀伤力"。

❋ **医学解析** 健康人的尿道没有细菌，孕妈妈也不例外。可有些女性已有细菌侵入尿道，并在尿液中增生繁衍，却是无声无息，本人也浑然不觉，自我感觉依然良好，医学上称为"无症状菌尿"。

细菌之所以青睐孕妈妈的泌尿道，与孕期生理变化密切先关。如大量雌激素可使输尿管增粗、变长并呈迂曲状；孕激素又使平滑肌松弛且蠕动减弱；随着孕期增加，增大的子宫向上推移挤压尿路，进而导致排尿不畅甚至尿路堵塞，发生肾盂积水，加上女性尿路的解剖特点（如尿道短，距肛门与阴道口很近，尿道中氨基酸、糖分以及水溶性维生素也较多，为病菌的生长繁殖提供了良好的营养基础），所以成了细菌觊觎的"风水宝地"。

"无症状菌尿"看似不如急性肾盂肾炎、尿道炎等那么厉害，却是暗下毒手，危害相当大。比如，"无症状"的幌子首先使你麻痹大意，丧失了防备之心，自然不会去求医问药，致使其在不受任何打击的情况下顺利发展而"壮大"，可在某个时候引起急性肾盂肾炎，进而向母亲与胎儿发难。其次，"无症状菌尿"危害孕育，可引起早产以及低出生体重儿，对孕妇则有增加罹患子痫的危险性，还有累及胎儿神经发育，出生以后发生智力迟钝以及发育迟缓的可能性大大增加。有资料为证：患有尿路感染孕妇的下一代，罹患智力迟钝和发育迟缓的概率比健康孕妇高出 22%。

❋ **应对之策** 正确选用抗菌药物是关键，因为患者正处于怀孕的特殊生理时期，用药务必虑及胎儿的安全。有些抗菌药物尽管疗效确切，但可能影响胎儿发育甚至诱发畸胎而不可用，如氟哌酸等喹诺酮类，庆大霉素、卡那霉素等氨基糖苷类，氯霉素以及磺胺类

等。相对说来，青霉素类、先锋霉素（头孢菌素）类对于胎儿比较安全，可在医生指导下应用。用药疗程不得少于 2 个星期，直到复查尿液细菌转阴为止。同时多吃蔬菜、水果，这些食物可使尿液碱化，进而增强抗菌药物的疗效。如果疗程结束后仍有菌尿，则需进行长疗程、低剂量抗菌疗法，直至痊愈。

❋ 预防金点子

● 多饮水，保证每天尿量为 1000 ～ 1500 毫升。目的在于借助尿液冲洗掉侵入尿路的细菌，保证尿路的清洁卫生。

● 勤排尿。由于怀孕的生理变化，子宫体增大，压迫膀胱，故孕妇尿液较为频繁，此时切忌嫌如厕麻烦而憋尿，否则更容易招致"无症状性菌尿"甚至急性肾盂肾炎。

● 注意外阴清洁，勤洗澡（多用淋浴，少用或不用盆浴），勤换内衣内裤。"用水"最好用"熟水"（即烧开后再冷却的水）不用生水，尽量减少细菌偷袭的机会。

● 养成便前洗手的好习惯，防止两手将沾染的病菌带到尿道。

天敌 8：孕期阑尾炎

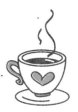

崔霞，25 岁，已怀胎半年。头天晚上半夜时分，突然感觉上腹右边痛，恶心，吐了两次，以为是怀孕反应，没放在心上。谁知腹痛持续了几个小时，天亮时痛感加重，竟忍不住大声喊叫了起来。家人慌了神，赶忙把她送到了医院急诊室，诊断为急性阑尾炎。

✳ 疾病特点

● 发病急，腹痛等症状较重，被列为外科急腹症之首位，约一半发生于 14～30 岁，恰与怀孕年龄重叠，所以孕妇很容易与其 "狭路相逢"。

✳ 孕期阑尾炎与普通阑尾炎在症状上有差别，如腹痛部位不在右下腹，而是表现为右上腹痛。因为随着孕龄的增加，孕妇的子宫也随之增大，逐渐把腹腔内脏器如小肠、大肠等往上推，盲肠部的阑尾也跟着 "水涨船高"，所以表现为右上腹疼痛。

✳ 医学解析 孕期阑尾炎较普通阑尾炎更危险，不仅孕妈妈痛苦，处置失当还可能酿出危害性命的悲剧；并且要注意与其他疾病鉴别，如子宫、胃肠等的疼痛。

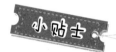

孕期阑尾炎的鉴别方法

＊做 Bryan 试验：嘱孕妇右侧卧，让妊娠子宫右旋，若产生疼痛，意味着疼痛不是来自子宫而是阑尾。

＊做 Alder 试验：检查者将手指放在孕妇阑尾区最明显的压痛点上，嘱孕妇取左侧卧位，使子宫倾向左侧，若压痛减轻或消失，说明病变位于子宫或附件，如压痛较仰卧时更明显，提示阑尾本身的病变可能性大。

＊做脚跟试验：嘱孕妇脱鞋直立，两足分开 15 厘米左右，两手垂于身旁，脚尖站立，然后突然放下，使重力突然落到脚跟上，引起疼痛者为阑尾炎征象。

＊查血常规：白细胞总数及中性粒细胞明显增多为阑尾炎征象。

＊做 B 超：阑尾炎患者阑尾区呈低回声管状结构，横切面呈同心圆似的靶样图像，直径明显增大（常大于 7 毫米）。

❋ **应对之策**

● 紧急手术：虽说阑尾炎早期使用足量抗生素，配合清热解毒中药，也有控制炎症的可能，但稍有失误，发炎的阑尾就会很快穿孔、坏死，酿成腹膜炎、中毒性休克、流产或早产等严重后果，危及母胎两条性命。所以阑尾炎一旦确诊，不论病变程度轻重和妊娠月份大小，均应及时实施手术治疗。另外，药物也不安全，如磺胺可通过胎盘进入胎儿体内，有致畸胎之虞；链霉素、卡那霉素、庆大霉素等可损害胎儿的听力和肾脏功能。活血化瘀、通里攻下的中草药，如桃仁、红花、大黄等，可引起早产或流产。两相权衡，手术疗法更可靠也更安全。孕妇对阑尾切除术有较好的耐受性，并且现代的腹腔镜技术刀口小，对母胎干扰小，加上医生会在术中、术后采取必要的措施，总的来说是安全的，流产风险极低。

❋ 手术后给予严格的护理。

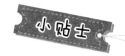

孕期阑尾炎手术后护理要点

＊手术后静脉点滴头孢菌素（抗感染）、硫酸镁（抑制宫缩），肌肉注射黄体酮（保胎）各3天。

＊注意观察下体有无出血及腹痛情况，仔细辨别腹痛是切口痛、肠蠕动痛，还是宫缩痛。

＊正确选择卧位，以半卧位为佳，有利于感染分泌物引流，降低毒素吸收，减小腹壁张力，减轻刀口疼痛。

＊待患者肠蠕动恢复（出现排气后）后，循序渐进地按"清流质、流质、半流质、普食"的梯度原则，给予高蛋白饮食（如牛奶、鸡蛋、豆腐等），以促进机体修复与胎儿生长。

＊合理安排休息与活动。只要胎心正常，没有流产、早产先

兆，宜尽早下床活动，以避免肠粘连等并发症发生。

❋ 预防金点子

● 孕妇不要天天待在家里，平时应注意身体保健，适当锻炼身体，例如到公园、河滨散步等。

● 注意饮食卫生，如不暴饮暴食，忌生、硬等难消化食物，细嚼慢咽，减少进入盲肠的食物残渣。

● 保持乐观情绪，避免忧愁、郁闷、恼怒、悲伤等不良情志刺激。因为情绪变化，容易打破神经系统的平衡，导致自主神经紊乱，致使胃肠道发生痉挛而诱发阑尾炎。

● 有慢性阑尾炎且反复发作的女性，怀孕之前可考虑切除阑尾，避免怀孕期间阑尾炎急性发作。

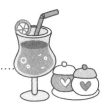

天敌 9：孕期妊高征

一位林姓女士，经过了多方努力，终于在"而立之年"成了准妈妈——大夫告诉她怀孕了。从此，她成为了全家人的重点保护对象。意想不到的是进入孕 6 个月后，脚部特别是踝关节处出现浮肿，随即到医院检查——血压值也高于正常水平，尿中还查出了蛋白质。医生当即诊断为妊娠高血压综合征（妊高征）。

❋ 疾病特点

妊高征的发病率约 10%，即 10 个孕妇中就有 1 人受害。一般发生在孕 20 周以后。

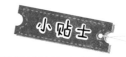

易与妊高征结缘的孕妇

* 第一次怀孕的孕妇。

* 年龄小于 18 岁或大于 35 岁的孕妇。

* 肥胖孕妇。

* 营养不良，或伴有严重贫血的孕妇。

* 患有原发性高血压、慢性肾炎或者糖尿病的孕妇。

* 怀有双胎、羊水过多或葡萄胎的孕妇。

* 症状较复杂，可分 5 级，各有不同，症状越重级别就越高。

❋ **医学解析** 引起妊高征的原因，迄今为止尚未完全弄清楚。有的专家认为，可能是胎儿作为抗原刺激母体产生抗体，导致抗原抗体反应而形成免疫复合物，引起母体脏器及组织发生病理变化而产生妊高征。另有专家则认为与家族遗传有关，将妊高征归于遗传病范围（属于单基因隐性遗传病）。还有专家将其与缺钙联系起来，提出体内钙质不足可刺激甲状旁腺分泌，进而诱发血压升高。另外，可能还有凝血等因素参与。

妊高征按症状可分为 5 个级别，症状越重级别就越高，对母亲与胎儿的影响也越大。奥妙在于妊高征的基本病理变化是全身小动脉痉挛，导致血管阻力增加，引起各生命器官（如心、脑、肝、肾等）供血减少，进而危及这些器官的安全。对母亲的影响，轻者可引起孕妇出现不适感，如头痛、恶心、肝痛或黄疸；严重者可造成心血管病或心力衰竭而置孕产妇于死地。对胎儿，可引发早产、胎死腹中、新生儿窒息等诸多严重后果。

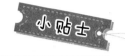

妊高征的分级与症状

妊高征的主要表现是高血压、水肿与蛋白尿三大症状，孕妇可自觉头晕、头痛、眼花、看东西模糊、恶心、胸闷或肝区疼痛，严重者出现抽搐、昏迷。不过，具体到每一个孕妇，上述表现又有程度上的不同，故医学专家将其分为 5 个等级。

* **轻度妊高征**：血压超过 130/90 毫米汞柱，或较基础血压升高大于 30/15 毫米汞柱，伴有间断性蛋白尿（＋）；水肿（Ⅰ～Ⅱ）。

* **中度妊高征**：血压高于 150/100 毫米汞柱、低于 160/110 毫米汞柱，或较基础血压升高大于 60/30 毫米汞柱；伴有持续性蛋白尿（＋）；水肿（Ⅰ～Ⅱ）。

* **重度妊高征**：血压高于 160/110 毫米汞柱；持续性蛋白尿（++ ～ +++）；水肿Ⅱ以上。

* **先兆子痫**：在妊高征的基础上出现自觉症状，如头痛，视力模糊、恶心、呕吐等。

* **子痫**：在妊高征的基础上出现抽搐、昏迷。

❉ **应对之策** 一旦诊断为妊高征，应该积极予以治疗。目的在于防止子痫发生，减少母婴危险，降低胎儿出生的死亡风险。

● 治疗掌握三原则：① 解除全身小动脉痉挛，降低血压水平，主要措施是在医生指导下合理使用降压药物，如心痛定、尼群地平、甲基多巴等。如果血液黏稠，尚需要施行扩容治疗，选用血浆、全血白蛋白、低分子右旋糖酐、平衡液等。② 对于重症病人，医生应根据其病情制订周密的治疗计划，并进行重点监护。③ 适时终止怀孕，以降低新生儿死亡，绝对不可让孕妇 "超期服役"（过期妊娠）。

● 做好产科处理：孕期得了妊高征，如何对待胎儿，可按三种情况处理：① 舒张压在 100 毫米汞柱水平、尿蛋白仅一个 "+" 号，胎儿电子监护显示正常，且孕期不到 37 周者，可以继续怀孕，直到自然分娩。② 舒张压在 110 毫米汞柱水平，尿蛋白在 "+ ～ ++" 及以上，可继续治疗。如果孕期达到 37 周，可以促其分娩；或虽未达到 37 周，但治疗无效，也应该终止妊娠。③ 舒张压在 120 毫米汞柱水平，尿蛋白 "+++" 及以上，务必尽快终止妊娠。

● 妊高征孕妇分娩后也不要以为万事大吉，要注意产后有否出血等异常情况。另外，重度妊高征患者，在分娩后 24 小时之内，仍有发生产后子痫的可能，故解痉、降压等治疗措施仍然是必要的。

❉ **预防金点子** 专家主张有上述危险因素的孕妇，从孕 20 周开始在医生指导下服用药物，直到分娩为止。

● 熟大黄，750 毫克，每天 1 次。

● 阿司匹林，每天 50 ～ 80 毫克（分娩前 3 ～ 5 天停药）。

● 钙片，每天 2 克。

天敌 10：孕期 "腰突症"

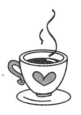

茵茵进入孕期好几个月了，肚子一天天大起来，感觉越来越沉重。有一天突然觉得腰部不适，随后出现痛感，大夫经过一番检查，告诉她得上了腰椎间盘突出症，简称 "腰突症"。

❉ **疾病特点** "腰突" 虽然多发于中老年男性，但并非男性的专利，女性尤其是处于孕期的女性，同样是 "腰突" 的高发人群。从解剖学看，腰椎共有 5 个椎体，最下方的两个尤为重要，即第 4、第5两腰椎，负荷最重，故相应的椎间盘（腰4~腰5及腰5~骶1椎间盘）承受的压力最大，其活动度也最大，加之位于这两个节段的后纵韧带相对较窄，只有上部宽度的一半，最容易受损，故"腰突"主要发生在这里。

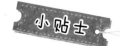

椎间盘的真相

人的脊柱从上到下由一串椎骨衔接而成，共有32块。椎骨与椎骨之间，有一个盘状结构将两者联系起来，这就是椎间盘。椎间盘由软骨板、纤维环以及髓核等三部分构成。但紧接头骨的两个颈椎（环椎与枢椎）以及骶椎与尾椎之间没有椎间盘，故全身的椎间盘只有23个，分为三组分别称为颈椎间盘、胸椎间盘以及腰椎间盘。其中，腰椎间盘最厚，约为9毫米，其生理作用与颈、胸椎间盘基本相似，但更重要，可归纳为以下几点。

*保持脊柱的高度。随着椎体的发育，椎间盘增长，脊柱的长度随之增加，身材就长高了。

*联结上下两椎体，并使椎体间有一定的活动度。

*使椎体表面承受相同的重力。

*发挥弹力垫的作用。比如，当你肩挑背扛重物时，腰椎间盘发挥缓冲作用，减缓冲击，使压力平均分布在各个椎间，保护脊髓及脑部的重要神经不

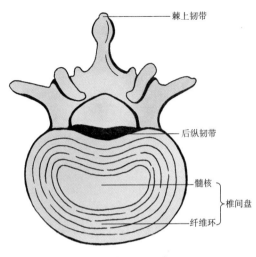

椎间盘结构示意图

受重力的伤害。

＊维持脊柱的生理弯曲度。腰椎间盘前方厚，后方薄，能使腰椎始终保持生理性前凸的曲线。

❀ **医学解析** 孕期"腰突"高发，不外乎"内忧"与"外患"所致。"内忧"指的是随着年龄增大，腰椎间盘的结构老化（比如25岁以后，椎间盘的含水量降低，进而减低纤维环的弹性，使其灵活性降低），弹性和抗负荷能力也随之减退，埋下了椎间盘突出的隐患。"外患"则指外力损伤或劳损的逐渐积累等诱发因素。两者结合，椎间盘便"在劫难逃"了，而椎间盘一旦突出，势必刺激或压迫邻近的神经，导致所支配的部位和肢体出现症状，如腰腿痛、酸、沉、胀、麻、凉、无力甚至肌肉萎缩等，"腰突"便告形成。

对于女性，怀孕是"腰突"的一个重要诱因。奥妙在于孕妇的内分泌激素发生改变，使韧带变得比较松弛，以便为胎儿娩出做好准备，腰骶部的关节韧带和筋膜也因而趋于松弛，稳定性减弱，不断发育成熟的胎儿又增加了腰椎的负担，而且这种负担持续存在，故很容易发生腰椎间盘突出。

❀ **应对之策**

● 不可盲目做 X 线检查，因为胎儿对 X 线非常敏感，特别是受孕后 8～15 周内，容易发生畸形，生下怪胎，如果非做不可，务必等到孕后期进行。

● 确诊为"腰突"的患者，应以睡硬板床、牵引和理疗等为主要治疗方法。

● 活血化瘀的中药可能影响胎儿发育，不宜应用，贴膏药也有一定风险，也应远离。

● 分娩方式可根据情况选择剖宫产，以防病情加重。

● 大部分病人经过治疗，症状可以缓解，分娩后常能自愈。

❋ 预防金点子

● 保持良好的体位。不良的姿势和动作是导致"腰突"的祸首之一，而且又是可以纠正的，故应作为孕妈妈自我保护腰椎的主要突破口。换言之，孕妈妈防"腰突"应从保持良好的体位做起。

① 睡：宜用左侧卧位。孕妇往往觉得侧卧更舒服些，为了让全身的重量分配得更均匀，最好在膝盖之间垫上小枕头。如果感觉到身体麻木或腰部疼痛，可在侧面垫上小枕头，以避免背部弯曲。

② 坐：将后背紧靠在椅子背上，双脚放在小板凳上，并经常变换不同的姿势。每坐 1 小时左右起来走动一下。

③ 站：切忌穿高跟鞋站立，一次站立不要太久，每站半小时可坐 10 分钟左右。站立时保持身体正直，双肩放松，选择舒适的鞋，以平跟鞋为好。

④ 弯腰：尽量避免俯身弯腰，以免给腰椎造成过大的负担。必需俯身时，需要分步到位：首先屈膝，并把全身的重量分配到膝盖上，再慢慢向前弯腰。

⑤ 起身：仰躺的孕妇起身前要先侧身，肩部前倾，屈膝，然后用肘关节支撑起身体，盘腿，以便腿部从床边移开并坐起来。

⑥ 做饭：以左手扶住操作台支撑身体，用右手干活或使用高脚凳，以保持腰部挺直。

⑦ 采购：不用带轱辘的包或购物车，因为会迫使你不停地转身，使你的腰部疲劳。可用同样大小的包或篮子，提起时，你可以身体下蹲，抓住把手，上身尽量挺直，保持重心稳定。

⑧ 扫地：双手握住笤帚或吸尘器的把手，斜着放在身前。一条腿朝前迈一小步，稍微歪曲，另一条腿伸直，上身略微朝前倾斜，

注意避免颈部和腰部用力。收拾垃圾，以长把的簸箕为好。

⑨ 爬行：爬行运动既可减轻腰椎的负担，还能增强腹肌力量，预防难产，适宜孕妇锻炼。注意：衣裤宽松舒适，膝盖戴上护膝，爬速宜慢，爬幅宜小，重复 2～3 次，每次间歇半分钟左右。

● 重视孕前锻炼，可以强健腰背肌及腹肌，有益于稳定脊柱，防止腰椎间盘突出。健康的孕妈妈在怀孕期间仍可进行适当的体育活动，但运动方式不宜剧烈。临产前 3 个月应当停止运动锻炼。孕前常有腰酸背痛者，要特别注意防止腰部受伤或过度劳累。

天敌 11：孕期耻离症

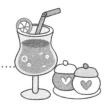

鲜女士怀孕了，望着一天天"崛起"的肚子，全家人都感到十分欣慰。为了生下一个健康聪慧的孩子，她成了全家的重点保护对象，日常起居都受到婆婆和丈夫的"监护"。她也着力配合，一切都在预期之中健康地发展。眼看不久就要分娩了，她却出现了不适的感觉，主要是小肚子下端部分疼痛，行走特别是上楼时疼痛加重。婆婆和丈夫很紧张，以为要早产，赶忙将她送进医院。妇产科大夫详细询问了病史，又做了认真地检查，发现她的痛点局限于阴阜的耻骨联合处（下腹正中最低处），按压痛明显，且耻骨联合的间隙增宽达半横指，超过正常人的 2 倍，心中有数了——鲜女士得了耻骨分离症，简称耻离症。

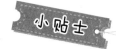

女性骨盆的结构与发育规律

　　骨盆是由两髋骨与骶、尾骨连接而成，髋骨又是由髂骨、坐骨与耻骨构成。耻骨有左、右两块，犹如两臂合抱，构成骨盆前缘。两耻骨之间有纤维软骨相连，在前面正中线处构成耻骨关节。关节四周均有韧带加固，使之紧紧结合在一起，不易活动。骨盆里面容纳的主要是泌尿生殖系统加上消化系统的末端，从前向后依次为膀胱、子宫（下端接阴道）及其子宫的附件（包括卵巢及输卵管）、直肠等脏器。

　　骨盆的发育增大是女子第二性征的特征之一，与乳房的发育有着异曲同工之妙。一般是从11岁左右发育启动，15岁左右进入发育的高峰期。发育成熟的骨盆比男子的骨盆高度稍低些，但宽得多，下部呈横椭圆柱筒形。女性的骨盆之所以要发育成这个样子，是与它的生理功能密切相关，因为它要能满足怀上一个3千克左右的胎儿并保证其能顺利地从母体降生。

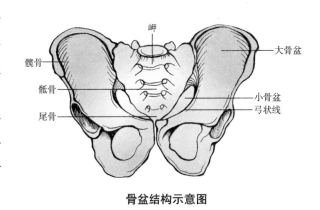

骨盆结构示意图

❋ **疾病特点**

● 大多发生在孕末期。

● 疼痛明显，且呈日渐加重趋势，开始只是上楼、上床时有明显疼痛，到后来连行走、咳嗽、翻身都会疼痛难忍。

● 不影响分娩，故不必担忧。

❋ **医学解析** 为了适应腹中胎儿的发育，并为将来胎儿出世"开辟"一条"广阔的通途"，孕妈妈在进入孕期 7～10 周后，卵巢开始分泌出一种特殊激素——松弛素，促使耻骨关节放松来"拓展"骨盆这个小天地。尤其是逼近孕末期，松弛素达到高潮，可使耻骨联合处平均增宽 0.3～0.4 厘米，以利于顺产。一旦胎儿娩出，松弛素的使命宣告完成，其水平便迅速下降，仅仅一天就消失殆尽。随后，松弛的耻骨间纤维软骨及韧带等逐渐恢复原有的张力，耻骨联合和骶髂关节也随之恢复到正常位置。可见孕妈妈耻骨联合增宽属于一种生理需要，而且健康孕妇也完全有能力满足这一需要，不致出现什么意外。但是，如果孕妈妈存在某种隐患，如骨盆的某个关节患有结核、风湿、骨软化症，或骨盆某个关节损伤，或分娩产程过长，胎儿过大，产时用力不当，或姿势不正确，以及腰骶部受寒等，即可能造成骨盆关节周围软组织张力平衡失调，而招致耻骨联合分离和骶髂关节错位。

❋ **应对之策** 不必紧张，轻者可不做处理。疼痛明显者需要卧床休息，以左侧卧为佳，最好睡木板床。少数疼痛剧烈者，除绝对卧床休息外，还需用宽 15 厘米、长 30 厘米的宽布带做环形包扎。如果胎儿过大，为确保母婴安全，最好做剖宫产，胎儿一旦娩出，随着松弛素水平的下降，耻骨联合处即可合拢而恢复原状，疼痛也随之消失。

❋ **预防金点子**

● 预防从儿时做起。从骨盆的发育规律看，11～15 岁的几年最为关键。故在这几年间父母要教育孩子懂得保护骨盆的重要性与具体方法，首要一条是补足孩子骨骼发育所需求的钙质与维生素 D，防止可能引起骨盆畸形的疾病如佝偻病等，并引导孩子勤上运动场，以便获得一副骨骼强健、软骨及韧带坚韧的骨盆，使之具有较强的 "抗震力"。

● 积极参加体育锻炼，以增强肌肉韧带的弹性与张力，怀孕后适度做大腿伸展练习。

● 如果骨盆某个关节患有结核、风湿或骨软化症等疾患，应在治愈后再考虑怀孕。

● 三餐营养适中，防止胎儿尤其是胎头过大而在分娩时诱发或加重耻骨分离。

● 孕中后期应避免重体力劳动，尤其不要做负重行走。预产期前 2 周应在家里休息。

● 分娩后不可过早起床或在床上扭动腰肢或臀部，一般下床活动宜在产后 3 天以后。

天敌 12：孕期子宫肌瘤

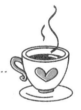

"老同学，帮我拿个主意吧。" 刚上班，一位中学时代的好友就快步走到诊断桌前，递给我一份 B 超报告单。原来，她怀孕 3 个多月了，做 B 超发现胚胎旁边冒出了一个不祥物——肌瘤，大约 1.5 厘米大小，不知道如何对待肚子里的 "宝贝" 才好。我首先表达了祝贺之意，并询问了她的有关情况，便在处方签上写下了 "和平共处，定期追踪" 8 个字。好友一看乐了："呵，八字方针哟，记住了"。笑着拿起处方签一身轻松地离开了。

❋ **疾病特点**

● 子宫肌瘤好侵犯年轻女性，而年轻女性往往正处于生儿育女

的高峰时段，故孕期很容易与其"狭路相逢"，发生率高达20%。

● 孕期子宫肌瘤缺乏典型症状，60%～90%的患者可无任何信号，少部分虽有月经周期缩短、经血过多、经期腰腹酸痛、尿频、排便困难、白带增加、腹部肿块等蛛丝马迹，但容易混作其他疾病，B超探查等医疗检查是唯一有效的早期发现手段。

● 大部分子宫肌瘤在产后都会自动变小，没有必要匆忙地进行手术摘除，但一定要定期进行健康检查。

● 大多数孕妈妈可与之"和平共处"，直至顺利分娩，最多也就是要采用剖宫产而已。

❀ **医学解析** 子宫肌瘤是一种起源于子宫平滑肌组织增生而形成的良性肿瘤，病因至今不完全清楚，推测与基因体质、女性激素（雌激素、黄体素）升高有关。根据肿瘤生长的位置，分为浆膜层肌瘤、肌肉层肌瘤、黏膜层肌瘤等3种类型。无论哪种类型，绝大多数属于良性，癌变概率不到0.5%，因而不必谈肌瘤而色变。子宫肌瘤对已孕女性可能招来诸多妊娠麻烦，麻烦的多少与严重程度取决于肌瘤的部位、大小与数目。最大危害是对育龄女性可引起不孕（不孕率高达30%，症结在于肌瘤或压迫输卵管使之扭曲、变形，或使宫腔变窄妨碍受精卵着床，从而大大减少受孕的机会）。

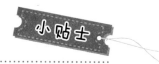

子宫肌瘤的危害

＊诱发宫外孕。子宫肌瘤通过或压迫或牵拉输卵管，阻碍受精卵的正常运行，使之在病变部位停留或着床，宫外孕随之产生。

＊引发流产。子宫肌瘤或阻碍受精卵着床，或使胚胎发育供血

不足，或发生红色样变性刺激子宫收缩，最终导致流产。医学研究资料表明，患有子宫肌瘤的孕妈妈流产发生率是非肌瘤孕妇的2～3倍，且多为不完全流产。

＊导致胎儿发育迟缓。

＊引起胎位不正。较大的肌层内肌瘤或黏膜下肌瘤妨碍胎儿在宫内的活动，造成胎位不正，如横位、臀位等，提高了剖宫产的概率。

＊黏膜层肌瘤可导致产前出血，胎盘早期剥离。

＊肌瘤影响子宫的正常收缩，可使产程延长。

＊导致产后子宫收缩不良，引起产后出血。

❀ **应对之策**　孕后查出子宫肌瘤，应根据怀孕月份、肌瘤大小以及临床表现等酌定。

● 孕早期处理子宫肌瘤易招致流产，应等到孕中期视情况而定。如果肌瘤很大，估计继续怀孕出现并发症的风险较高，患者又同意，可做人流术并施行肌瘤摘除。

● 孕中期若肌瘤直径小于 6 厘米，且无症状，只需定期检查，无需特殊处理；若肌瘤直径大于 6 厘米，且有随着子宫增长而增大的势头，易有红色样变或有腹膜刺激症状者，还是采用卧床休息及应用止痛剂等治疗，只有在不得已的情况下才考虑实施肌瘤剔除术。

● 妊娠晚期的小型肌瘤不予处理，若肌瘤直径虽大于 8 厘米，但无任何症状，可等到妊娠足月时做剖宫产分娩。肌瘤剔除手术最好等到分娩后至少 6 周以后，子宫已恢复正常大小，肌瘤也缩小时再动手术刀，以便将对子宫的伤害降到最低程度。只有一种情况例外，那就是肌瘤长在子宫浆膜下，与子宫之间仅以一条细细的蒂连结，切除肌瘤不涉及对子宫的伤害，妇产科医师通常会"顺手"摘除。

❀ 预防金点子

● 做好孕前检查，发现子宫肌瘤应酌情处理好，如肌瘤数量较多或体积较大者（超过 4 厘米），最好是先做肌瘤剔除术后再考虑受孕。处理子宫肌瘤最理想的时间是在怀孕前半年到 1 年，因为手术后需要一段时间让子宫肌肉层较好地愈合，以减少怀孕后子宫破裂的风险。

● 严格节制性生活，以尽可能地降低流产和感染的发生概率。

● 避免中度及中度以上的体力劳动，必要时卧床休息。

● 增加营养，特别是要多吃点补血食品，如畜禽血、动物肝、枸杞、大枣、芝麻酱、荠菜、菠菜、黑木耳等，防止可能发生的出血。

● 定期追踪。每隔 2 ~ 3 个月做 1 次 B 超探查，关注肌瘤大小的变化，观察孕妇有无症状，留意对怀孕过程是否造成影响。如果肌瘤增大迅速，且已经危及到继续妊娠，则应当机立断，做"人流术"终止妊娠，但这只是极少数。

天敌 13：孕期心理病

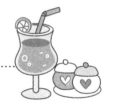

丹丹已有 6 个月的身孕了，依然在公司上班，工作很不错，有一天突闻噩耗，她的一位闺蜜惨遇车祸殒命。她惊呆了，情绪一落千丈，不时流眼泪，感觉筋疲力尽，似乎世界末日已经逼近。先生看在眼里急在心上，赶忙带她去心理科咨询，医生告知她患上了孕期心理病——抑郁症。

❀ **疾病特点** 孕期抑郁症仅是孕期心理病的一种，也是发病率最高的一种，其他还有孕期敏感症、孕期焦虑症、孕期疑病症、孕期女王症等，以孕中末期最为常见。

❋ **医学解析** 孕早期的变化（如较重的孕吐、皮肤变丑、体态臃肿）、孕末期对胎儿的担忧（害怕畸形）和对分娩的恐惧（担心难产或产痛）是诱发心理病的主要原因。抑郁症主要表现为情绪低落、思维迟缓与活动减少；敏感症表现为特别黏人，将小毛病放大，常以哭闹等行为引起家人的注意；女王症则以特别爱挑剔，动辄对老公或家人大发雷霆为特征；焦虑症表现为过分担心，且爱对号入座，一看到报纸、电视上关于出生缺陷的报道，会马上联想到自己也怀了一个不健康的宝贝；多疑症常常强烈质疑医生，总觉得医生的话藏有隐情，每天都盼望产检，偶尔感觉胎动不对立刻就往医院跑等。

孕期心理病不仅会影响孕妇本人的健康，如引起血压升高、消化功能紊乱、免疫力减低等，而且会累及腹中胎儿，如愤怒情绪在孕早期可使胎儿发生唇裂以及其他器官畸形；在孕末期，则可增加胎动次数，导致早产、难产等风险增加。紧张情绪可引起胎儿血压升高及肾功能紊乱，进而损害智力发育，严重者造成死胎。恐惧情绪同样可影响胎儿的血液循环，重者引起流产或出现畸形。情绪低落，抑郁寡欢，孩子出生后即使侥幸没有先天畸形，也可能会发生喂养困难、个性怪僻、智力低下以及社会适应能力差等现象。

❋ **应对之策**

● 家庭成员，尤其是公婆与丈夫要合力营造一个良好的家庭氛围，对孕妈妈要尊重、爱护，尽量设法减轻其躯体与心理上的不适感。

● 与丈夫一起听音乐，以节奏舒缓、旋律优美的乐曲为佳。

● 多与"胎宝宝"聊天。

● 学会自我调节，采取转移烦恼、宣泄积郁、积极社交等方式，以保持平和恬静的心态。

● 抑郁、焦虑严重者，应主动接受心理医生的调解，或在医生

指导下服用抗抑郁、抗焦虑药，但要注意药物对胎儿的影响，不可擅自应用。

● 严重抑郁，心理疗法与药物疗法均无效，为保护胎儿，孕 7 个月以上者可做剖宫产，提前结束怀孕。

❋ 化解金点子

● 勤与家人交流。孕妈妈要主动地向家人倾诉衷肠，将自己的物质或精神的需求坦率地说给丈夫听，求得他们的帮助。

● 参加正规医院开设的夫妇学校或孕期课堂，尽可能多地了解有关怀孕与分娩的知识，消除不必要的恐惧与担忧心理。

● 做好未来规划。怀孕早期就可和丈夫一起，讨论"二人世界"变成"三人世界"后的种种变化，做好心理准备和经济计划，避免在孕期徒增心理压力。

● 购买宝宝用品，准备待产包。

● 继续工作。

● 吃些海鲜，海鲜食品富含 ω～3 脂肪酸、维生素 D 和碘，有助于减低与抑郁症结缘的概率。

● 每周练 3 次瑜伽，练习瑜伽可提高大脑中一种特殊化学物质的水平，这种物质对心情放松至关重要。

● 保持与社会的接触，避免与世隔绝，每天出去散散步、买买菜、逛逛公园，或偶尔乘坐一下公共交通工具，心情会更加愉悦。

● 多学习孕产知识。担忧和恐惧往往来自于无知，知道得越多，你的担忧、焦虑与疑虑就会越少。

● 多交流，如到网上参加一个孕妈群，或与小区里的其他孕妇一起活动，扩大人际圈。

● 孕中期可以适度地安排旅行，与丈夫一道度一次假，或许会给你带来意外的欢乐。

第六章 "痛并快乐着"
——"临门一脚"话分娩

"痛并快乐着……爱从苦的最甜里来……"有什么流行曲最能接近孕妈妈分娩时的心情呢？当然得数齐秦演唱的这支歌了！痛与快乐两种完全对立的感受，如此高度完美地统一于此时，不能不说是人生的一大绝唱。足足十个月的期待，进入了"临门一脚"的关键时刻。让我们张开双臂，迎接你那"从苦的最甜里来"的爱吧。

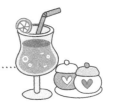

为"二人世界"扩容

日历一天天逼近预产期，你得为"二人世界"扩容了，因为一个新生命即将诞生，带着蓬勃的生机走进你们的生活圈，准备相应的物品势在必行；同时也是你释放购物欲的时候了，与你的丈夫相约，来一次轰轰烈烈的购物活动吧。下面就是一位孕妈妈的扩容购物清单，供你参考。

❋ **餐具** 奶瓶2个，一大（240毫升）、一小（150毫升），微波炉适用的，广口的、玻璃的，易清洁（如为纯母乳喂养，4个月内不需奶瓶）；奶嘴（5个）：小号、"十"字开口；奶瓶刷子（1个）；消毒锅（1个）：大号，（可用消毒碗柜或微波炉代替）；小号不锈钢锅1个（给宝宝煮东西吃）；奶瓶保温袋1个（外出时用于保温）；双桶暖奶器1个（也可用40℃左右的热水热奶，不用微波炉或沸水，以免破坏营养成分）；婴儿碗、勺1套；吸奶器1具。

❋ **浴具** 洗澡盆1个；洗脸盆2个；洗澡带1条（以纱布澡巾为优，也可用天然海绵）；大毛巾2条（擦身用）；小毛巾10条（用于小宝宝洗屁屁或擦小嘴用）；水温计1支；粉扑盒1个（装爽身粉、痱子粉）。

❋ **洗浴用品** 奶瓶清洁液；婴儿洗衣液；洗发水；沐浴露；润肤露；护臀膏；纸尿裤；湿纸巾；隔尿纸巾；消毒棉签等。

❋ **衣物** 中号长袖和尚袍3套；中号长裤3条；婴儿袜3双；帽子2顶；防抓手套2副（若能勤剪指甲，也可不用）；护脐带2条；口水肩4条（小号、中号各2条）；布尿片3包（或自制）。

❀ **寝具** 木质小床1张；小被子2条；垫被2张；睡袋1套；包被2条；小蚊帐1顶；小枕头2个（高约3厘米，填充物柔软透气）。

❀ **食品** 配方奶粉等。

❀ **其他** 婴儿车1辆；小玩具数件（以颜色鲜艳、会发声、可悬挂的为佳）；婴儿专用指甲剪1具；体温计1支等。

走向待产床

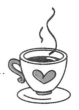

孕妈妈已出现分娩征兆，丈夫及家人应准备好待产包，包括孕妈妈与宝宝所需要的物件。

● 孕妈妈在做完最后一次产检后，应由主诊医生对孕情进行评估，并预约待产时间（确认做剖宫产者，需提早入院）。

● 准备好个人及配偶的身份证、准生证、产检手册、检验报告及产科分娩费用。

● 携好待产包，包括大人与即将问世宝宝的用品。

三大临产信号

眼看预产期一天天逼近，何时走向待产床呢？让3个信号告诉你吧，这就是见红、破水与阵痛。

三大临产信号

临产信号	发生奥秘	具体表现	发生时间	注意事项
见红	临近分娩时，胎儿开始离开母体，导致羊膜脱落与子宫壁分离，引起毛细血管破裂出血，并与子宫颈的黏液混合一起流出阴道	阴道流出带血性黏液性分泌物，呈红色或者桃红色，之后变成茶褐色与黑红色，附着在内裤上与生理周期末时的月经很相像，少量，黏稠	一般在分娩前24～48小时发生。少数孕妈妈可早在分娩前4～5天发生	该为上医院待产做准备了。但也别太急，最快也要1～2天才可能生产，有的孕妈妈甚至还要等上4～5天
阵痛	子宫肌肉组织在激素的指令下强力收缩，形成产力，将发育成熟的胎儿由子宫"推"向产道——一个新生命的诞生由此开始	阵痛的时间间隔有规律，时间间隔逐渐变短，痛感的部位与程度取决于体质，痛觉的敏锐度与耐受力各有差异	发生于分娩前12～14小时	当阵痛时间缩短到每隔10分钟1次时，孕妈妈就可以入院待产了。如果阵痛间隔突然变短，必须马上联系医院
破水	临近分娩时子宫收缩加强，导致宫腔内压力增高，羊膜囊因之破裂，囊内清凉淡黄的羊水流出，谓之"破水"	羊水可呈喷射状自阴道涌出，孕妈妈感觉似尿液，或呈涓涓细流或一滴一滴地流出	多在分娩前数小时或临近分娩时（如子宫口开全的前后）才出现，是一个最接近分娩的兆头	你很快就要进入分娩时刻。如果你还没赶到医院中或他场合，应马上保持平卧姿势，臀部使用消毒棉垫，叫家人马上送往医院

三种分娩方式

分娩常用方式：自然阴道分娩（包括水中分娩）、人工辅助阴道分娩与剖宫分娩。

分娩常用方式

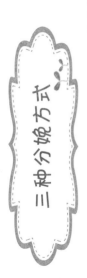

分娩方式	优势	缺点	适宜对象	注意事项
自然阴道分娩	损伤小，恢复快，分娩当天就能下床走动，产后2～3天就可出院回家。可免受手术的痛苦与繁琐；宝宝经过产道自然挤压，有利于产后避孕。心肺功能与感觉统合都较好，最符合"瓜熟蒂落"的生理规律，故为最理想的分娩方式	产程较长，一般需要十几个小时，有可能有骨盆腔子宫膀胱脱垂的后遗症；会阴和阴道裂伤较常见；产后可能因子宫收缩不好而造成出血	适宜于所有能自然生产的孕妈妈，如身体健康、胎位正常，胎儿不过大等	心态放松，消除恐惧、紧张情绪；做深呼吸，均匀的腹式呼吸；宫缩间隙休息，节省体力，胎破水者可适当下床活动；勤排小便，在保证足分的水分摄入前提下，每2～4小时主动排尿1次
人工辅助阴道分娩（如胎头吸引器、产钳、会阴侧切助产）	损伤小，恢复快，分娩当天就能下床走动，分娩后2～3天就可出院回家。可免受手术的痛苦与繁琐。有利于产后避孕。宝宝经过产道自然挤压，心肺功能与感觉统合较好，最符合"瓜熟蒂落"的生理规律，故为最理想的分娩方式	产程较长，一般需要十几个小时；有可能有骨盆腔子宫膀胱脱垂的后遗症；会阴和阴道裂伤较常见；产后可能因子宫收缩不好而造成出血	胎儿太大或宫缩无力，产妇体力不够时，待产时间拖得较长	积极配合助产医生
剖宫分娩	产生需忍受疼痛。某些特殊胎儿（如宫内缺氧、脐带绕颈）的安全性得以提高	手术并发症与出血量增多，手术后易发生感染。损伤较大，恢复慢，喂奶较晚。呼吸未经过产道的挤压，宝宝感觉统合较自然产差	孕妈妈骨盆狭窄或畸形；胎儿过大；胎儿宫内缺氧；孕妈妈患有严重的妊娠高征，无法承受自然分娩，高龄初产；有多次流产史，胎儿特别珍贵等	孕妈妈提前入院，并做好各项准备，如禁食（包括开水）8小时；脱下饰物，活动假牙齿及隐形眼镜，不化妆

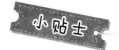

水中分娩法

一位腆着肚子的待产孕妇，在丈夫的搀扶下走进一间特殊的屋子，屋子里的设置与普通产房差不多，只是多了一个特制的有机玻璃大浴盆，盆子里装满了30℃多度的温水。大夫简单地检查了一下，就将她安排进了大浴盆，丈夫陪伴在旁。没过多久，传来了婴儿出世的响亮哭声……切莫误以为这是一副外国的影视画面，而是实实在在的生活场景，医学上称为水中分娩。那间屋子是医院特设的水中分娩中心，大浴盆又叫做产盆（或者专门建造的分娩池），正是它顶替了传统的产床，掀开了人类分娩史上崭新的一页。2000年9月，有关机构在波兰召开了首届水中分娩的国际会议，表明水中生孩子这一新型分娩方式正在走向全世界，并显示出了强劲的生命力与发展势头。

水中分娩特色多

*水中分娩可以减少孕妇的痛苦，奥妙在于水可以给产妇极大的自由，能使其自由移动，寻找到比较舒服的姿态——跪着、蹲着、浮着或坐着，不至于像在产床上一样，维持一种僵硬的体位那样笨拙、吃力。另外，产妇也会像人在洗热水澡时产生大脑放松的感觉，大脑放松有助于内啡肽的分泌，这种激素有麻醉作用，从而减轻痛苦与疲劳。

*水中分娩身心较为轻松，减少了不必要的能量消耗，可使产妇将能量集中于腹部，以增加产力，并使体内催产素分泌增多，而引起血压上升、产程延长的应激激素则分泌减少，有利于子宫收缩。如此内外协同，缩短产程，促使孩子顺利诞生。例如，分娩时子宫颈口必须开大至10厘米，在水中达到这个标准所需时间只有产床上的一半。

*孕妇身陷水中，产道周围的皮肤会变得柔软、韧性增强，加上水的浮力作用，可使会阴撕裂减轻甚至不被撕裂，有利于产后的恢复。

*对于宝宝的好处同样显而易见，比如孕妇心情轻松，产程缩短，孩子在问世过程中也会少吃苦头，有利于避免和减少日后焦虑情绪的产生。再如，孩子从子宫来到世界，子宫里的羊水与产盆里的温水差不多，孩子容易适应，不会像产床上生产那样突然置身于一个陌生而又较冷的自然界，环境前后相差巨大，难以适应。另外，水中诞生的孩子发生感染性疾患的可能性也比传统分娩低，只要产盆或分娩池的消毒情况良好，感染率较低。

水中分娩很安全

*水里生孩子安全吗？比如说孩子有没有被淹的危险？可以肯定地说：不会，因为有助产士在旁边守着，一旦胎儿降生就会被拿出水面。

*孩子会呛水吗？不会。原来，胎儿在子宫里虽已开始练习呼吸以增强肺功能，但在出生前大约 24 小时，胎盘分泌的一种激素暂时终止了这种练习，等到出生以后才开始呼吸。若胎儿在水中出生，则只有在露出水面后呼吸机制方开始正式运作，从而避开了水对呼吸道的侵袭。

*同时，大量的观察资料也显示，至今尚未发现"水栓塞"的婴儿，尽管理论上有这种危险，因为胎盘取出以后，水可能由子宫流入血液。

*另外，也没有出现过因之而感染上艾滋病的孩子。当然，要做到这一点需要两个前提：一个前提是产盆或分娩池消毒要严格；另一个前提是产盆或分娩池的水温务必要调到合适的温度。

不宜水中分娩人群

水中分娩虽妙，也非人人皆宜。存在以下情况之一者还是遵从传统分娩方式为好。

＊可能出现子痫的孕妇。

＊产前出血的孕妇。

＊胎心异常或有胎粪流出，必须进行连续监护的孕妇。

＊胎位不正的孕妇。道理很简单，产床上生产时地球引力会对分娩有所帮助，而在水中地球的引力会减弱。

＊早产及双胞胎的孕妇，接生时需要防止意外，出生后要精心护理。

＊产程过长的孕妇，产床上进展与急救都要相对容易些。

＊怀孕过程中和产前有其他异常情况的孕妇。

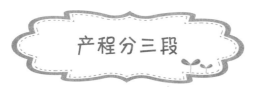

产程分三段

自然分娩从规律的子宫收缩开始，到胎儿、胎盘娩出为止，可分为三个产程。

自然分娩的三个产程

产程	起止	时间	特点	注意事项
第一产程（又称宫颈扩张期，包括三个阶段）	子宫口开始扩张，到宫口开全（约为10厘米）。	漫长的前奏。第1阶段持续，最长可达20多小时；第2阶段：大约4~6小时；第3阶段：不超过1小时	第1阶段：宫缩间隔时间为20~30分钟一次，每次宫缩持续时间不超过1分钟，到第一阶段结束时，宫缩的间隔缩短为5分钟，子宫颈扩张到3厘米；第2阶段：宫缩变得有规律而且频率密集，间隔为2~5分钟；宫缩持续的时间将近1分钟之久；子宫颈扩张至8厘米，宫颈可从4厘米开张至8厘米，宫缩疼痛越重；第3阶段：宫颈从8厘米扩张到10厘米，宫缩的间隔时间缩短为2~3分钟，每一次宫缩将持续1分半钟，痛感最重	整个分娩过程中最长的一个产程。产妇要有耐心与毅力，尤其要放松心态，积蓄产力
第二产程（又称胎儿娩出期）	从子宫口开全到胎宝宝娩出	1~2个小时；超过2小时谓之第二产程延长	宫缩更强，产妇开始出现想想排大便的感觉。宫缩开始变慢、变温和	需要产妇用力帮助胎儿离开子宫，顺利通过产道及骨盆底肌肉
第三产程（又称胎盘娩出期）	胎宝宝出生到胎盘排出阴道	5~15分钟，超过30分钟，称为第三产程延长	胎宝宝娩出，宫缩暂停后又重新开始，胎盘剥落并向外移动	产妇再次用力，帮助胎盘顺利脱出。分娩后1小时，助产士会给宝宝洗澡、称体重、测身高、穿衣服。宝宝出生后20~30分钟，吸吮反射最为强烈，是首次喂奶的好时机

选择分娩姿势

一些经产女性常说：生小孩就像解大便一样。的确如此，由于每个人个人惯用的姿势不同，所以什么姿势让你觉得舒服，那就是你的最佳分娩姿势。

分娩姿势

分娩姿势	方　式	优　点	缺　点	注意事项
仰卧	产妇平躺床上，两腿张开并抬高。目前最为常用	有助于胎儿转换胎位，便于分娩；适合医务人员做产科处理	可能引发胎儿窘迫和产后出血增多；骨盆可塑性受限，产道较狭窄，使难产机会增加；不能充分利用胎儿的重力作用，可导致产程延长，或使外阴发生撕裂	根据产妇需求，调整床头的倾斜高度
侧卧	产妇侧向躺着，蜷缩背部，丈夫可以帮忙把产妇的一只脚抬起	能使会阴放松，减少静脉受压，产妇感觉较舒服；并能防止仰卧可能引发的胎儿窘迫和产后出血增多	很方便医护人员的操作	
前倾跪式	产妇将手放在床上或着支撑物上，两腿分开	有利于减低阴道撕裂或进行会阴切开术未期的概率；有助于长期臀位的胎儿顺利分娩	产妇比较累；膝盖所承受的重力较大，时间过长可能受不了	可放些些抱枕，靠垫在膝盖和手下面垫着，使产妇舒服一些

续表

分娩姿势	方 式	优 点	缺 点	注意事项
蹲坐式	产妇借助于任何支撑物，或蹲或坐	产妇背部和腰部能得到充分运动，改善血液循环，减少胎儿宫内窒息率和新生儿窒息率，并可缩短产程；产妇感觉舒适，可消除紧张与恐惧，减轻产痛；增加乳汁分泌，减少产后无奶和缺奶的发生概率	产妇会比较累；久坐可使会阴部发生水肿	感觉累了可以改变姿势；不适合有急产倾向的孕妈妈
站立式	产妇直立站着，可有人搀扶或手抓握栏杆	胎儿重力与产道方向一致，宫缩能使胎头在产道中旋转顺利；无分利用重力作用，可有效地缩短第二产程	产妇会比较累；久坐可使会阴部发生水肿	感觉累了可以改变姿势；不适合有急产倾向的孕妈妈
跪姿	在前倾跪式的基础上做适当调整，变成不同的姿势。如将上半身趴在床或椅子上，变成高跪姿；或跪在床上，上半身直立与陪产者拥抱，或双手伸直，与膝盖放在同一平面上，将身体撑平	可促进长期臀位胎儿顺利分娩；帮助胎儿转换胎位；有助于骨盆摆动，缓解腰痛，增加产妇手腕和手臂的紧张，增加产妇的舒适感。多在胎位不正的情况下使用	导致膝盖压力增大，难以持久	适用于体力强健的孕妈妈
蹲姿	可采用半蹲姿势，并由陪产者搀扶。也可完全蹲下，但陪产者也须以跪姿协助支撑	增大产道宽度（比仰卧式增大30%），并可改善胎儿血液循环，减轻胎儿在分娩过程中缺氧的程度	产妇会比较累；久坐可使会阴部发生水肿	感觉累了可以改变姿势；不适合有急产倾向的孕妈妈

会阴切开不是"雪上加霜"

贺女士终于熬过了十月怀胎，躺上了产床，等待新生命的诞生。她几乎动用了有生以来最大的忍耐力，抵御着胎儿临盆的阵阵产痛。正当胜利在望之际，接生大夫却在她的下体剪了一刀，使她痛上加痛。她委屈得不得了：这不是"雪上加霜"吗？

贺女士所说的"挨了一刀"，医学上称为会阴切开，分为正中切开与侧斜切开两种方式。前一种方式出血少，易缝合，愈合好，瘢痕少，但技术要求高，有发生会阴撕裂的风险，使用较少；后一种方式则能避免严重的会阴裂伤，切口愈合也很不错，临床应用最为普遍。

会阴切开是"雪上加霜"吗？答案恰恰相反，会阴切开对产妇及其胎儿都有好处，既可减少产妇的痛苦，又有利于优生优育，应该说是"雪中送炭"才对。

"贺女士"们对于会阴切开的顾虑，主要集中于两点：一是害怕手术痛苦。其实，会阴切开前一般要先打麻药，而且大夫会选择在宫缩最强时进行，产妇基本感觉不到切开的疼痛，只有在缝合时出现轻微痛感。二是担心会累及性生活。一方面，会阴部在性生活中所起的作用微不足道；另一方面，会阴切开后，阴道和会阴大约在1周内愈合，再经过一段时间即可完全恢复正常，阴道仍然保持良好的弹性，对日后性生活几乎无影响。至于担心性生活会使伤口撕裂，也不必要，因为伤口一旦愈合，即与正常组织差不多，不会再次裂开。只是产后在恢复性生活时，丈夫的动作应该轻柔、温和，不要太粗暴。有一点要提醒读者，由于分娩时盆腔肌肉受到牵拉，引起肌肉和筋膜内液体渗出，甚至肌纤维发生断裂，加上伤口愈合较慢，愈合时有过多肉芽组织增生，这些肉芽组织受到压迫时会有不适感或痛感，从而降低性生活的感受。不过，随着时间推移，这种情况会逐渐改善，所以也不必担心。

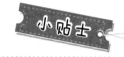

需要会阴切开助产的孕妈妈

以下几类孕妈妈会不可避免地"挨一刀"：

＊会阴弹性差、阴道口狭小或会阴部有炎症、水肿等的产妇，胎儿娩出时很可能发生阴部撕裂，及时切开会阴为上策。

＊胎儿较大，胎头位置不正，加上产力不足，致使胎头受阻于会阴。时间过久可能造成胎儿缺氧，甚至发生颅内出血。需要切开会阴部"大开产门"，以利于胎儿出世。

＊35 岁以上的高龄初产妇，或合并有心脏病、妊娠高血压综合征等高危产妇，为减少产妇的体力消耗，缩短产程，减少分娩对母婴的威胁，当胎头下降到会阴部时，就是做会阴切开术的时候。

＊子宫口已经开全，胎头较低，但胎儿出现明显的缺氧现象，胎儿心率发生异常变化，或心跳节律不匀，并且羊水混浊或混有胎便。为了及早结束产程，做会阴切开术刻不容缓。

＊借助产钳术助产时，由于胎头两侧各夹有一叶产钳，占据了产道的空间，可加重会阴的创伤，做会阴切开也是势在必行。

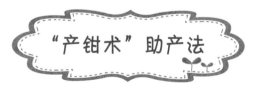

医生使用产钳牵引胎头的办法帮助胎儿娩出。根据根据胎儿头部在盆腔内位置的高低，分为高位、中位、低位及出口产钳术。目前后

两种较为常用，尤其是出口产钳术，难度小且较安全，应用较多。

❋ 操作程序

● 第1步：手术前导尿，并做会阴侧切，且切口宜大。

● 第2步：医生左手握产钳左叶，置入产妇盆腔的左侧，右叶反之。经过合拢、牵引与下钳等几个步骤，用手帮助胎头娩出，并注意保护好会阴。

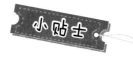

需要动用产钳术的孕妈妈

* 第二产程宫缩乏力，持续性枕后位或枕横位而第二产程延长者。

* 胎儿宫内窘迫，或产妇有明显衰竭者。

* 产妇合并有心脏病、高血压、妊高征、肺部疾患等需缩短第二产程者。

* 吸引器助产失败，确认为无明显头盆不称或胎头已入盆甚至已通过坐骨棘平面者。

* 臀位、后出头须产钳助产者。

* 有前次剖宫产史而须缩短第二产程者。

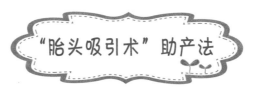
"胎头吸引术"助产法

医生将吸引器外口置于露出的胎头上，再用注射器将吸引器内空气吸出，形成负压区，利用负压吸引原理吸住胎头，配合宫缩而将胎头吸出。优点是胎儿宫内窘迫，可尽快结束分娩；胎儿大、产妇筋疲力尽时，可帮助胎儿下降。与产钳术比较，降低对产妇以及胎儿的产伤概率，安全性增大。

❋ 操作程序

● 第 1 步：同产钳术。

● 第 2 步：放置吸引器，抽吸负压，牵引吸引器，待胎头娩出后取下吸引器，然后转为正常分娩。

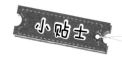

需要做胎头吸引术的孕妈妈

＊宫缩无力，第二产程延长。

＊孕妈妈患有某些疾病，如心脏病、妊高征等不宜在分娩时用力，需缩短第二产程。

＊轻度头盆不称。

＊胎儿窘迫。

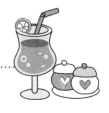

脐带血的采集与保存

　　脐带血是指生孩子后残留在胎盘和脐带中的血液，以往是废弃不用的。10 多年前，科学家发现，脐带血含有丰富的造血干细胞，且比骨髓中的造血干细胞更优越，可用来治疗数十种难治性疾病，包括白血病、骨髓瘤、地中海贫血、再生障碍贫血、进行性肌营养不良等，且采集与保存也更方便、简单。所以，脐带血造血干细胞成为继骨髓和外周血后又一个新的造血干细胞的来源，脐带血成为孩子一生只有一次机会保存的重要个人生物资源，储存脐带血就等于储存了孩子的一份生命备份，孕妈妈了解有关的知识大有必要。

脐带血可以捐献，也可以自己保存。凡年龄在 18 ～ 35 周岁的女性，怀孕期间各项检查指标正常，无孕期并发症，健康表的各项指标合格就可以采集。

�֍ **采集时间** 胎宝宝娩出，脐带结扎并离断后，由专业人员立即采集。

�֍ **保存方法** 采集之脐带血送往脐带血库，经过检测、分离、制备等多道医学工序，冷冻在 −196℃的超低温液氮中保存。

�֍ **保存时间** 长期。

�֍ **保存费用** 包括脐带血采集制备费及保管费两部分。

如果你决定将脐带血捐献给公共库，只需填写脐带血捐献的知情同意书，同时回答健康调查表上所提的问题即可，其余手续由接生医院和脐带血库完成。脐带血库对脐带血拥有使用权。

如果决定自体保存脐带血，需先与脐带血库签署自体保存协议书，并交付一定的费用。新生儿的脐带血被保存在自体脐带血库，存储者对脐带血有完全支配权。自体保存的脐带血只用于拥有者本人，或经拥有者同意转让给其他家庭成员或其他人使用。

第七章 "更上一层楼"
——月子要"坐"更要"做"

一朝分娩，拉开了月子的序幕，"孕妈妈"变成了"月子妈妈"。摆在"月子妈妈"面前的事儿一点也不比"孕妈妈"少，概括起来不外乎"坐"与"做"两件大事。"坐"月子主要指产后休养，如卧床、静养等；"做"月子则包括护理、适时且适度活动、食补食疗等，以促进子宫、气血等快速复原。

所以，"月子"实际上就是整个生殖系统恢复的过程，让你的体质比孕前"更上一层楼"。

能不能达到目标，全看你自己了。

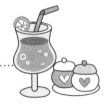

老观念正误勘

老观念1：忌风

❋ **老观念**　忌风，月子里要捂。如室内关门闭窗，衣裤穿得严严实实，上床盖厚被，炎夏也不要开电扇、空调。否则易得"产后风"。

❋ **新认识**　错！月子尤其是前2周，产妇代谢旺盛，需要排出"十月怀胎"期间额外增加的体液，因而出汗较多，"捂"很不利于汗液的排出与蒸发，可能引起体温升高，诱发产褥中暑。

❋ **金点子**　定时开窗换气；室温保持适中；衣裤随气温变化增减；天热可开电扇或空调，但不可直对产妇吹，特别要避开头部。

老观念2：忌水

❋ **老观念**　忌水，月子里不能洗头、洗澡，不要喝水。洗头会引起脱发、偏头痛；洗手会引起手指关节痛；洗澡会引起肩背痛；喝水会引起内脏下垂、肚皮松弛，形成大肚婆，还可能诱发风湿痛。

❋ **新认识**　错！月子里出汗多，且有恶露排出，这些脏东西如不及时清洗掉就会黏附在皮肤上，成为细菌的培养基，既增加了母体伤口的感染几率，还可招来孩子吃奶时的患病风险（孩子吃奶要接触母体的皮肤，如奶头等）。同时，不洗头会导致头皮污垢累积，诱发头皮毛囊炎，进而加重产后脱发现象。

❋ **金点子**　现代洗浴条件好，可以杜绝古时洗澡的弊端，但洗无妨。喝水不要一次喝太多，以小口多次饮用为好，切忌喝生水。

老观念 3：忌动

❀ **老观念** 忌动，月子要静养，多坐多躺，越少下地活动越好。如果下床走动，就会落下腰背痛、腿脚痛的毛病，受累一生。

❀ **新认识** 错！现代医学在分娩时会先帮产妇剪开会阴，并进行缝合处理，所以现在"坐月子"不必老是坐或躺，但卧床休息还是应该的，不能过早下床活动。

❀ **金点子** 根据分娩方式与产后时间，合理处理卧床休息与下床活动的关系。如自然分娩且较顺利者，产后 12 小时即可下床上厕所，产后 24 小时可以随意活动，产后 14 天就可开始做简单的腹肌收缩、仰卧起坐等运动。剖宫产则应适当推迟，如产后 48 小时后方能下床等。

老观念 4：忌口

❀ **老观念** 忌口，月子里不能吃水果、蔬菜。

❀ **新认识** 错！凉食、冷食、生食的确不宜吃，但水果、蔬菜例外。果蔬富含食物纤维、维生素与矿物质，是月子里均衡饮食的重要组成部分，对于防止产后便秘不可或缺。至于牙齿不好，往往是月子里不注意漱口刷牙，造成龋病等口腔问题所致，与吃水果、蔬菜无关。

❀ **金点子** 脾胃功能正常的产妇可直接食用水果，但要洗净、削皮，尽量去除污染。脾胃寒凉的新妈妈，可将水果煮后食用。蔬菜一定要煮熟，拒绝生食。

老观念 5：忌哭泣

❀ **老观念** 忌哭泣，月子里不能流泪，不能看书或电视。哭泣会引发神智变化，导致情绪低落；看书看电视会出现老花眼。

✤ **新认识** 错！产后抑郁症祸起体内激素的调整，与哭泣无关。阅读、看电视、打游戏等容易引起眼睛疲劳，因为产后女性血液往往不足，各器官能分配到的血液比平时少，经常看电视会使眼睛疲劳。至于老花眼，乃是视力衰老的表现，与月子里看什么无关。更为重要的是，眼泪是情绪的一种很好的宣泄物，也是精神压力的一个释放通道，适度哭泣有益于心理健康，不仅没有害反倒可减少产后抑郁的发生。

✤ **金点子** 看书报、看电视以及使用电脑都要注意时间，不要让眼睛过劳。多听音乐，经常微笑，让自己快乐。该哭就哭，将内心的忧伤、沮丧及悲伤及时排解出去。

老观念 6：忌刷牙

✤ **老观念** 月子里忌刷牙，否则会引起无休止的酸痛感。

✤ **新认识** 错！怀孕期间在内分泌激素的作用下，会出现牙龈充血、水肿现象，一刷牙可见出血，属于暂时的生理变化。之所以会坏牙或掉牙，主要是古时人们不太注重口腔卫生，没有及时漱口刷牙，致使嵌留在牙齿表面和牙缝里的食物发酵产酸，腐蚀牙齿，加上钙质补给不足造成的。这恰恰为产后应正常漱口刷牙提供了有力的佐证。

✤ **金点子** 孕前进行一次彻底的口腔检查治疗，去除牙石与菌斑，并认真地进行维护。产后应当一如既往地重视口腔清洁，每日刷牙，饭后漱口，保持口腔卫生。

老观念 7：忌过度用力

✤ **老观念** 产妇坐着为孩子喂奶时，腰背、手臂、脚下等处要用靠垫，避免过度用劲，否则可引起手腕疼痛、腰酸背痛等"月子病"。

✤ **新认识** 很有道理，因为产妇内分泌发生了变化，全身肌肉、肌腱的弹性和力量下降，关节囊和关节附近的韧带张力减弱，关节变得松弛，喂奶姿势不当可加重关节、肌腱和韧带的负担，容易使手腕、手指关节等部位发生劳损性疼痛。

❀ **金点子** 最好的喂奶姿势是侧卧位，妈妈省力，孩子也舒服。坐着喂奶时宜在腰背、手臂或脚下放置枕靠，便于依靠。

老观念8：多喝汤

❀ **老观念** 产后要多喝汤，如喝猪蹄汤催奶；喝老母鸡汤补虚；喝红枣桂圆汤补血等。

❀ **新认识** 错！产后多补水分没错，但要注意时机与水品的选择。先说喝汤的时机，应在分娩3天以后，如产后乳腺管还未完全通畅，马上喝催奶汤，刺激了乳汁分泌，会全部堵在乳腺管里，轻者引起胀痛（医学称为胀奶期），重者容易引起乳腺炎。所以，有催奶功能的汤和食物应在产后3天左右进食。老母鸡里含雌激素多，可抑制泌乳素分泌，妨碍奶汁生成。至于红枣桂圆，不但不能补血，反而会增加出血量，因为桂圆和红枣都有活血作用，吃了会造成恶露淋漓不尽。同样道理，当归、阿胶这些传统产后补血的食物，也因有活血作用，营养专家都不赞成吃。

❀ **金点子** 产后可以喝一点菜汤、蛋汤、鱼汤等较为清淡的汤。老母鸡汤最早也得推迟在月子2周以后再喝，2周内要吃鸡以乌骨鸡、童子鸡为佳。补血以富含铁质的动物性食物为优，如畜禽血、动物肝、蛋黄等。

老观念9：忌见人

❀ **老观念** 月子里忌见人，生人进房可能导致新生宝宝生病，俗称"踩生"。

❈ **新认识** 有道理，因为产妇与新生宝宝的免疫力都处于低谷，外来者可能带来细菌、病毒等致病微生物，对母子双方构成威胁。

❈ **金点子** 与亲朋好友联络可采用打电话、发电子邮件或视频聊天等方式，尽量减少与外人的接触。

老观念 10：忌盐

❈ **老观念** 月子要忌盐，吃盐越少越好。吃盐后不能分泌乳汁，影响喂奶。

❈ **新认识** 错！诚然，产后体内有大量多余水分需要排出，不宜吃得过咸，但不可偏激而走向忌盐的极端，因为产后尿量增多，加上出汗以及乳腺分泌旺盛，增加了体内盐分的排出，如果一点盐也不吃，就不能保证产妇对钠的正常需要量，引起乏力、倦怠等不适感，并可影响乳汁的分泌，降低乳汁的质量。

❈ **金点子** 适量吃盐，每天的吃盐量保持在正常量的1/3左右即可。

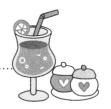

产后护理

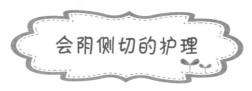

会阴侧切的护理

会阴切开是辅助分娩的一个重要手段，但也留下了创伤，位置又是前靠阴道后邻肛门，细菌繁多，加上排便以及恶露排出，都可能使伤口受到污染而出现险情，所以一定要注意护理。

● 应向会阴伤口的对侧保持卧位或坐位。至少有两点好处：一是可使产后恶露尽量不侵及伤口；二是改善局部伤口的血液循环，促进伤口愈合。

● 外阴伤口肿胀疼痛，可用 95% 酒精纱布或 50% 硫酸镁湿敷外阴。

● 保持外阴清洁，勤换会阴垫及内衣裤。每天（特别是大小便后）用 0.1% 的新洁尔灭溶液冲洗外阴 1 ~ 2 次，直至伤口拆线。拆线后，如恶露没有干净，仍须坚持每天用温开水洗外阴 1 ~ 2 次。

● 保持大便通畅，防止排便用力使伤口裂开，必要时可服些轻泻剂。

● 最好采用坐式大便。若用蹲式，应避免蹲坑时间过长。

● 拆线后伤口愈合尚不牢固，不宜过多走动，也不要进行动作太大的锻炼。

● 如果出现险情，很可能是以下 3 种。

① 伤口血肿。伤口缝合后 1 ~ 2 小时出现疼痛，而且越来越重，甚至出现肛门坠胀感。应立即告诉大夫，可能是缝合伤口时止血不够，需要及时拆开缝线，清除血肿，止住出血点，重新缝合伤口，疼痛会很快消失，绝大多数可以正常愈合。

② 伤口感染。多数产妇会阴切口的愈合力强，只要护理得当，多能愈合。只有少数例外而发生感染，表现为分娩后 2 ~ 3 天，伤口局部出现红、肿、热、痛等症状，触之有硬结，挤压时有脓性分泌物溢出。应拆除缝线，以便脓液流出，并在医生指导下有针对性地服用抗生素。局部可用理疗消炎，或用 1：5000 的高锰酸钾温水溶液坐浴，1 ~ 2 周即可好转或愈合。

③ 拆线后伤口裂开。应及时到医院处理。如伤口组织新鲜，裂开时间短，医生会在消毒后重新缝合，大多可以再次长好。如伤口

组织不新鲜，且有分泌物，则不能缝合，可用高锰酸钾溶液坐浴，并服抗生素预防感染，待伤口形成瘢痕而愈合。

● 产后一周内吃少渣饮食，包括牛奶、蛋藕粉、藕粉、蛋汤、米汤、稀粥等半流质食物。可避免形成难以排出的硬便，影响会阴伤口愈合。

● 多吃点促进伤口修复的食物，如高蛋白食品、新鲜青菜和水果。多喝猪蹄汤，不吃辛辣和刺激性食物。适当吃些粗粮。

● 伤口未愈合前少吃鱼类，因为鱼肉含有较多二十碳五烯酸（EPA），能抑制血小板的凝集作用而诱发出血，从而延长伤口愈合。

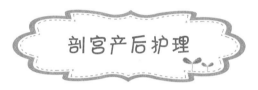

剖宫产后护理

做好伤口护理

● 伤口未愈合前不要弄湿或弄脏，如果不慎弄湿了，必须立即擦干。

● 伤口上贴的美容胶与覆盖的纱布，须遵照医嘱处理。自贴透气纸胶带须与伤口平整密合，以压迫疤痕，避免其变宽变厚。一般3～4天更换1次，满月后贴一层即可，持续3～6个月。

● 伤口结痂后切勿用手抓挠，让其自然脱落为好。

● 伤口一旦有红肿、灼热、剧痛、渗出物等情形，及时到医院检查。

● 睡觉以硬板床为佳，宜多采用左侧卧位，利于血液循环，并注意经常更换睡姿。不宜平卧，因手术后麻醉药作用消失，伤口产生痛感，而平卧位子宫收缩疼痛最为敏感，宜使身体和床呈20°～30°角。

- 取下伤口纱布后，先覆盖一条干毛巾，再围上束腹带，以减少摩擦不适感。

- 在咳嗽、笑以及下床前，以手及束腹带固定伤口部位。下床时先行侧卧，以手支撑身体起床，避免直接用腹部力量坐起。淋浴须待手术 1 周之后，之前只可擦澡。

- 不宜完全静卧。手术后一旦知觉恢复即应进行肢体活动，24 小时后练习翻身、起坐，并下床缓慢活动，以增强胃肠蠕动，预防肠粘连以及血栓形成而引起的栓塞。

- 3 ～ 4 小时排 1 次尿，并留意排尿时是否有灼热或刺痛的感觉，防止尿道感染。

- 产后第 7 ～ 42 天到医院复诊 1 次。

吃好一日三餐

- 术后 1 周内禁食蛋类及牛奶，防止肚子胀气。另外，鱼类也应暂时限制，因为鱼肉中含有一种有机酸，可抑制血小板凝集，不利于术后止血以及伤口愈合。一周后即可开禁，以补充优质高蛋白，促进组织修复。

- 避免咖啡、茶、辣椒、酒等刺激性食物以及油腻食物、发酵食物、生冷类食物。

- 多吃点蔬菜、水果等纤维素丰富的食物，以促进肠蠕动，预防便秘。

- 由于手术失血，不妨多吃点富含铁质的食品。

预防伤口瘢痕

- 充分均衡的营养能够有效地促进伤口愈合，减少瘢痕。故一旦决定剖宫产，产妇在产前或产后都要加强营养，多吃瘦肉、鱼、

蛋、奶以及果蔬（产后 1 周内暂不吃蛋、鱼、奶等），以补足蛋白质、维生素以及锌、铁、钙等矿物元素。

● 积极治疗可能存在的慢性病，如营养不良、贫血、糖尿病等。这些疾病不利于伤口愈合，却有利于瘢痕产生。

● 保持伤口清洁，积极预防感染。对于透气纸胶带过敏的产妇，可在医生指导下改用矽胶，每天用手指头轻轻按摩伤口 3 ~ 5 分钟，可减少瘢痕产生。避免阳光直接曝晒伤口或吃深色食物，以免瘢痕颜色加深。

● 拆线前后勿做剧烈活动，避免身体过度伸展或侧曲；休息时最好采取侧卧微曲体位休息，以减轻腹壁张力。

● 拆线后立即用硅胶弹力绷带或弹力网套等敷料加以包扎，可有效地预防瘢痕产生。原因在于持续加压可造成瘢痕局部缺氧，从而抑制瘢痕生长。

● 适当采用蜡疗、磁疗、超短波等疗法，对瘢痕也有一定的预防作用。

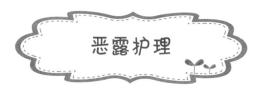

恶露护理

恶露从何而来？孕期子宫内膜变厚并充满血管，开始分娩时胎盘与子宫分离，致使子宫内的微小血管呈破裂与开放状态，不用的组织、蜕膜等陆续剥落而排出体外，就形成了恶露。

正常恶露

● 每个产妇都有恶露，无论顺产还是剖宫产皆无例外，只是量有多少之分罢了。以剖宫产为例，产科大夫在胎儿生出，胎盘剥离后，会用纱布清除残遗的胎盘组织和子宫内膜蜕变组织，所以恶露较自然分娩要少。

● 恶露的变化过程是，颜色由最初的鲜红到浅红到最后的白色；排出量先多后少（平均总量为 500 ～ 1000 毫升）；有血腥味，但无特殊臭气。

● 恶露持续时间依每个产妇的体质与分娩方式而定，直到出现正常的白带颜色才算排净。一般自然分娩需时约 2 ～ 3 周，极少数产妇可能持续 4 周甚至 2 个月；接受剖宫产的产妇相对较短。

● 任何促进子宫排空的活动，如站立、走动、哺乳等都会增加恶露的排出。就说哺乳吧，宝宝吃奶时要吸吮奶头，可反射性地引起子宫收缩，促进恶露排出，这也是医学专家倡导母乳喂养的理由之一。

❈ 金点子　正常恶露是孕妈妈分娩后的一种生理现象，恰当的护理有利于恶露排出，加速子宫复原。

● 多休息。分娩后须卧床静养，待恶露减少，体力逐步恢复后酌情适当下床活动，有助于气血运行，促使积滞在子宫内的余瘀尽快排出。

● 营造一个好环境。如定时开窗，确保室内空气清新、流通，以祛除秽浊之气，同时也要注意保暖，避免对流风，防止受寒。室内温度应相对恒定，切忌大起大落。

● 吃好三餐，总的原则是饮食清淡且富于营养，远离生冷、辛辣、油腻、不易消化的食物。适当增加一些如猪肝、红糖等有利于恶露排出的食物，但红糖不宜服食过久，以 7 ～ 10 天为度，过久反会使恶露增多，不利于子宫恢复。另外，请中医为你把把脉，弄清你的体质，并针对性地添加食物。举例：气虚可食鸡汤、桂圆汤；血热可食梨、橘子、西瓜等水果（宜温食，不要太凉），以及

藕汁、梨汁、橘子汁、西瓜汁等饮料；脾虚酌增羊肉、狗肉等温补食品（特别是在冬春等寒冷季节）；肝肾阳虚可食用甲鱼、龟肉等滋阴食物。

● 做好会阴部卫生。勤换卫生棉，开始约 1 小时更换 1 次，以后可延至 2 ~ 3 小时更换 1 次。产后至少 6 周之内不用卫生棉条，否则会增加感染的风险。每天用温开水或 1：5000 高锰酸钾液清洗外阴部。选用柔软的消毒卫生纸，勤换月经垫和内裤，目的是尽量减少邪毒侵入的机会。

● 产后未满 50 天，尤其是恶露干净之前，绝对禁止性生活。

● 自我按摩。以画圈的方式按摩腹部子宫位置，促进恶露顺利排出。

● 保持心情舒畅平和，避免情绪激动，消除思想顾虑，尤其要注意远离精神刺激。

异常恶露

● 第一种情况：恶露持续时间超过了正常时限，如产后 3 周，或流产后 2 周仍有恶露淋漓不止，医学谓之产后恶露不净（或产后恶露不绝）。

● 第二种情况：恶露气味异常，出现臭秽味或腐臭味。

● 第三种情况：恶露伴有腹痛、发热等症状。

● 第四种情况：恶露量不随着产后时间的延长而减少，反而日渐增多，颜色逐渐变红变深。

恶露为何会异常呢？除了与产妇的身体体质、是否喂奶、饮食营养以及休养方式等有关联外，子宫内有异物残留（如胎盘、胎膜等妊娠组织物未完全清除）、子宫内外有感染（如子宫内膜炎、子宫肌炎、输卵管炎、卵巢炎、阴道炎）、子宫收缩不良或患有慢性疾病（如子宫肌瘤）、失血过多、过度疲倦等因素也难辞其咎。

❋ 迎战异常恶露

● 持续大量出血，如 1 小时内浸透一片卫生巾，或出现较大的血块，或者晕眩苍白、发冷或冒冷汗、心跳加速等现象越来越严重，预示可能存在产后大出血，需要马上去医院或呼叫 120。

● 分娩 4 天后恶露仍呈鲜红色；分娩 2 周后恶露仍为血性，量多，伴有恶臭味，有时排出烂肉样的东西，或者胎膜样物，提示子宫内可能残留有胎盘或胎膜，应去医院进行清宫术，彻底清除异物。

● 恶露持续发出恶臭，或出现发烧、打寒战等症状，提示有较重的宫内感染，应去医院确诊，并进行抗感染治疗。

除开上述紧急情况，大多数恶露不净可在家中治疗，中医药尤其擅长，以补虚和祛瘀为主要治则，常见的有 3 大类型。

● 气虚型恶露不净（相当于西医的子宫收缩不良）：症见恶露量多，色淡红，质稀薄，小腹有空坠感，神倦懒言，面色苍白。宜选用补中益气丸或十全大补丸。

● 血热型恶露不净（相当于西医的宫腔感染）：症见恶露量较多，色深红，质黏稠，有臭味，面色潮红，口燥咽干。宜选用丹栀逍遥散或妇科千金片。

● 血瘀型恶露不净（相当于西医的宫内异物残留）：症见恶露量少，色紫黯有块，小腹疼痛拒按。宜选用生化汤或益母草胶囊。

食疗也可助一臂之力：气虚型宜食黄芪粥（黄芪 30 克、陈皮末 3 克，水煎取汁，加粳米 100 克煮粥，调入红糖服食，连服 7 天）、桂圆大枣粥（桂圆、大枣各 20 克，加粳米 100 克煮粥，调入适量红糖服食 5 ~ 7 天）、参芪归枣膏（党参 50 克、黄芪 100 克、当归 30 克、大枣 20 克，水煎取汁，加入红糖 100 克收膏服食，连服 5 ~ 7

天）；血瘀型宜食益母草红糖汤（益母草 60 克洗净，煎汤，加入红糖 50 克热服，连服 5 ～ 6 天）、红花草糖水（红花 3 克、益母草 15 克，水煎取汁，加入红糖 20 克，连服 6 ～ 7 天）、益母草煲鸡蛋（益母草 60 克洗净，加入鸡蛋 2 个同煮，蛋熟后去壳取蛋再煮片刻，吃蛋喝汤，连服 6 天）；血热型宜食鲜藕汁（鲜藕 1 根，洗净榨汁，调入白糖，连服 5 ～ 7 天）、芹菜根煮鸡蛋（芹菜根 60 克水煎取汁，加鸡蛋 2 个煮熟食用，连服 5 ～ 7 天）、桃仁莲藕汤（桃仁 10 克、莲藕 250 克，加水煮汤，调入食盐少许，吃藕喝汤，连服 5 天）等。

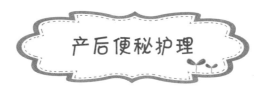

产后便秘护理

❋ **不赖床，勤活动** 一般自然分娩后 6 ～ 8 小时产妇就坐起，进行一些翻身活动，采取多种睡姿或坐姿，也可自己轻轻按摩下腹部；第 2 天下地，在室内来回走动，以不疲劳为宜，但避免长时间下蹲、站立。对于剖宫产无合并症者，于产后第 2 天试着在室内走动，如有合并症则要遵循医生要求，不可过早下床活动。

❋ **调整食谱** 多吃点富含膳食纤维（如山芋、粗粮、绿叶蔬菜）、水分（如雪梨等水果）、有机酸（如酸奶）、不饱和脂肪酸（如花生米、松子仁、黑芝麻、瓜子仁）以及促进肠蠕动（如蜂蜜、香蕉、芋头、苹果）等食品。

❋ **多做凯格尔运动** 正常顺产者分娩第 2 天即可开始做。

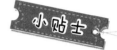

凯格尔运动操作法

＊第 1 步：仰躺在床上，双脚的膝盖弯曲，类似分娩前做妇科检查的姿势。

＊第 2 步：收缩骨盆底肌肉，就像平常解小便中途忽然憋住的动作。

＊第 3 步：持续收缩约 10 秒，再放松 10 秒，如此重复 15 次，每天 1 次。

＊要点：姿势和用力一定要正确；除了盆腔底部肌肉，腹部大腿臀部均不需用力。运动次数和收缩强度需要随产妇体质和手术情况而定，最好事先向医生咨询。

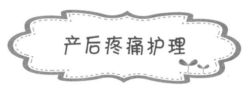

产后疼痛护理

妊娠痛，分娩痛，孩子呱呱坠地了，产后痛又要开始了。放下包袱，巧招应对，坐一个无痛月子完全可能哦。

产后腹痛

❋ **疼痛溯源**　产后 2 ～ 4 天子宫反射性收缩，引起下腹部一阵阵疼痛，特别是在喂母乳时疼痛更明显。子宫收缩的目的是防止子宫出血过多，并促进恶露排出，疼痛一般在产后 3 ～ 4 天自然消失。

❋ **金点子**

● 如果痛感轻微，不必理会，顺其自然好了。

● 痛感明显者可轻轻按摩小腹，或用热水袋热敷。

● 痛感较重，甚至影响休息或睡眠，可在医生指导下服用适量

止痛药或镇静安眠药。

- 在中医指导下服用益母草膏或生化汤，有助于减轻疼痛。

产后会阴痛

❋ **疼痛溯源** 产后从阴道一直到直肠部位都可能有痛感，通常有两个原因：一个是这些部位是胎儿娩出时的必经之地，导致这些部位的肌肉因扩张而出现轻微肿胀；另一个则见于分娩时进行了侧切缝合，如果使用了真空吸引术和产钳，则肌肉肯定会受到更多伤害，痛感也会更重些。

❋ **金点子**

- 产后立即冷敷，对会阴处的恢复很有帮助。
- 坐浴。
- 疼痛重者，可酌用止痛药，但一定要咨询医生。

产后阴道痛

❋ **疼痛溯源** 多见于胎儿较大者，当其从狭窄的阴道娩出时，迫使阴道组织过度扩张与伸展，造成瘀血和损伤，从而留下产后阴道痛，发笑或大声说话时痛感更明显。往往随着时间推移而逐渐减轻。

❋ **金点子**

- 温水坐浴，或用纱布包裹碎冰对疼痛部位进行冷敷。
- 疼痛剧烈时，在医生指导下使用止痛药物。
- 避免对疼痛部位产生压力的姿势，睡眠宜取侧卧位。
- 站或坐不要太久，坐时可在臀部垫个软枕头，或坐在中间有凹陷的坐垫上。
- 做促使阴部组织恢复的运动。方法是做憋尿动作，以收紧阴部及肛门附近的肌肉，持续 8 ~ 10 秒，然后慢慢放松肌肉，并持续放松状态几秒钟，然后重复做，每天做 20 次。

产后耻骨痛

❉ **疼痛溯源** 不少新妈妈产后下蹲、拿重物或排便时，感觉耻骨处疼痛。重者甚至迈不开腿，用不上劲。乃因胎儿娩出时将耻骨联合撑开，损伤了耻骨和周围韧带所致，一般数周内恢复正常。

❉ **金点子**

● 孕期减轻活动，注意休息，防止孕期耻骨分离。

● 产前发现胎儿过大，可考虑做剖宫产。

● 采用弹性附带固定骨盆，帮助耻骨恢复。

● 少做上下楼梯或走斜坡路的活动。走路时放慢速度，步幅不宜过大，避免加重耻骨损伤。

产后尾骨痛

❉ **疼痛溯源** 一些新妈妈在仰卧、坐位或用力如厕时，感到脊柱最下端疼痛，特别是坐在硬物上痛感加重。主要见于产妇骨盆狭窄，或胎儿头部过大，分娩时胎头通过产道时将尾骨及肌肉挤伤。一般在分娩后一两个月内逐渐减轻。

❉ **金点子**

● 胎儿过大（超过 4 千克）或孕妇骨盆狭窄，分娩时及时采取手术助产或剖宫产手术。

● 疼痛处热敷。

● 不要仰卧，坐时避免与硬物接触，垫上柔软的垫子或橡皮圈。

产后肌肉痛

❉ **疼痛溯源** 分娩时较长时间猛烈用力，造成肌肉组织或韧带过

劳。加上失血引起血气两虚、周身毛孔张开，容易使风寒侵入体内，引起肌肉酸痛，尤其是两腿间的肌肉疼痛更为显著。一般数日内可以痊愈。

❉ 金点子

- 注意保暖，寒冷季节尤然。

- 月子里尽量不接触凉水，以免寒邪侵入肌肉。

- 在疼痛部位搽抹红花油。

- 按摩。

- 热水浴。

产后乳房胀痛

❉ 疼痛溯源　分娩后 2 ~ 3 天，乳房逐渐充血、发胀，分泌大量乳汁。如果乳腺管尚未完全畅通，致使乳汁不能顺利排出，或者乳汁分泌过多，超过宝宝需求，就可潴留于乳房内，引起乳房发胀与刺痛。

❉ 金点子

- 及早喂奶，尽量让宝宝吸空乳房。

- 热敷或向乳头方向按摩乳房，帮助乳腺通畅。

- 奶水过多，可用真空吸乳器吸出。也可用手挤，方法：洗净双手，握住整个乳房，均匀用力，从乳房四周轻柔地向乳头方向按摩挤压，待乳汁排出后就轻松了。

产后足跟痛

❉ 疼痛溯源　中医学归咎于产后肾虚，加上经常赤脚使足跟外露，或常穿硬底、弯曲度高的高跟鞋，使产后本已虚弱的足部肌肉不能得到休息，气血失于温养而不流畅，就很容易导致足跟痛。

❉ 金点子

- 产后 3 个月内不要穿高跟鞋和硬底鞋。

- 穿凉鞋或拖鞋时最好穿上袜子。
- 请中医师指导，采用以补肾为主的食疗和药疗，积极调养。

产后手腕痛

❋ **疼痛溯源** 由于孕产期体内激素变化，引起手腕韧带水肿，肌腱变得脆弱；加上抱宝宝的姿势不当、时间太久，造成手腕肌腱劳伤，医学称为"腕管综合征"，俗称"妈妈腕"。

❋ **金点子**

- 注意保暖，尽量不接触凉水。
- 抱宝宝的姿势与手法要正确，避免单手抱、不要抱得太久、不要过分依赖手腕的力量，将宝宝靠近自己的身体，以获得较佳的力学支撑。
- 坚持锻炼，如多做大拇指与手腕的弯曲、伸直、外展、内收等动作。
- 必要时采用超短波或红外线理疗。

产后膀胱痛

❋ **疼痛溯源** 多见于产程过长、排尿不顺畅、尿液积在膀胱内无法排出的产妇。另外，剖宫产后放置导尿管易发生细菌感染，引起膀胱发炎，也可诱发疼痛。

❋ **金点子**

- 减少喝水量。
- 导尿或进行排尿训练，及时排空膀胱。
- 膀胱炎患者针对性地选用抗生素，彻底消除炎症，并多喝水促进细菌排出。

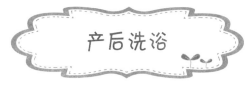

产后洗浴

自然产者第2天即可用温水淋浴，但淋浴时间不宜太长，5分钟左右即可。剖宫产者6天拆线后也可淋浴，但要用防水手术膜保护好手术切口部位，或在淋浴完毕后，用温热的1∶5000的高锰酸钾溶液冲洗伤口，以防感染。

产后2周开始，每天都可以享受沐浴，但产后6周内应避免盆浴，以免盆中的污水进入阴道内，引起产褥感染。同时，浴室空气要流通，温度保持常温，每次淋浴5～10分钟，淋浴水温以36～38℃为宜，不要因天热就用较凉的水淋浴，这样容易引起恶露排出不畅，导致腹痛及日后月经不调等。

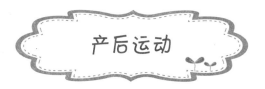

产后运动

产后运动从床上运动做起，各项产后运动及其注意事项详见下表。

产后运动及其注意事项

方 式	开始时间	做 法	注意事项
腹式呼吸	产后第1天即可开始做	平躺，闭口，用鼻吸气使腹部鼓起，再慢慢吐气让腹部复原，重复5～10次	锻炼腹肌

方 式	开始时间	做 法	注意事项
头部运动	产后第3天开始做	平躺，抬头，试着用下巴靠近胸部，其他部位不动，再慢慢回到原位。重复5～10次	除锻炼腹肌外，还能使颈背部肌肉得到舒展
收缩会阴	产后第8天开始做	仰卧或侧卧，吸气，紧缩阴道周围及肛门口肌肉，屏气，持续1～3秒再慢慢放松吐气。重复5次	锻炼会阴部肌肉，促进血液循环及伤口愈合，减轻疼痛肿胀，改善尿失禁
胸部运动	产后第6天开始做	平躺，手平放于两身侧，双手向前直举，双臂向左右伸直平放，然后上举至双掌相遇，再将双臂向下伸直平放，最后回到前胸复原，重复5～10次	可使乳房恢复弹性，预防松弛下垂
腿部运动	产后第5天开始做	平躺，抬右腿，使腿与身体呈直角，然后慢慢将腿放下，然后抬左腿，重复同样动作，左右腿交替做5～10次	可促进子宫及腹肌收缩，并使腿部恢复曲线
阴道肌肉收缩运动	产后第14天开始做	平躺，双膝弯曲，小腿呈垂直，两脚打开与肩同宽，利用肩部及足部力量将臀部抬高成一个斜度，并将两膝并拢数1、2、3后再将腿打开，然后放下臀部。重复做10次	可强化阴道肌力，预防子宫、膀胱、阴道下垂
起坐运动	产后第14天开始做	平躺，两手掌交叉托住脑后，用腰及腹部力量坐起，用手掌碰脚面两下后再慢慢躺下，重复做5～10次，待体力增强后可增至20次	可增强腹肌力量，减少腹部赘肉

✿ **金点子** 随着体力的恢复，可试着在户外缓慢行走，并逐渐把行走时间延长到 10 ～ 15 分钟，然后 30 分钟。再以后可在医生指导下，选择安全的健身运动，如健身操、游泳、脚踏车练习、拉力器锻炼等。

小贴士

产后运动注意事项

＊运动前排 1 次尿，使膀胱空虚。

＊饭前或饭后 1 小时内不要运动。

＊运动后出汗，要及时喝水补足水分。

＊每天早、晚各做15分钟，次数由少渐多，不要太勉强或过于劳累。

＊恶露增多或疼痛增加要暂停，等恢复正常后再开始运动。

＊举重、跑、跳、爬楼梯、打网球等运动可增加关节的压力，而在喂奶期间关节可能变得松弛，容易造成关节损伤，故不宜做。

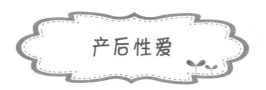

产后性爱

✿ **开始时间** 一般说来，产科大夫会嘱咐你产后 6 周回医院复诊，目的就是检查伤口是否愈合、缝线有没有完全吸收、子宫是否恢复到常态，以及排卵周期是否已经开始。如果这一切都按预期的那样完全恢复，意味着你可以考虑久违的夫妻生活了。不过，少数产妇在产后 6 周以后，会阴部仍然有硬胀的感觉，不妨在洗澡时以温热水冲洗、按摩会阴部，以促进伤口愈合及伤口结疤的软化，性活动时就不会引起疼痛了。

✿ **及时避孕** 以下方法可供选择。

● 结扎：适于确定不再要孩子者，可获得一劳永逸的避孕效果。

● 避孕药：不会减少乳汁分泌，对宝宝也不会产生有害影响。适合身体健康且不吸烟的女性。产后至少 2 周后开始使用。

● 宫内避孕器：不影响乳汁分泌，须待产后 6 周后放置。

● 安全套：适于喂奶的产妇。

❈ 金点子

● 产妇在心理和生理上都需要一个恢复期，丈夫要给予理解和关怀。第一次性爱应尽量温柔，延长 "前戏" 的时间，多一些爱抚和沟通，打消妻子的心理障碍。

● 营造良好的气氛，让房事在浪漫、私密的环境下进行。

● 为消除阴道干涩等不适感，可酌用润滑剂。

● 不要忽略妆扮。许多女性忙于照顾孩子，而忽视了自己的妆扮，使自己显得比较邋遢，不仅消磨自己的性趣，而且可能影响你对丈夫的吸引力。

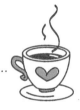

喂好第一口奶

"民以食为天"，新生宝宝也不例外，故喂好第一口奶便成为你学当妈妈的第一节课。

❈ **开奶越早越好**　在没有生理和病理障碍的前提下，宝宝出生后几分钟内就应开始吸吮，最迟不得晚于分娩后半小时。即使你看不到或感觉不到有乳汁分泌，但总是有涓涓滴滴的初乳进入宝宝腹内。目的在于尽早启动泌乳机制运作，建立起泌乳反射，为以后的喂奶打好基础。

❈ **做好清洁卫生**　妈妈要洗净双手，并用温开水或 2% 硼酸水

擦净乳头，挤掉几滴奶，以冲掉乳腺管内可能存在的细菌，然而送入宝宝口中喂养。

❋ **分型喂奶**　美国一位儿科专家将新生儿分为 5 种类型，各有其喂养要诀。

新生儿分型及其喂养要诀

宝宝类型	特　点	喂养要诀	注意事项
迫切型（约占60%）	宝宝一接触到妈妈的乳房便立即含住乳头，并开始有力地吸吮，直到吃饱为止	及早开奶（产后半小时内），喂奶次数与持续时间应多一些，以满足宝宝的需要为原则	此型宝宝对乳汁需求迫切，吸吮次数多，时间长，吸入量大，有利于促进母婴感情交流
兴奋型（约占15%）	与迫切型相近。宝宝一接触乳房便立即含住乳头，但由于过分兴奋，往往含乳头含不稳当，并因之而烦躁哭闹	充分尊重宝宝的感受，哭闹时不要强行喂奶，不妨先将他抱起，与其面对面，用手轻拍背部或抚摩头面部，待其安静后再喂奶	
品尝型（少见，约占5%）	宝宝对乳汁的兴趣不大，常在含住奶头后待一会儿，先品尝一点乳汁后才肯开始吸吮，如果强迫他吸吮反会惹他生气，拒绝吃奶或者大哭	不要盲目催促婴儿吸奶，要先设法引起他的吸奶兴趣，如先挤些乳汁在乳头上，并用乳头去接触婴儿的鼻尖或嘴唇，当其嗅到或尝到奶香后，会突增兴趣而主动吃奶	
休息型（约占10%）	宝宝兴奋性偏低，容易入睡，常在吸奶几分钟后就要休息一阵子，有时竟会含着奶头睡觉，易使母亲误以为他已吃饱	喂奶过程中适时刺激新生儿，使其保持清醒状态而吃饱	新妈妈要有耐心，不要强迫新生儿快吸，喂奶时间应稍长些，并防止新生儿因休息时间过久而入睡
延迟型（约占10%）	宝宝最初几天显得对吸吮毫无能力或者缺乏兴趣，等着奶水入口才吞下去，显得很被动，常可使新妈妈忧虑、沮丧，甚至失去母乳喂养的信心	新妈妈要调整好心态，对新生儿吸奶树立信心，坚持让其反复吸吮，并用手挤出一些乳汁到他的嘴里，让他品尝到乳鲜与香味，可逐渐适应并产生兴趣	

❀ **给予帮助** 刚出生的宝宝进食本领较差，有时单凭先天反射（如觅食反射、吸吮反射等）难以成功，妈妈要主动伸出援手。最常见的是宝宝脖子不会自己转动，不可能自己将嘴伸向乳房，妈妈不妨坐在低凳上或床边上（如果位置较高，可把一只脚放在一个脚踏上；或身体靠在椅子上，膝上放一个枕头抬高宝宝），将宝宝放在腿上，头枕着妈妈的胳膊，妈妈用手臂托着他的后背和小屁股，使小脸和小胸脯靠近自己，下颌紧贴着乳房；另一只手的手掌托起乳房，先用乳头刺激宝宝口周皮肤，待宝宝一张嘴，趁势将乳头和乳晕一起送入嘴里，让宝宝充分含住乳头及乳晕的大部分。这一点非常关键，光靠叼住奶头吸吮是吸不到奶水的，宝宝不得不用力去吸吮乳头，会给妈妈招来阵阵钻心的疼痛，乳头也容易吮破，甚至引起乳腺炎而被迫停止喂奶。

❀ **喂奶姿势** 通常有两种：一种是让宝宝坐在你的膝盖上，再从后面撑起宝宝的脖子，使宝宝正面吸吮乳头，谓之 "站立吸吮"

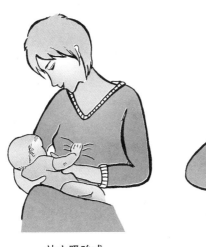

站立吸吮式

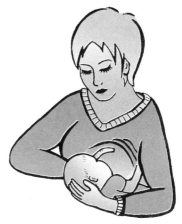

腋下吸吮式

式，此种姿势可让宝宝吸吮到纵向的乳腺；另一种是将宝宝夹在你的腋下，就像抱橄榄球一样，叫做"腋下吸吮"式。无论哪种方式，你都要随时稍稍变换一下姿势，让宝宝全方位吸吮奶水（如果一直保持某种姿势，可能使某些乳腺未能被吸吮，有引起乳汁瘀积甚至患上乳腺炎之虞）。同时，妈妈可用手轻轻挤压乳房，让喷乳反射与泌乳反射有机而和谐地结合起来，并不让他的小鼻子被堵住。

❋ **特殊情况特殊应对**

● 用过镇静药或麻醉药的新妈妈，可能不会有奶水马上分泌出来，需要等一两天或几天，这期间也要让宝宝轮流吸吮。做法是：让宝宝先吸吮一侧乳房，直到他似乎不想再吸下去时为止，拍一下他的背让他打一下嗝，然后再换到另一个乳头上。如果没有打嗝，那就在宝宝吸完另一侧奶头后再试一次。

● 有些难产的宝宝出生后一直处于嗜睡状态，必须将他唤醒喂奶，以免造成婴儿低血糖而影响大脑的发育，同时也有促进泌乳、避免胀奶等作用。

● 施行剖宫产手术的妈妈，喂奶时须借助于枕头或软垫，不能让宝宝躺在腹部，以免压迫伤口而引起疼痛。

● 过早添加配方奶会使宝宝混淆奶头，发生乳头错觉，并降低母乳的分泌能力。故宝宝出生后3周内不要用任何人工奶头，母乳喂养的优势主要体现在最初2个月的母亲奶水中。

❋ **别犯错误**　不要穿工作服喂奶（工作服上粘有很多肉眼看不见的病毒、细菌和其他有害物质），不要在生气时喂奶（生气时人体内可产生毒素），不要在运动后喂奶（运动中人体内会产生乳酸，使乳汁变味），不要在喂奶时逗笑（诱发宝宝呛咳或吸入性肺炎），不要用香皂洗乳（损伤乳房皮肤），不要穿化纤内衣（纤维可堵塞乳腺管，造成无奶），不要在喂奶期减肥（减低乳汁质量）等。

❋ **学会挤奶** 当初生宝宝吸吮力太弱，或母亲乳头内陷，或母婴暂时分开等异常情况出现时，需要将奶水挤出喂养。

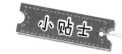

三种挤奶方法

　　* **手工挤奶法**：洗净双手，找一个舒适的位置坐下，把盛奶的容器放在靠近乳房的地方。将拇指放在乳头、乳晕的上方，食指放在乳头、乳晕的下方，其他手指托住乳房。拇指、食指向胸壁方向挤压，挤压时手指一定要固定，不能在皮肤上滑来滑去。每次挤奶时间以20分钟为宜，双侧乳房轮流进行。产后头几天奶水不太多，挤奶时间应适当长一些。如果宝宝一天都不吃奶，一天应挤奶6～8次，以保证较多的泌乳量。

　　* **热瓶挤奶法**：如果乳房肿胀疼痛较为严重的妈妈，由于乳头紧绷，用手挤奶很困难，可用热瓶挤奶法。取一个容量为1升的大口瓶（注意瓶口的直径不应小于2厘米），用开水将瓶装满，数分钟后倒掉开水。用毛巾包住拿起瓶子，将瓶口在冷水中冷却一下，然后套在乳头上，不要漏气。一会儿工夫瓶内即可形成负压，乳头被吸进瓶内，慢慢地将奶水吸进瓶中。待乳汁停止流出时，轻轻压迫瓶子周围的皮肤，瓶子就可以取下了。

　　* **吸奶器挤奶法**：购买一个合格的吸奶器，挤压一下吸奶器后半部的橡皮球，使吸奶器呈负压，将吸奶器的广口罩在乳头周围的皮肤上，不让其漏气，放松橡皮球，待乳汁慢慢地流入吸奶器内。注意，每次使用前要将吸奶器消毒。

❋ **呛奶急救** 小宝宝容易发生呛奶，轻者可将奶水吸入肺部引起肺炎，重者可造成气管堵塞危及生命，新妈妈应及时伸出援手。

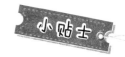

宝宝呛奶急救法

　　＊用一张干净手帕缠在手指头迅速伸入宝宝口腔中，将吐、溢出的奶水快速清理出来，再用消毒的小棉花棒清理鼻孔。

　　＊宝宝若憋气不呼吸或脸色变暗，表示吐出物可能已进入气管，须立即将其俯卧在大人膝上或床上，用力拍打背部四五次，促使奶水咳出。

　　＊如果无效，应马上刺激脚底，使宝宝因疼痛而大哭，从而加大呼吸，帮助他吸氧入肺，同时紧急送入医院救治。

　　❋ **户外哺乳**　　新妈妈总是要外出，必须克服户外哺乳的心理障碍，不必一定要有一处干净隐蔽的小空间。最简单的办法就是穿一件纯棉、宽松、通风吸汗的衣服，必要时加一件宽松的外套或披肩，以增加喂奶的隐蔽性。另外，专为户外喂奶设计的哺乳背巾也很不错，可让你以最轻松的方式将宝宝背在身上（类似于袋鼠），喂奶时间一到，略为调整即可让宝宝舒适地躺在怀里"开怀畅饮"，避免"走光"的尴尬。

　　❋ **怎么知道宝宝吃饱了呢**　　一般说来，只要宝宝吃奶后能安静入睡，醒后精神愉快，体重正常增加（每天体重增加值在30克以上），食欲良好，大便每日2～4次，金黄色，稠粥样，表明奶量充足，宝宝吃得饱。也可从乳房胀满的情况以及宝宝下咽的声音上来判断。喂奶过程中，宝宝平均每吸吮2～3次可以听到咽下一大口的声音，如此连续约15分钟就可以说吃饱了。如果光吸不咽或咽得少，说明奶量不足。另外，宝宝也会用一些特殊"信号"告诉你他吃饱了：如吃奶漫不经心，吸吮力度减弱；有一点动静就停止吸吮，甚至丢下奶头去寻找声音来源；用小舌头将乳头抵出来，若你将乳头再送进去，还会抵出来，如果你试图再将乳头送给他，他会把头转过去，不理睬你，甚至用哭声来抗议你的强迫举动。

❋ **为宝宝选购合格奶粉** 配方奶粉是按照不同年龄段，根据宝宝该年龄段的营养需求与保健特点来调配的，并已在外包装上标明，如出生到6个月、6个月以上以及幼儿奶粉等。选择时要"对号入座"，如你的宝宝3个月，则宜选择6个月内婴儿配方奶粉，不要购买6个月以上较大婴儿配方奶粉。同样道理，假如宝宝8个月了，就不要选择6个月内的婴儿配方奶粉了，以免营养成分与含量对不上号。另外，要纠正配方奶比母乳好的观念。虽说现在研制的配方奶强化了多种营养素的添加量，在营养成分与比例方面接近母乳，但还是无法与母乳相比，母乳中含有的各种天然抗体更有利于婴幼儿抵抗各种外来的侵害。因此，配方奶只能作为母乳喂养的补充。没有母乳或母乳不足，用配方奶作母乳的替代品，不过是一种勉为其难的选择罢了。所以，能用母乳喂养的还是尽量用母乳喂养。

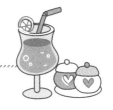

吃好"月子餐"

"月子餐"应根据产妇的具体情况，如分娩过程、胃肠功能以及口味等量身定做，不要盲目仿效他人。总的要求是，三餐食物的量与质要同时满足4个条件。

● 补足分娩所消耗的体力。

● 有利于充分制造乳汁，满足孩子发育对营养的需要。

● 能促进子宫、阴道等生殖器官产后复原，对防止产后贫血、便秘等有帮助。

● 避免发胖。

"月子餐"一般分为 3 个时间段，每段的食物各有侧重。

月子分段及对应"月子餐"食谱

月子分段	身体特点	食谱要点	食谱举例	注意事项
第 1 段 （产后 第 1 周）	分娩不久，体力较为虚弱，口渴感明显，胃口也不佳，乃是分娩过程中血液和水分大量流失的结果	重点是健胃与补水，以清淡、不油腻、易消化、易吸收、营养丰富为佳，形式为流质或半流质，如牛奶、蛋类、蔬菜、鱼、禽、瘦肉、小米、藕粉、水果等	小鱼粥加炒青菜；小米粥；糖水煮鸡蛋；蒸鸡蛋羹；牛奶；豆浆；藕粉；馄饨；芦笋牛柳；菠萝鸡片；青椒肉片；茄汁肉丁等	分娩后第一餐应首选易消化、营养丰富的流质食物，以糖水煮荷包蛋、蒸蛋羹、冲蛋花汤、藕粉等为好。分娩后头 3 天，不要急于进食炖汤类，防止乳房胀痛。也不要用辛辣食物来开胃，以免诱发或加重便秘、痔疮
第 2 段 （产后 第 2 周）	伤口基本愈合，胃口也有明显好转，意味着滋补的时候到了	进补，富含铁质的补血食物，如黑木耳、动物肝、大枣、桂圆、苹果、梨、香蕉等，应成为食谱中不可缺乏的部分	木耳肉片；麻油炒猪心；大枣猪脚花生汤；鱼香猪肝等。若加入少许枸杞、山药、茯苓等，补益效果更佳	保质保量吃好早餐。适量吃咸。不要喝麦乳精（有回奶作用），也勿吃巧克力（含可可碱，可危害宝宝）
第 3 段 （产后 第 3~4 周）	距分娩已经半个月了，孩子的胃容量增长了不少，吃奶量增多，是催奶食物尤其是催奶汤料上阵的时候了	在供足产妇所需养分的基础上，适当加入有促进奶水分泌作用的食物，以满足宝宝对奶水的需要	鲫鱼汤；猪蹄汤；蛋花汤；排骨汤；鸡肉汤等都是公认有效的催奶汤。如果加入通草、黄芪等中药，催奶效果会更好	公鸡胜过母鸡。吃汤要汤料并举（汤里的营养仅有汤料的 20% 左右）。吃点水果可助消化

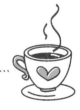

新生儿护理

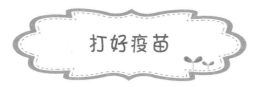

打好疫苗

新生儿期有两种疫苗必打，即卡介苗与乙肝疫苗。

卡介苗

❋ **针对疾病** 预防结核病。

❋ **接种时间** 出生后 24 小时内接种。

❋ **接种方法** 在新生儿的左上臂外侧，三角肌附近进行皮内注射。

❋ **接种后反应** 接种后 2 ~ 3 天，接种部位有小红点；接种 2 ~ 3 周后呈现红色小结节，逐渐长大，微有痛痒；接种 3 ~ 4 周后，接种处皮肤会出现黄豆大小、暗红色突起，中间有硬块，随后硬块中央部分软化、形成小脓包后自行破溃，形成溃疡（如果接种部位发生严重感染，应请医生检查和处理）；接种 2 ~ 3 个月痂皮脱落，形成一颗永久性的略凹陷的圆形疤痕。

❋ **注意事项**

● 接种后 3 个月时进行复查，了解卡介苗接种后是否有效，复查方法是做结核菌素试验。

● 出生体重不满 2500 克的新生儿、早产儿、出生时有严重窒息或吸入性肺炎者，暂时不能接种，待身体恢复后再行接种。

乙型肝炎疫苗

❈ **针对疾病**　预防乙型肝炎。

❈ **接种时间**　出生后 1 ～ 2 天内打第 1 针，满月后打第 2 针，满 6 个月时打第 3 针。

❈ **接种方法**　新生儿的右上臂做皮下注射，不可与卡介苗接种在同一部位。

❈ **接种后反应**　一般没反应，少数新生儿可有注射部位红肿、疼痛、轻微发热等轻微反应，不需要处理，2 ～ 3 天后恢复正常。

❈ **注意事项**　出生体重不满 2500 克，或处在疾病的急性期，或属于过敏体质等，不宜接种。

❈ **金点子**　接种疫苗后，洗浴时避免将水弄湿注射部位的皮肤，可先用干净的手帕或消毒纱布将上臂包扎起来，也不要经常用手去触摸，以保持局部清洁，避免其他细菌感染。

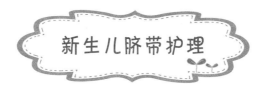

新生儿脐带护理

当胎宝宝呱呱坠地时，助产医生帮其剪断脐带，就形成了其初入人世后的第一个创伤。如何护理好这个创伤，促使其顺利愈合，便成为新妈妈的基本功之一。

一般说来，脐带断端的创面在出生后 5 ～ 7 天内逐渐萎缩、结痂、愈合，形成肚脐眼，永远地留下了胎儿时期母子相连的印记。在这短短的几天内，新妈妈要做的事情可不少。

婴儿出生后 24 小时，脐带断端会有点儿潮湿，呈蓝白色，随着血管的坏死和空气的风干，脐带将变成实性的黑色条索。此时，可以打开贴敷在脐部的消毒纱布，检查有无肉芽、脓性分泌物、红肿及臭味。如果有，要及时就医。如果脐窝略呈红色，可用2%的碘酒消毒，再用75%的酒精脱碘。

如果一切正常，用75%的酒精棉球对脐部皮肤进行消毒即可。注意不要用龙胆紫涂擦脐部，以免影响观察。去掉纱布后，一定要勤换内衣，尿布不要盖在脐部，防止粪尿感染而发生脐炎。

洗浴时如果弄湿了脐带，一定要用毛巾将水分擦干，注意将脐带根部与皮肤交界处绷开，用消毒棉签蘸少许75%酒精消毒，再用95%酒精涂擦，以保持干燥。

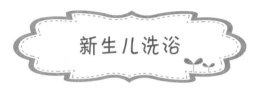

新生儿洗浴

❀ **做好准备**

● 调好室温，以22～26℃之间为宜，如果室温过低，最好用红外线炉或浴霸升温。

● 备齐洗浴用具，如婴儿中性肥皂、沐浴精、小毛巾、大浴巾、水温计、澡盆（用于脐带脱落后）、衣服、爽身粉、痱子粉、尿布以及脐带护理盒。

❀ **洗浴程序**

● 按"先凉水后热水"的顺序放水，让水温逐渐升上来，目的是防止过热的洗澡水给宝宝带来意外伤害。

● 用水温计测试水温，以38～40℃最合适。也可用大人手试水温，以手肘内侧微温感即可。

● 洗浴顺序：洗脸→洗头→下水→上半身→下半身→背部。

❀ **洗脸**

● 第1步：大人抱起宝宝，用手掌托住头颈部，以手臂夹住宝

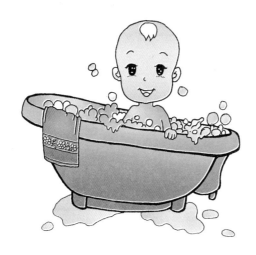

宝身体置于腋下。

● 第2步：纱布蘸湿，用方巾的两个小角分别清洗宝宝的眼睛（由内至外清洗）。

● 第3步：用方巾剩下的两个角分别清洗宝宝的耳朵（由内至外清洗）。

● 第4步：用方巾的一面，轻轻擦拭宝宝的额头、脸颊、下巴等部位。

❀ 洗头

● 第1步：用方巾蘸水将宝宝头发打湿。

● 第2步：取适量婴儿洗发精倒入手中，以指腹轻轻按摩宝宝头皮（注意用手指头掩住宝宝的两耳，防止水进入耳内）。

● 第3步：用清水将头发冲洗干净，然后拧干方巾擦干宝宝头发。

❀ 下水

● 第1步：先用温水将方巾蘸湿，轻轻地拍打一下宝宝的胸口与腹部，让宝宝逐渐适应。

● 第2步：左手托住宝宝头颈部，右手托住宝宝臀部，轻轻放入澡盆。

❀ 洗上半身

● 第1步：用左手横过宝宝背部，握住宝宝左手手臂，让宝宝的头枕在你的前臂上，用洗澡水打湿上身。

● 第2步：让宝宝的头微微后仰，用香皂清洗颈部，再用清水冲净，随后洗腋下、手臂、手掌、手指和脚趾缝。

❀ 洗下半身　用右手手掌拿方巾，清洗会阴、腹股沟，男宝宝应注意清洗阴囊盖住的部位。

❉ **洗背部** 换用右手托住宝宝的左手臂，让宝宝趴在右手臂上，清洗宝宝背部和膝盖后褶皱处（让宝宝的脸扭向侧边，不要正对着水面）。

❉ **收尾** 洗好后将宝宝抱离澡盆，用大浴巾擦干身体和头发，包上尿布，穿上衣服，再做脐带护理。

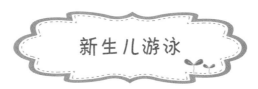

新生儿游泳

出生几个小时后的新生宝宝就可以套上特制的游泳圈，摆动小脚在水中畅游了。游泳可以促进新生宝宝的身心健康、益智促高、强健心肺功能、促进消化等作用。只要是正常足月的宝宝，父母掌握好一定的注意事项，都可以游泳。

❉ **做好准备**

● 选好 "游泳池"。以专用的软壁家庭婴幼儿游泳池为优，避开塑料盆、桶或成人用的硬壁泳池工具。

● 放水深度决定于宝宝的身高，以宝宝在游泳时脚不触及池底为原则。泳池内可放置能漂浮、发声的小玩具，让宝宝边游边玩，增加情趣。

● 每次游泳前要仔细检查泳缸、脖圈有无漏气现象，充气度是否合适，以确保安全。

● 选好脖圈。脖圈的型号应与宝宝匹配，其内径要大于或等于宝宝的脖围。

❉ **金点子**

● 喂奶前40分钟为游泳最佳时机，每次游泳时间10～30分钟。

水温以 37 ~ 39℃为宜。

● 泳池放水与放洗浴水同。

● 游泳前将宝宝身体裸露后，要注意宝宝的脐部处理，并适当按摩热身。

● 为宝宝套好脖圈，套圈时由两个人操作，动作要轻柔。套好后要检查下颌部是否垫托在预设位置（双下颌角紧贴内圈），下巴置于其槽内，纽带是否扣紧粘牢。

● 将宝宝缓慢放入泳池，避免宝宝情绪紧张。玩时大人不可手抓泳圈来移动泳池中的宝宝，只能握住宝宝的手让其在水中移动，或者让宝宝自己游玩。

● 大人要全程监护，并与婴儿保持一定安全距离，以防突发事故。注意观察宝宝的面色及肤色变化，以确保婴儿的舒适程度。

● 宝宝第 1 次下水可能会哭闹，一般 2 ~ 3 次后会逐步适应。

● 宝宝游泳完毕，立即用毛巾将其全身擦干，并用大毛巾包住（夏天也应如此），防止受凉感冒。休息 15 ~ 20 分钟后给宝宝喂些水，以补充流失的水分。

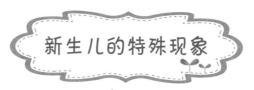

新生儿的特殊现象

随着一串嘹亮的婴啼，一个鲜活的小生命赤裸裸地展现在你的眼前，看不够，爱不够。突然你的视线定格，笑容消失，代之以两个眉头微蹙形成的小疙瘩，心里犯起了嘀咕：小宝贝咋啦，有点不对劲哟。其实你多虑了，不过是些昙花一现的生理现象而已，别紧张，很快就会消失的。

新生儿的特殊现象检索表

特殊现象	发生原因	典型表现	持续时间	注意事项
口腔异常（彭氏珠，马牙，板牙）	90%以上新生宝宝可见，源于上皮细胞堆积，或黏液腺潴留肿胀所致	上皮细胞堆积于上腭（俗称天堂）中线或界处，谓之彭氏珠；若堆积于齿龈上，呈黄白色小点或结节，呈散在、淡黄色隆起，米粒大小，谓之马牙；黏液腺潴留在齿龈黏膜下，谓之板牙	2～3周消退	不会影响吃奶，不必处理。切忌用针挑，否则可带入细菌引起口腔感染
螳螂嘴	两个形同半球状的脂肪垫，分别隆起于口腔两侧的颊黏膜下，有帮助吸奶的作用	两侧面颊颊部鼓鼓的，如同螳螂的嘴	2～3个月逐渐消失	螳螂嘴可帮助宝宝吸奶，不可用白色粗布搓擦，或者用针挑
"瘈乳"（乳腺肿胀）	受母体雌激素影响结果	男女婴出生3～5天后乳腺肿胀，生后8～10天达到高峰。触之蚕豆大或山楂大小的硬结，轻轻挤压可有白色孔汁流出	2～3周消退	不要挤压，否则可能把乳头挤破，带进细菌使乳腺红肿、发炎，严重的甚至引起败血症。女婴若乳腺发炎形成瘢痕，长大后还会影响泌乳
尿布血迹（假月经）	受母体雌激素影响，女婴阴道分泌物增多，甚至有一点点血液流出	尿布上有一点点血迹或褐色污物，或白色黏液	2～3天后消失	保持外阴部的清洁。如果血性淡淡较多，可用消毒棉签蘸淡淡的高锰酸钾水清洗干净即可
脸上小红点	分娩不太顺利，头部娩出时受外力压迫，使毛细血管破损而出血	小脸蛋及脑门上冒出不少小红点，用手触压不褪色	1周内消退	出血点持续不退或继续增多，需要到医院检查，考虑有无染性疾病临身

健康怀孕金点子

特殊现象	发生原因	典型表现	持续时间	注意事项
新生儿红斑	新生儿皮肤柔嫩，表面的角化层发育尚不完全，光线、温度等的刺激，皮肤就会出现红斑，属正常的皮肤反应	出生后1周，脸上、胸、腹以及背部皮肤有散在的红斑，颜色鲜红，压之褪色，斑与斑之间肤色泽正常	2～3天后消退	做好皮肤常规护理即可
脱皮	新生宝宝皮肤表皮的角化层细胞发育不成熟，加之连接表皮和真皮的基底膜细胞不能紧密连接，使两者不能紧密连接	出生后的一两天内出现脱皮。脱下的皮非薄如纸，多集中在手腕、脚踝等处，少数孩子也可能扩展到其他部位。出生后1周进入高峰，以后就会逐渐减轻直至停止	1周后停止	洗浴时不要过多地使用洗护用品，更不要使用刺激性较大的香皂，最好选用纯正温和的婴儿洗护用品，以免伤及稚嫩的皮肤
脖子"斑记"	其实是皮肤下显露的血管，因为宝宝脖子后面的皮肤很薄，加上啼哭，血管因压力升高而显露出来，看似"斑记"	脖颈后面有一块块红色斑记时隐时现，啼哭时格外刺眼。随着皮肤的逐渐加厚，色素慢慢增多，这些斑记逐渐变淡并消失	大多在4～5个月后就看不着见了	
"歪脖"（暂时性斜颈）	孩子在宫内时头部位置不正常压迫造成的	宝宝左右面颊饱满度不一样，头向一侧歪斜，但颈部没有肿块，锁骨位置正常，气管也居中	1个月左右消失	可以自行恢复，也可以做按摩帮助恢复
皮肤发黄（生理性黄疸）	与新生儿的胆红素代谢特点有关。约半数以上宝宝可见	出生后2～3天出现黄疸，4～5天达高峰，7天后开始减轻，10天左右右基本褪去，从浅黄到橘黄色不等，多分布于头面部、颈部、躯干及眼部，且精神、食欲、体温、大小便完全正常。但手脚心没有，明显为	最晚消失（如早产儿）3～4周	黄疸出现过早（如生后第1天出现）或过晚（生后10天以后才出现），1个月后仍不消退，食欲下降等症状，伴有精神稍差，如新生儿溶血症、考虑病理性黄疸等，需及时就医

防治产后心理病

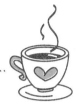

乔女士终于 "一朝分娩"，为 "十月怀胎" 画上了一个圆满的句号，全家人都为之庆幸。因为乔女士已经 35 岁了，属于不折不扣的高龄孕妈妈，而高龄孕育风险较大，并发症多，胎儿畸形的概率较高，所幸这一切担忧都随着一声响亮的婴啼而烟消云散。可乔女士却不然，丝毫没有做母亲的轻松感与愉悦感，反倒出现了烦躁、失眠、紧张等症状，有时还无端地哭泣，先生无论怎么劝解、疏通或安慰也无济于事。最后不得不去心理咨询所寻求帮助，心理医生诊断乔女士得了产后抑郁症。这一下又使全家陷入了惶惑不安之中。他们不明白，生孩子本来是喜事一桩，怎么扯上了心理疾病呢？

来自医学界的信息显示，产后心理疾病以第一次当母亲的女性较多见，包括产后抑郁症、内分泌紊乱、周期性抑郁和狂躁以及可导致神经衰弱的焦虑等。

※ 奥秘何在呢

● 首先在于产妇体内的激素发生了急剧变化，分娩前处于亢进状态的神经内分泌功能在产后突然撤退，巨大的落差必然影响到心理状态，情绪随之发生相应的改变。

● 其次，怀孕所引起的感觉、智力及反应敏捷性等方面的下降，随着胎儿的呱呱坠地而逐渐恢复，于是心理变得特别敏感，情绪不稳定，很容易受到环境的干扰而发生心理障碍。乔女士就是因为对高龄分娩这一医学问题，过分耿耿于怀而导致产后抑郁的。

● 同时，若干生活细节也可成为 "情绪杀手"，如天气炎热

（英国统计表明，高温天产妇自杀率上升）、光线太亮（美国研究显示，夜晚强烈的路灯、室灯甚至电视屏幕发出的光线，都可能对情绪产生消极影响）、吸烟（澳大利亚发现，烟草可使抑郁风险增加93%，香烟中的尼古丁虽然能制造短暂的快感，却能损伤大脑长期分泌"快乐激素"的能力）、失眠（澳大利亚的研究认为，产后抑郁可能是缺乏睡眠的一种表现，睡眠恢复正常后抑郁也明显缓解）、饮食不当（贪食汉堡包、薯片等高糖、高脂食品，素食主义，晚上喝茶或咖啡等）、迷恋上网（除工作外每天上网超过2小时，抑郁风险增加2.5倍）、长期吃避孕药（抑郁概率增加1倍）、月子里的错误禁忌（香港研究显示，香港约近两成产妇患上抑郁症，高于欧美和日本子，"坐月子"是一个最大的压力来源）等皆赫然上榜，值得高度警觉。

产后心理疾病的危害绝不逊于孕期心理疾病。先说产妇，轻者产生紧张、疑虑、内疚、恐惧等坏情绪，严重的会生出绝望、离家出走的念头，甚至有自残或自戕的倾向。再说孩子，智力受损，性格出现偏差等问题亦屡见不鲜。更糟糕的是可能造成产妇伤人，使孩子的安全失去保障。前些年，美国休斯敦一名36岁妇女将其5个亲生儿女活活淹死在自家的浴缸里，酿出一桩震惊全美国的恶性大案和家庭惨剧，其罪魁祸首就是产后抑郁症。虽说这样的恶性事件非常偶然，但悲惨后果令人震惊。

❋ **医学专家强调**　心理健康对一个母亲的育儿能力、享受育儿乐趣、战胜压力等都是至关重要的，故积极防治产后心理疾病势在必行。

● 首先，要弄清产后心理障碍的原因，并设法消除之。刚才说过，分娩后体内激素的急剧变化是导致情绪低落的主因，但这是一种生理现象，无法干预。不过，除此之外，其他因素就有调整化解的余地了。如加强亲人间的沟通，丈夫做好心理疏导，及时化解妻子的不良心态。妻子也要善于换位思考，理解丈夫。只要夫妻关爱，全家和睦，则抑郁症难以近身。

● 其次，吃好三餐，避开与抑郁症等心理疾患有牵连的饮食，如洋快餐、绝对素食等；多安排一些富含振奋情绪养分的食物，如富含 $\omega \sim 3$ 脂肪酸（有类似于碳酸锂等抗抑郁药的作用，如鲑鱼、金枪鱼、三文鱼）、B族维生素（缓解紧张，如鸡蛋、酵母、深绿色蔬菜、牛奶、优质肉类、谷类、南瓜子、芝麻）、钾（稳定情绪，如香蕉、瘦肉、坚果、绿色蔬菜、番茄、酪梨）、镁（舒缓神经，如空心菜、豌豆、红豆）、叶酸（合成血清素缓解抑郁，如菠菜等绿叶蔬菜）、维生素 C（合成神经介质多巴胺，可安神抗压，如葡萄柚、猕猴桃、柑橘类、木瓜）。

● 再次，利用空调、灯光等现代化设施，将月子房打造成室温与亮度适宜，且无烟草污染的安乐窝，为产妇营造一个舒适甜美的生活环境。新妈妈既要学会哄孩子睡觉，也要确保自己睡好觉。

● 同时，要学会自我调适心理，多做自己喜欢做的事，如阅读报刊杂志、看电视（多选择相声、小品、滑稽戏等节目）、听音乐、打游戏、上网（每天不超过 2 小时）等，让体内制造更多的快乐激素。

● 最后一招是勇敢面对，积极治疗。一旦患上心理疾病，除采用合理的心理治疗外，尚可酌情在医生指导下服用药物，如丙咪嗪、多虑平、阿咪替林等抗抑郁药，锂盐、氟哌啶醇等抗狂躁药等。但要注意接受医生的指导，力争用最小的剂量达到治疗目标，因为你正在履行为宝宝喂奶的义务，应尽量避免药物通过乳汁损伤孩子。

第八章 "老婆老婆我爱你"

——准爸爸必修课

"老婆老婆我爱你，阿弥陀佛保佑你。家是不富裕，可是我有力气。我会让你笑，让你欢喜……"如果说以往你只是抵挡不住流行曲的诱惑而随意哼哼而已，那么现在该是你将"流行曲"变成生活"进行曲"的时候了。将你的爱落实到备孕、怀孕、分娩以及坐月子的每一个环节与细节中去，让你的老婆尽情地"笑"与"欢喜"吧。

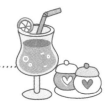

与妻子一起备孕

先来看几则医学界的新信息：父亲有心脏病，儿子步其后尘的概率比平常人高出 1 倍；父亲乙肝"大三阳"，孩子与乙肝结缘的可能性为 15% ～ 25%（比母亲的 55% ～ 85% 要低）；父亲年轻时抽烟，儿子易肥胖；父亲爱吃高脂食品，女儿易患糖尿病；父亲抗压差，孩子易焦虑。不难明白，父亲的基因、生活习惯以及抗压能力等，真真切切地影响着下一代的健康，故当你想当爸爸时，与妻子一起备孕势在必行。建议你抓住以下要点：

● 纠正不良习惯，如戒烟、戒酒，不熬夜，停用药物，勤于运动，不要俯卧等。

● 与妻子一道做一次全面的身体检查，生殖器官与精液质量检查为重点，查出疾病（如前列腺炎、精索静脉曲张等）应及时治愈。

● 管住嘴，按优生要求对食谱进行增删，为孕育提供高质量的精子。好精子离不开蛋白质、糖类、胆固醇、维生素与微量元素等养分，叶酸、维生素 C、维生素 A 以及锌、锰、铜等尤为重要。故海产品（如鱼虾、牡蛎、紫菜、海参、海带）、瘦肉、鸡蛋、谷类胚芽、芝麻、南瓜、扁豆等食品应适当多吃；咖啡、大豆（可损害精子）、油炸或烧烤类（如奶茶、饼干巧克力等，含有反式脂肪酸）、动物肝（含有重金属镉）等要适量（一周吃 3 次以下，每次不要超过 100 克）；至于污染较重的食物应远离，如霉变花生等，蔬菜多清洗，水果要削皮，尽量减少农药之害。

● 避免医院污染（如医务人员要穿隔离衣）、辐射污染（换岗或穿防护服）、化工污染（换岗或做好自我保护，如严格遵守安全操作规程，穿防护服，戴隔离帽和口罩）。尤其不要忽略电离辐射，如尽量缩短每天使用电脑、手机、微波炉、电吹风的时间，看电视保持距离 1.5 米外等。

● 坚持适当运动，以快步走、游泳、爬山、弹跳、慢跑等有氧活动为佳，每天 30 ～ 45 分钟，可增强精子活力。但激烈的跑步或长距离的骑车会使睾丸的温度升高，破坏精子成长所需的凉爽环境，降低精子活力，不宜提倡。避免久坐，否则前列腺受压，容易发炎，导致精液的酸碱度改变造成"弱精"，伏案工作者以及驾车族特别要注意，应多抽时间做活动。

● 勤洗浴，尤其是隐私部位容易藏污纳垢，应每天对包皮、阴囊进行清洗。

● 勤刮胡须，保持面部卫生。浓密的胡子会吸附许多灰尘和空气中的污染物，而胡子又位于口鼻周围，使污染物特别容易进入呼吸道和消化道，对精子很不利。

● 新房提倡简约装修，选择环保型材质，装修后通气至少 6 个月再入住。因为装修材料含有多种有害生殖健康的物质，如甲醛、苯等。以甲醛为例，是一种挥发性的有机物，对精子细胞内的遗传物质有很强的损伤作用。

● 睡姿。俯卧可压迫阴囊，不利于散热，对生精有害。侧卧将睾丸和阴茎挤压在两腿之间，妨碍血液流动，可能诱发睾丸扭转。对策：准爸爸的最佳睡姿是仰卧，且要将两腿分开，尽量少俯卧或侧卧。

● 当心高温损精，如桑拿浴、紧身裤、纯聚酯内裤等，可升高阴囊温度（适合于精子发育的温度为 34℃左右），准爸爸务必"敬而远之"。

● 别滥用性保健品，有些品种含有性激素或类似成分，可能会

影响睾丸的正常生精功能，非用不可者要接受医生的指导。

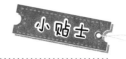

准爸爸的孕前检查项目

　　与妻子比较，准爸爸的孕前检查同等重要（健康宝宝是健康的精子和卵子结合的结晶），但项目要简单得多。一般在准备怀孕前3～6个月做检查。主要包括三方面：生育能力检测、传染病检查、家族遗传疾病排查。至于具体项目，除了血尿常规、肝肾功能、肝炎、血糖、梅毒、艾滋病等常规项目外，生殖系统与精液检查当为重点。

　　*生殖系统检查：阴茎有无包茎、硬结、炎症、肿瘤或发育异常；尿道有无瘘孔、下裂、硬结；前列腺的大小、有无硬结或肿物；睾丸的大小、硬度、有无硬结、压痛或肿物，是否为隐睾；精索的硬度，有无结节、压痛，有无精索静脉曲张等。检查方法有医生的手诊、B超探查等。

　　*精液检查：包括颜色、量、液化时间、酸碱度、精子计数与活动力、存活率及形态等，借此获知精子的活力、是否少精或弱精、畸形率、死亡率，判断能否达到生育要求以及导致畸胎的风险，或者是否需要采用辅助生殖技术（如试管婴儿）。

　　*前列腺液检查：包括颜色（正常为乳白色）、酸碱度（正常偏碱性）、白细胞数（高倍显微镜下每个视野不超过10个）等。如果高倍显微镜下每个视野白细胞数超过10个，甚至成堆，应诊断为前列腺炎，需要积极治疗，待痊愈后再考虑怀孕。

　　*支原体、衣原体检查。

　　另外，部分男性尚要做一些特殊检查，如无精子或少精子者须做睾丸活检；外生殖器官畸形、睾丸发育不良以及原因不明的无精子者，须做染色体核型分析；不孕者须做内分泌检查，如睾酮、甲状腺激素、肾上腺皮脂激素或泌乳素等水平测定；有精神病、遗传病等家族史者，须检查染色体、ABO 及 Rh 血型；宠物爱好者或喜欢经常生食鱼类或肉类者，须做 TORCH 检查。

* 准爸爸要记住 2 条：

* 向父母亲问清楚，自己小时候是否患过腮腺炎、隐睾症、睾丸外伤、睾丸疼痛肿胀、鞘膜积液、斜疝、尿道流脓等疾病，并告知医生。

* 获取精液标本需要禁欲 3～7 天，也不能有手淫、遗精等排精情况，且两周内无发烧、桑拿浴及盆浴史。用医院化验室的专用容器收集精液，最好采用手淫法（不能用避孕套，因为避孕套有杀灭精子的作用，并且精液易黏附在套内），将射出的全部精液装入杯子内，不能遗漏，立即送化验室检查（冬天要注意保暖，可放在近身的内衣袋中，在 1 小时内送检）。

孕期性爱规则

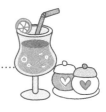

怀孕是喜事，性爱是乐事，如何处理两者的关系呢？一句老话说得好：有所为有所不为。

先说有所为，就时间段而言，孕中期的几个月（孕 4～7 个月）孕情稳定，孕妇情欲高涨，心情舒畅，是畅享孕期性爱的黄金时段。而孕早期 3 个月，胎盘尚未发育完善，胚胎附着于子宫尚不太牢固，性兴奋所带来强烈的子宫收缩可致流产；孕末期 3 个月，尤其是临产前 1 个月，为迎接胎儿出世，子宫下降，宫口逐渐张开，性生活极易

引"菌"入室，造成羊水感染，皆应禁欲，属于有所不为的范畴了。同时，还有几条规则需要记住：

● 注意节制，每周不超过 1 ～ 2 次。如果孕妇有流产史、早产史、子宫颈闭锁不全或早期破水等问题，应禁欲，除此别无选择。

● 确保卫生，做好双方私密处、双手及指甲的清洗。尤其是准爸爸须洗净包皮垢，包皮垢是一种极强的致癌物，可诱发阴茎癌、宫颈癌、皮肤癌等多种癌症。

● 做好细节，如男方戴好安全套，避免精液直接接触阴道黏膜，防止子宫强烈收缩而导致腹痛或流产；调整姿势，以女上位、侧卧位、后侧位等不压迫孕妇肚子的体位为好，若用传统的男上位，丈夫必须用手臂撑住自己的体重，以免压迫腹中胎儿；先生切忌插入过深或动作太过猛烈。

● 妻子要留意自己的感觉，如有无腹部肿胀、疼痛或眩晕等不适感，一旦发生不适感应立马中断性生活。如果性爱后有明显的腹痛、子宫收缩频繁或阴道出血等情况，应赶紧上医院接受安胎治疗。

处于性爱禁期怎么办？单靠忍受对于年轻夫妻未免有些强人所难，而且效果也不是太可靠，几个金点子可助你过关。

● 玩点新花样：纠正"非交不性"的错误意识，借助于各种形式的爱抚，如拥抱、抚摩和亲吻等，同样可给对方与自身带来安慰和愉快。

● 酌用情趣用品，如震动器等，通过适当自慰来满足自己的性需求。

● 转移注意力：好动者可多做打篮球、踢足球、郊游、跑步、拳击、登山等体育活动，将身体积聚的能量释放出来，达到缓解性欲之目的。好静者不妨把性欲的强烈能量转化到文化学习、科学研究和艺术创造等活动中，通过转移注意力来"守身如玉"。

● 减少一些"催情食物"在餐桌上的比重，如芦笋、红辣椒、牡蛎、巧克力、银杏以及一些动物器官等；同时远离成人杂志、A片等性画面对视觉的诱惑与刺激，安抚对性的渴求。

准爸爸的胎教课

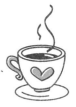

胎教主角固然非妻子莫属，但准爸爸也不能"作壁上观"，应发挥助手作用，夫妻合力，妇唱夫随，共凑胎教之功。首先是与妻子一起备孕，选择受孕的最佳时机，并以最佳的身心状态参与造人的全过程，这就是胎教的基础。当妻子正式进入孕期以后，丈夫则应在营造良好的孕育氛围，改善生活环境，调节孕妇的心态等方面给力尽责，因为你已是一个名副其实的"准爸爸"了。

● 主动做事，主要是家务活，确保妻子休息足够。

● 为妻子三餐出主意，确保营养素的足够摄入又不发胖。

● 督促并陪妻子定期到医院做检查。

● 陪妻子散步或欣赏音乐或做短暂的休假或共度周末。

● 与妻子一道给未来宝宝起名字、准备房间和摇篮。

● 主动和胎儿对话，实施语言胎教。举例：起床后对着妻子腹部说"宝贝，早上好"，出门时说"宝贝，再见"，回家时说"宝贝，爸爸回来了"，睡觉前说"宝贝晚安，祝你做个好梦"。

● 为胎儿唱歌。男性特有的低沉、宽厚、粗犷的嗓音更适合胎儿的听觉功能，胎儿会表现出积极的反应，这是母亲无法取代的。

● 每天定时抚摸妻子的腹部，帮助胎儿"做体操"，谓之运动胎教。

做个"心理学家"

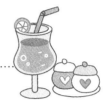

　　女性一旦怀孕，无论孕前脾气如何好，都会有所改变。奥秘在于内分泌系统处于变动过程中，加上孕妇本人及家属对妊娠的态度，常使孕妇处于应激状态之中，易发生情绪变化，少数严重者甚至可能出现冲动、行为异常等精神症状。所以，当个"心理学家"便成为准爸爸必须承担的又一个角色。

　　一般说来，孕妈妈最易发生焦虑、唠叨、多疑、抑郁、挑剔等心理问题，前文"孕期心理病"一节已做了较详细的解析，不再赘述，这里只谈谈准爸爸当好心理学家的几个金点子。

　　● 学会倾听，并要有足够的宽容力，接纳妻子的埋怨、牢骚、挑剔甚至斥责。

　　● 充分理解妻子的担忧、恐惧与疑虑，设身处地换位思考，多做解释与开导，尽量减少孕妇的刺激，激发妻子对胎儿的爱心。

　　● 与妻子一起学习孕育知识，对孕期中可能遇到的一些异常情况做到心中有数，并尽量多了解预防与应对措施，消除不必要的担忧与恐惧，顺利过关。

　　● 做好向父亲角色转变的心理准备。科学家发现，一些先生对即将为人父过分期待，甚至陷入虚幻的怀孕历程，发生像妻子那样的妊娠反应，如晨吐、腰酸背痛、失眠、体重增加等，谓之"父代母孕综合征"，其实这是丈夫、胎儿及妻子之间心理联系的一种反应，是一种爱的体现。假如这种现象发生在你的身上，不要紧张，这只是你对妻子太过于关心而患上的假孕症，待妻子"一朝分娩"后就会消失。

必要时可向专业心理师求助，尽快恢复正常心理，以免影响胎儿的发育。

● 提醒妻子勤于变换姿势。孕妇潜意识中会对某种特定的姿势，如坐姿、站姿或睡姿"情有独钟"，但老是固定某个姿势，会影响到血液循环，甚至造成神经长时间受压（如长时间躺卧可能加重腰椎间盘突出，引起坐骨神经痛），故要提醒并督促妻子勤变姿势，一种姿势不能持续2小时以上，有些工作需要长时间坐着，不妨隔半小时到1小时起来缓缓走动一下，并打打哈欠或伸伸懒腰。

● 有些孕妇对气味特别敏感，尤其喜欢嗅闻一些奇怪的气味，如汽油味、肥皂味等。原因是激素变化将末梢神经的感觉放大了。要劝说妻子别过分迁就嗅觉的改变，只要环境清洁即可，不要使用太多气味过重的洗洁剂或香水，汽油味等不良气味应尽量避开为上策。

● 不时献点"小惊喜"：如对着胎儿讲一段故事或来一则小幽默、小笑话；给妻子准备一个精致小巧的枕头，让她抱着睡觉会更舒服一些；一起做散步等运动；为妻子购买新衣服；帮她剪指甲；亲自下厨，烹一两道妻子最爱吃的菜肴等。

准爸爸陪产因人而异

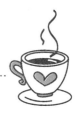

妻子待产，准爸爸一定要进产房吗？从家庭角度看，陪产固然可给产妇带来安慰，减轻产痛，升华夫妻感情与家庭责任感；但血、手术、产妇叫喊等血淋淋的分娩场景，产妇撕心裂肺的叫喊，又可使丈夫产生心理压力，严重者甚至诱发性勃起障碍。一份日本保健机构的调查证实，大约50%的陪产准爸爸产生了心理和生理方面的

障碍。另外，不少医生也认为，先生进产房虽然一定程度上能给妻子带来安慰，但有些女性在没有家人陪伴的情况下反而更容易配合医生，使产程更顺畅，而丈夫的陪伴反而会让妻子显得更加脆弱，使得分娩过程出现很多意想不到的情况。同时，很多男性没有接受过专门培训，无菌操作观念差，还有可能使妻子出现意外感染。

显然，先生陪产利弊同在，如何兴利除弊呢？应该看根据先生的心理素质以及妻子的需求，因人而异，不能一刀切。如果先生心理承受力较强，妻子也有要求，应先要接受全程的孕期教育培训，和产科医生进行必要的沟通，全面了解孕中和分娩时妻子可能出现的种种情况，全面掌握分娩中支持和安慰妻子的技巧。同时，还要通过培训和与医生的沟通，打消分娩过程中可能出现的恐惧心理，这样才能真正在妻子分娩时发挥应有的作用。陪产时要积极配合医生，不能乱加"指导"和指责。妻子也不应该勉强要求丈夫陪产，而应根据丈夫的具体身体和心理状况而定。心理素质差的先生不宜陪产，晕血、心理素质差的人不宜陪产。

做个称职的"月嫂"

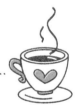

胎儿出世了，妻子由孕妇变成了产妇，进入了月子期。你也由"准爸爸"升格为"如假包换"的正式爸爸，你的角色也随之而变，做一个称职的"月嫂"刻不容缓。你的服务对象由一个人变为两个人，即妻子加孩子。

对于妻子，至少有护理、营养以及心理保健三副担子落在了你的肩头上，具体要做好以下几件事。

● 做好居室卫生，为妻子营造一个良好的休息环境，如空气新鲜、温度与湿度适宜，家居简单而整洁。不要为防蚊蝇而随意喷洒杀虫剂，或为求空气清新而使用空气清新剂，前者使用电热蚊香，后者安装空气净化器来解决会更安全，更舒适。

● 根据产后体力较差、消化功能较弱等身体特点，针对性地安排营养丰富且易于消化的流质或半流质食物，并逐渐向普通膳食过渡。最好听从营养师的建议，做到食物多样、营养均衡、口味事宜、花样多变，确保产妇加快恢复且不会变胖。

● 留心生活细节，如向医生咨询是否使用腹带；做过会阴侧切或剖宫产暂不宜洗澡，可勤用热毛巾擦洗身子，洗头后要及时吹干；产后头 2 周的如厕问题也需要你的援手等，都要力求做得完美。

● 多做按摩，如按肩、揉腿，或与妻子"咬咬"耳朵，说点赞美、体贴的话等，将你的关心化作具体的行动，而不只是停留在口头上，才会有预期的效果。

● 关注妻子的心理。产后由于激素水平骤然下降，加上分娩时失血、失液与体力消耗，身体疲乏，感情脆弱，对周围的刺激敏感，容易出现沮丧、抑郁等心理障碍。你与家人要特别注意语言、态度与做派，稍有疏忽就可能引起妻子情绪波动。所以，宽容、体谅、关照与呵护等都是妻子最需要的心理营养，你务必要补足哦。

对于宝宝，是你表达父爱的时候了，你的爱有多深，代表可不是月亮，而是看似琐碎却很实在的点滴关照与护理。

● 鼓励、提醒妻子为宝宝哺乳。哺乳提倡"按需喂养"，不要在频度与时间上过分限制，宝宝的需要就是喂奶的时机。所以，你要随时提醒妻子，打消她对喂奶的顾虑，并做好助手，如喂奶前替妻子清洗乳头，防止宝宝口腔感染；喂奶后帮妻子拍打宝宝的背部，让其打嗝排出吸入的空气，防止吐奶；妻子乳汁流通不畅或宝宝吮

吸不尽时，用毛巾帮妻子做热敷，并轻轻按摩，或者用吸奶器帮助妻子排空余下乳汁等，防止乳房胀痛或乳腺发炎。

● 协助妻子做好日常护理，如给宝宝做脐带护理，洗浴，换洗奶具、尿布，夜间陪睡等。

● 留心宝宝的发育、健康情况，若有精神差、食欲减低、呕吐、腹胀等异常时，要及时就医。

● 月子期间严禁夫妻生活，以防止产褥感染。月子结束后可以恢复性活动，但要注意性卫生，并做好避孕事宜。

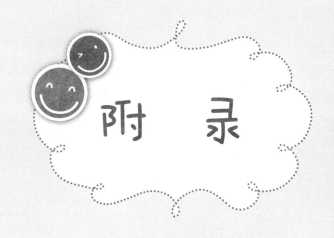

附　录

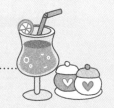

医院建档事项

　　孕妈妈为何要去医院建档呢？因为建档有利于医生随访，追踪整个孕期孕妈妈的身高、体重与血压变化，及时发现高危妊娠及不利于继续妊娠的因素，以便及时予以处理。换言之，建档是为了更好地为孕妈妈提供健康保障，直至安全分娩。所以，每个孕妈妈都要做好这一个环节，不可疏漏。

　　如何建档呢？尽管各家医院的操作程序不尽一样，但总体上是大同小异，只要抓住以下几个要点即可。

　　● 选好建档医院，这家医院应该是你所信任且就医方便的。一旦选定医院，意味着整个十月怀胎期间，你只能与这家医院打交道，直到分娩。

　　● 建档时间：通常是孕12周建档，但近年来已有部分医院提前到孕8周，个别医院甚至一怀孕就可以建档。提早建档固然与某

些医院床位紧张有关，但更多的还是考虑到可及早筛查发现与处理某些特殊的遗传代谢病，尽可能降低胎儿异常的发生概率。

● 带齐证件，如身份证、医保本、准生证、母子健康手册等。各医院可能有差别，最好事先咨询清楚。

● 建档当天早上不能吃饭喝水，因为抽血检查免疫、生化、凝血酶原等项目，需要空腹采血。

生产后费用报销办法

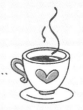

❋ 生育保险报销办法（适合已买生育保险的孕妈妈）

● 报销项目：生育津贴（即产假期间的工资）、生育医疗费（包括怀孕、生育医疗检查费、接生费、手术费、住院费、药品费等）、计划生育手术医疗费、国家规定的与生育保险有关的其他费用等。

● 报销原则：定额报销（无论你实际花费多少，都按政策规定的金额拨付），根据医院级别（三级或二级）、生育方式（顺产、难产或剖宫产）确定，不存在报销比例的问题。

● 提供材料：参保单位填写的《职工生育保险费用支付申报表》、生殖健康服务证的申报户口联（复印件）、婴儿出生医学证明（复印件）、生产住院医疗发票（复印件）、医疗部所出具的生育医疗诊断证明（原件）、住院病历（原件）等。

● 报销时间：产后6个月内申报，逾期不再受理。

❋ 城镇职工医疗保险报销办法（适合未买生育保险的孕妈妈）

● 报销项目：产前检查费、接生费、住院费、药费等。

● 报销地点：可凭医保局证明在生产医院报销，产妇只缴纳自付部分；也可先由产妇个人垫付，待生产结束后到医保中心报销。

● 提供材料：医保卡、住院费用清单、发票原件、本人银行账户等。

❀ 新农合报销办法

● 报销条件：一是已经办了农村合作医疗保险；二是以户为单位者，必须户口上的全家人都参加了农村合作医疗保险才能报销。

● 报销程序：符合条件者，出院时即可在医院办理；也可带上新农合证、医院发票、出院证等到农医局办理。

为新生儿上户口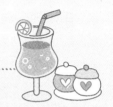

孕育前要办好准生证，分娩后应及时为新宝宝上户口。

❀ 准生证办理流程

● 备齐证件，如结婚证、身份证、户口本原件及复印件，结婚照片2张。

● 夫妻双方到各自户籍所在地的计生部门，领取一胎婚育证明，村委会或者居委会盖章。

● 带齐证件及怀孕的医院诊断证明，到女方计生部门办理准生证。

❀ 上户口办理流程

● 孩子出生后带着一胎准生证到医院登记，医院给个《出生医学证明》。

● 为孩子取好名字，带上《出生医学证明》到计生部门登记。

● 带上准生证、《出生医学证明》、计生部门的手续、结婚证、户口簿等证件，到新生儿父或母的常住地派出所申报登记。

孕期用药参考

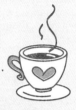

孕期尤其是孕早期 3 个月最好不生病，以免给用药带来纠结与麻烦。不过，做到孕早期 3 个月不生病较容易，整个孕期都与病绝缘很难做到。如果出了问题，该如何选药呢？

孕期发烧用药参考

孕妈妈发烧是否要用退烧药呢？一看发烧的原因，若为结核病，当以抗结核药为主，用退烧药无用；二看发烧程度，若为 38.5℃ 以下的低烧，可用物理降温法，如额、颈部放置冰块、湿毛巾冷敷、30% ~ 35% 酒精（或白酒加水冲淡一倍）擦颈部及两侧腋窝等方法。如果是中度以上发烧，且为感冒所引起，可酌情使用药物，但须结合孕期考虑。如孕早期，胎儿对药物敏感，服用药物有导致畸形之虞，一般不主张使用，若病情非常需要，可在医生指导下使用中药制剂，如银柴颗粒、柴胡注射液等。中、晚期孕情稳定，可短期使用布洛芬类药物和吲哚美辛类药物（如消炎痛）。至于伴有细菌感染的发烧孕妇，应住院治疗，选用青霉素、头孢菌素、红霉素等相对安全的抗生素治疗，尽量减少药物的负面影响。

孕期腹泻用药参考

孕期若大便次数增多，性状变稀，不成形，甚至呈水样，意味着你腹泻了，以下几类药可供选择。

● 抗泻药物高岭土、果胶等可放心使用。

● 思密达，又称蒙脱石散，吸附力大，又不被母体吸收，比较安全，既可吸水，还能吸附一些致病菌，有止泻和抗菌的双重作用，值得选用。

● 微生态制剂，如丽珠肠乐、整肠生、金双歧等，能调节肠道菌群而止泻，较为安全。

● 有口渴、尿少等脱水症状者，可口服补液盐（又称ORS补液盐）。

● 伴有细菌感染者，可在医生指导下选用黄连素、头孢菌素、红霉素等安全度较高的抗菌药。

孕期咳嗽用药参考

轻度咳嗽不用药，可多喝水，或用食疗法，如冰糖炖梨、烘烤橘子、川贝炖梨、糖煮金橘等。

中度以上咳嗽者，可在医生指导下选择服用药性较为温和的止咳药，如蜂蜜、甘草流浸膏或止咳糖浆等。

咳嗽合并感染（如发烧，咳浓痰，查血白细胞升高），可考虑使用青霉素、头孢菌素等抗生素。

孕期消化不良用药参考

症状轻者通过多安排易消化的食物，少食多餐，注意调味（如用好食醋、生姜）等措施来解决。较重者可用乳酸菌素片、乳酶生片、维生素 B_1 片来调理肠胃，配合休息与运动，即可逐步得到改善。

准备待产包

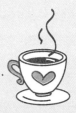

准备待产包的时间，可早至孕六七个月，也可晚至临产前，一

般以孕7个月时开始准备最好,因为时间充裕,可以从容准备,做到全面细致,不至于因突发状况而手忙脚乱。

准备哪些与准备多少,可向已生育过的同事或亲朋请教,最好向建档医院的医生咨询(了解医院会提供哪些母婴用品)。待产包主要包括以下几部分内容:

❋ **孕妈妈用品** 衣服2套(开襟外套1件,待产期间穿;出院衣服1套,那时已经不是大肚子了);哺乳式文胸2~3个(喂奶时用);束腹内裤2~3条,束腹带1个条(两者一起用,可增强效果);防溢乳垫1盒(垫在内衣里吸收溢出的乳汁,保持乳房干爽与清洁);产妇卫生巾1包;毛巾2条(一条擦手,一条擦脚);水盆2个(一个洗脸,一个洗脚);小镜子1面;带吸管的杯子1个(产后不方便起身时用);护肤品1套(包括妊娠油);吸奶器1个(帮助开奶);进餐用品(如饭盒、筷子、调羹);一次性杯子若干(招待探视者或客人);洗漱用品(牙刷、牙膏、漱口水);卫生纸、餐巾纸、湿纸巾若干;全棉毛巾3条(擦汗用);拖鞋2双。

❋ **宝宝用品** 婴儿包巾1条(医院可能提供);婴儿衣服1套(出院时穿,厚度由季节决定);围兜或手口巾2个(喝奶用);手套、脚套各1副(手套是防止宝宝抓伤自己,脚套为保暖);奶瓶1个(适合新生儿的);小勺1把;消毒器1套(保证奶瓶的卫生);配方奶粉1袋;洗澡盆1个;擦嘴用口布;婴儿湿巾;婴儿尿不湿;婴儿尿垫;护臀霜等。

❋ **其他用品** 入院证件(如医院就医卡、母子健康手册等);照相机、摄像机(确保电量够用);手机;随身听;银行卡和现金;笔记本与笔(如记录阵痛、宫缩时间,写宝宝日记)等也应备好。

如何存放也有讲究,目的是容易翻找。最好是按照使用时间存放,即将物品按照入院、分娩、住院、出院的时间段,分别放置在不同的袋子里，然后再装入待产包，以免使用时大范围翻找而手忙脚乱。另外，贵重物品，如摄像机、手机、随身听等，最好放在随身带的小包里，避免丢失。

待产食谱、食品介绍

待产期间的进餐原则，应信守两条：一条是富含营养；另一条是提升产力。除了前面"产前1周的饮食要则"外，还可增加下述食物。

墨鱼

墨鱼对女性而言是一种颇为理想的保健食品，经、孕、产、乳各期皆有益。中医认为食用墨鱼有养血、明目、通经、安胎、利产、止血、催乳和崩漏等多种功效，待产期间也不要错过。

❀ **木瓜银耳墨鱼汤** 新鲜墨鱼300克去骨去衣，用少许食盐及生粉搓擦片刻，洗净，放入沸水锅中煮5分钟，取出洗净。银耳30克清水泡发，洗净后放入沸水锅中煮5分钟捞起，过凉水。排骨300克放入沸水锅中煮5分钟捞起，过凉水。木瓜300克常规打理后切块。锅内放适量水烧开，加入墨鱼、排骨、银耳、木瓜、生姜、大葱煮沸后，再用小火炖3小时，加适量精盐、味精食用。

❀ **党参墨鱼汤** 党参30克洗净切段。墨鱼300克泡发后切块。鸡肉200克洗净剁块块。姜10克拍松；葱15克切段。 上述食材同放炖锅内，加水适量，大火烧开后改小火炖煮40分钟，加盐、味精、胡椒粉、鸡油适量即成。

❀ **番茄墨鱼汤** 番茄150克洗净切片。鲜墨鱼150克洗净去筋切块。姜5克切片。葱5克切段。墨鱼与番茄放入盆内待用。炒锅置大火上烧热，加入素油，烧六成熟时下入姜、葱爆香，倒入清水500毫升，烧开后加入番茄、墨鱼、盐，用小火煮30分钟即成。

畜禽血

可提供丰富的蛋白质与血红素铁，防止贫血、提供产力都很有效。

❀ **猪血豆腐汤** 猪血、豆腐各适量，切小块入开水焯后备用。热锅入油，油温后姜丝煸出香味，加入猪血、豆腐翻炒。加点烹料酒去腥，倒入高汤（也可用清水加鸡精代替），再加少许盐、胡椒粉调味，大火煮开后洒入青蒜末即成。

❀ **酸菜鸭血汤** 酸菜200克洗净，在凉水里浸泡20分钟后捞起控干，切块。鸭血50克切成小块。锅内加水烧开，下入鸭血块焯水捞出。另起一锅加水，加入野山椒烧开，倒入酸菜炖15分钟。再加入鸭血，调入盐与生抽，炖制鸭血完全变色，起锅前加入香油即可。

海带

蛋白质、钙、磷、铁、锌和维生素C、维生素E等多种营养素丰富，有助于分娩。

❀ **海带炖鸡** 鸡1只洗净剁块。海带300克水发洗净切块。锅内放入凉水，将鸡块下锅，用大火烧沸，撇去浮沫，加入葱花、姜片、花椒、胡椒面、料酒和海带，用中火炖到鸡肉烂时，撒入盐、味精拌匀食用。

待产过程中，也可酌情吃点小点心，如全麦面包、全麦饼干、带鱼干、坚果（如红枣、板栗、花生）、瓜子（如葵花籽、西瓜子、南瓜子）等。

另外，中医认为冬葵叶、苋菜、马齿苋、蜂蜜、慈姑、兔脑等有滑胎之功，可加快分娩。

月子防病排行榜

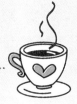

随着一声嘹亮的婴啼，折腾了你足足10个月的"包袱"终于放下了，总算恢复"自由身"了。别忙着乐观，一串新的疾病又在你的身边觊觎着你，故防病之弦不可松哦。

手足关节痛

产后内分泌改变，导致手部肌肉及肌腱的力量、弹性出现程度不同的下降，关节囊及关节附近韧带减弱，进而削弱了关节的松弛度与功能所致。足跟痛则缘于产后活动减少，致使足跟部的脂肪垫退化而变得薄弱，对体重的支持和运动时震动的缓冲作用大为降低，脂肪垫因之而发生充血、水肿等特异性炎症而造成。

❋ 防范金点子　产后注意休息，不要过早、过多地用手干重活，尤其不要经常用冷水洗浴或浸泡手足，避免手足部受凉、受寒。

生殖器官感染（包括外阴炎、阴道炎、子宫内膜炎、盆腔炎）

月子里抗病能力差，加上阴道、子宫因分娩而造成的创伤尚未愈合，细菌极易入侵而引起生殖器官发炎。

❋ 防范金点子　月子期间注意会阴部护理，保持清洁卫生，切忌与先生过早同房，并加强营养，增强抵抗力。

乳腺炎

月子里抵抗力降低，加上乳房护理不当，导致乳汁瘀积或造成乳头破损，细菌乘机偷袭而致感染。

❀ **防范金点子** 从孕期开始强化乳房护理，如常用干净湿毛巾擦洗乳头和乳房，增强局部皮肤的抵抗力；喂奶时保持乳头清洁，避免损伤；喂奶后及时将乳汁吸空（必要时用吸奶器吸空）。不让乳汁瘀积在乳房中，以减少细菌滋生的机会。

膀胱炎

分娩后膀胱肌肉比较松弛，容易积存尿液；加上孕期潴留的水分需要通过肾脏排泄，增加了膀胱的负担，降低了膀胱的防病能力，细菌容易侵入尿道而引起感染。

❀ **防范金点子** 分娩后宜多排尿，最好每小时如厕1次，避免尿液在膀胱里贮存过久；同时勤于清洗外阴部，防止脏水流入阴道或尿道。

子宫脱垂

分娩后子宫尚未及时复原，过早过频地干重活，或做较强的活动，即有导致子宫脱垂之虞。此时，你会出现小腹下坠和腰酸感，严重时子宫可从阴道脱出。

❀ **防范金点子** 月子里多休息，多卧床，不要过早下床活动，更不能过早参加重体力劳动，或走远路、跑步等。

肌风湿（又名肌纤维组织炎）

属于常见的"月子病"之一，中医学认为与风邪入侵有关，表现为腰部发凉、肌肉发紧、僵硬、酸胀不适，阴雨天尤为明显。

❋ **防范金点子** 注意四时气候变化，避免风邪入侵；增加营养，适当多吃点含脂肪、蛋白质与维生素的食品，提升抗病力。已有症状者可用红外线照射、超短波或电针治疗。也可试用土方，将食盐放入锅中炒热，用布包好敷于疼痛处，每次半小时。

腰腿痛

祸起骶髂关节损伤或骶髂韧带劳损，前者多见于分娩过程中造成的韧带损伤；后者多与产后休息不当，过早持久站立和端坐，或起居不慎导致闪挫腰身等有关。表现为腰、臀和腰骶部疼痛，部分患者伴有一侧腿痛，疼痛部位多在下肢内侧或外侧，并有双下肢沉重、酸软等不适感。

❋ **防范金点子** 注意休息，增加营养，不要过早持久站立和端坐，更不要负重，每天坚持做产后操等。

尿潴留

主要是分娩过程中，子宫压迫膀胱及盆腔神经丛，使膀胱肌麻痹，运动迟缓无力；加上产后盆腔内瘀血，体力消耗，因而造成导致排尿困难，形成尿潴留。

❋ **防范金点子**

● 产后 4 小时主动排尿。

● 用温水冲洗外阴，或用热水袋热敷小腹部，以刺激膀胱收缩，并有利于局部血液循环，减轻瘀血。

● 多做仰卧起坐等活动，提升膀胱和腹肌的功能。

● 有尿意不能排出时，可用拇指按压关元穴，持续 1 分钟可排尿。或打开水龙头，听流水声以引导排尿。

● 酌用针灸治疗。

结核病

分娩后机体免疫功能"滑坡",结核菌自乘虚而入,引起产妇结核病。产后结核病不易被发现,因为其症状如体力不佳、低烧、夜间多汗、食差、奶水减少等,与产后虚弱差不多,容易使你漏掉结核病。

�֍ 防范金点子　首要一点是提高对产妇罹患结核病的警觉性,凡是出现上述"虚弱"症状的产妇,应及时到结核病转科医院或医院的结核病科求医,以便排除或确诊可能存在的结核病。确诊后应立即与孩子隔离,并积极进行抗痨的系统治疗,直至痊愈为止。

脱发

产后雌激素下滑,喂奶导致体内养分的过多消耗,加上心理失调,致使不少产妇脱发。

�֍ 防范金点子　针对脱发原因采取措施,如注意养生、精心护发、保持心理健康,同时注重饮食调配,多吃蛋黄、鱼、牛奶、水果及蔬菜等具有滋补作用的食物。对脱发较多的部位,可用生姜片涂搽,以促进头发再生。

痔疮、肛裂等

产后痔疮大多是孕期的"后遗症",而肛裂多与饮食不当(如嗜吃羊肉、狗肉、姜汤、辣椒等热性或辛辣食物)、过多卧床、大便干结难解等有关。

✖ 防范金点子

● 产后尽早起床活动。自然分娩者产后1～2天即可下床,初起床时宜先进行一些轻微活动,如抬腿、仰卧起坐、缩肛(像忍大便那样)等,这对增强腹部肌力、锻炼骨盆肌肉、协助排便大有益处。

● 调整食谱，多吃新鲜果蔬，以增加大便容量。少吃或暂时不吃热性辛辣食物。多喝鱼汤、猪蹄汤，补充足够的水分，润滑肠道，防止便秘。

● 已患便秘者切忌强行排便，先试用以下方法治疗：石蜡油 30 毫升早晨一次服，下午即可通便；酚酞 100 毫克口服，6～8 小时后通便；开塞露一支插入肛门后，将药物挤入直肠，10～20 分钟后排便。

参考文献
References

［1］曹泽毅. 中华妇产科学［M］. 第2版. 北京：人民卫生出版社. 2007.

［2］乐杰. 妇产科学［M］. 第7版. 北京：人民卫生出版社. 2008.

［3］韩国熊津编辑部. 金荣梅译. 我最想要的孕产书［M］. 北京：北京科技出版社. 2012.

［4］［日］成美堂. 王昕昕译. 30几岁的孕产书［M］. 沈阳：辽宁科学技术出版社. 2012.

［5］李红霞. 孕产专家全程指导［M］. 北京：中国人口出版社. 2008.

［6］汉竹. 孕妈妈40周全程护理方案［M］. 北京：化学工业出版社. 2009.

［7］狄文. 盆腔炎性疾病与不孕不育［J］. 医学与哲学. 2009, 8: 20~21.

［8］张秀玲. 妊娠期糖尿病对孕产妇危害的临床研究［J］. 中国健康月刊·B版. 2012, 2: 31-32.

［9］于康. 孕产妇营养［M］. 北京：科学出版社. 2009.

［10］郎景和. 育儿经典全书［M］. 长春：吉林科学技术出版社. 2010.

［11］［美］皮尔曼，［美］廷蒂内利，［美］戴恩. 郎景和译. 妇产科急症学诊断和处理［M］. 北京：人民卫生出版社. 2005.

［12］郑玉巧. 郑玉巧育儿百科［M］. 北京：21世纪出版社. 2009.

索 引
Index